DOJIN
SENSHO

89

新型コロナ データで迫るその姿

エビデンスに基づき理解する

浦島充佳 著

はじめに

一本の電話から始まった

2020年3月27日の夕方、携帯電話が鳴った。民間シンクタンク「アジア・パシフィック・イニシアティブ（API）」の船橋洋一理事長からだった。理事長は開口一番「先生は予言者だね。新型コロナ禍、先生の書いたシナリオどおりのことが、今まさに起こっていますよ」とおっしゃった。

シナリオとは、API（当時は「日本再建イニシアティブ」）が企画した本『日本最悪のシナリオ 9つの死角』（新潮社）の中で私が担当した章「パンデミック」のことだ。出版は2013年3月。ビル・ゲイツ氏がTEDトークで「世界にとってもっとも脅威となるのは感染症パンデミックだ」と講演する2年前のことである。パンデミックの最悪のシナリオで私が描いた内容が、今回の新型コロナの感染拡大の状況と合致しているという。

そういわれて私も本を見返した。書かれていたのは、たとえば次のような内容だ。

「パンデミックは水際では止められない」

「（感染症法に基づく指定感染症の）2類に指定すれば、受け入れ病床数は1000床近くになる。

しかし、それでは病床はすぐに逼迫《ひっぱく》する」

「知事の迅速な決定能力が命運を分ける」

「首相は2012年に制定した『新型インフルエンザ等特別措置法』にそって対策本部を設置する」

「外出自粛要請やイベントの制限要請までなら国民は許容するだろう。営業を自粛した民間企業は政府から補助金を期待する」

「医師や看護師が患者から感染するケースが多発する」

「(感染患者を受け入れる)病院が減り、少ない大病院に患者は集中。このような病院は疲弊する」

「医療スタッフの不足により医療現場は崩壊の危機に直面する」

「日本政府は国内製薬企業による独自治療薬の開発にこだわる」

「潜伏期間中、あるいは無症状・軽症者からの感染が最悪のシナリオをつくり出す。(なぜならワクチンを開発できない限り感染拡大を制御できないからだ)」云々。

手前味噌ではあるが、まさに新型コロナウイルス感染症(以下、「新型コロナ」と略す)の〝今〟を如実に表現していた。


7月、船橋理事長から「新型コロナ対応・民間臨時調査会を新たに発足させてみるのはどうだろう」と動議された。APIの前身、日本再建イニシアティブの最初の仕事は、東日本大震災による福島原発事故の検証であった。政府や、東京電力などの企業と利害関係のまったくない民間シンクタンクが調査・報告することに意義がある。今回は、原発事故を新型コロナに差し替えて、同じ手法で調査・検証し報告しようというのだ。しかし、原発事故や通常の災害と違って、新型コロナは世界中の問題であるうえに、まだ終わっていない。むしろ、これからどういう展開になるかわからない。実際、この話が出たときは第二波が始まっていた。反対に、だからこそ第一波対応を振り返り、ベストプラクティスと課題を抽出し、次の大きな波に備える必要がある。私たちはそう考えた。

83人を対象に101回のヒアリング

期限は9月末。時間がない。7人の精鋭弁護士を含む19人のメンバーが執筆者として参集した。週に2回のZOOM会議。ほぼ連日の当事者からのヒアリング、ダブルヘッダー、トリプルヘッダーの日もあった。そして委員会。夏休みは返上。夜でも週末でもお構いなしにメールが飛び交う。

政治家、官僚、医系技官、自治体、専門家、保健所、医師はじめ関係各方面の当事者の方々83名を対象に、のべ101回のヒアリングをおもにオフレコの形で行った。ヒアリングの文字起こしが出来上がるのは、たいてい夜中の0時過ぎだった。

原稿の最終チェックは、9月27日日曜の朝9時より法律事務所で感染に気をつけながら行われた。共同主査を務める塩崎彰久弁護士から「みなさん、今日は『半沢直樹』の最終回です。ビデオ録画を予約してきましたか」で始まる冒頭挨拶があった。内心、「弁護士さんの冗談は変わっているな」と思っていたら、終わったのは深夜の1時過ぎだった。そんな突貫作業を経て『新型コロナ対応・民間臨時調査会　調査・検証報告書（コロナ民間臨調）』（ディスカヴァー・トゥエンティワン）は完成した。

「日本モデル」は成功したのか

危機管理は結果がすべてである。

世界を同時に襲った未知のウィルスに対し、世界は徹底したＰＣＲ検査と隔離でこれに応じた。中国や欧米を中心に多くの国が都市封鎖（ロックダウン）を実施し、経済活動を一時的に止めてでもこれを封じ込めようと試みた。

そんな中、経済を止めることなく感染拡大の抑止をめざす、いわば〝二兎〟を追おうとする日本の第一波対応、いわゆる「日本モデル」は、国際的には奇異に映るものであった。限定的な検査と、強制力を伴わない行動自粛要請（ソフトロックダウン）で本当に感染爆発を食い止められるのか、といぶかる声は尽きなかった。

ところが、一部の悲観的な予測に反し、日本の新型コロナ死亡率は欧米に比べかなり低かった。7月17日時点で、新型コロナによる人口100万人当たりの死亡率は日本が８人だったのに対して、他のＧ７各国は、イギリス664人、イタリア579人、フランス462人、アメリカ426人、カナダ234人、ドイツ109人と桁違いに高かった。12月になってもこの死亡率桁違い状態は続いている。

東アジア・太平洋地域諸国の中では高いほうであったが、日本が世界一高齢化した人口構造を抱えていることに照らせば、「日本モデル」を失敗と評価することは適当でない。一方、「日本モデル」

が因果関係をもって日本の死亡率を抑制した証拠もない。流行したときの気候風土、同調圧力が強いなど日本人特有の気質や文化、東アジア人の遺伝子、肥満率など、もろもろの因子の連鎖が日本にとって有利に働いた可能性もある（第1章、第3章）。しかし次も〝神風〟が吹くとは限らない。

だから本書を執筆した

「コロナ民間臨調」は、関係者からのヒアリングを基に「日本モデル」の緊急事態宣言などの第一波対応について検証した。しかし、なぜ日本の死亡率が欧米諸国より低いのかという疑問に答えられなかった（第3章）。同じ医療レベルの国で死亡率が数十倍も違う疾患を私は知らない。また、第二波、第三波の際のGoToトラベルなどの効果についても評価できていない（第2章）。２０２１年が明けたが、日本だけではなく世界がふたたび大きな波に飲み込まれようとしている。この1年がどのような展開になるか誰にも予想がつかない。

そこで今回は、締め切りに間に合うぎりぎりの時点まで医学論文の科学的エビデンスを収集した（２０２１年2月5日）。なおかつ公開データもぎりぎりまで待って急ぎ統計解析した（２０２０年12月30日）。「国内外のデータを分析して新型コロナの姿に迫り、さらに科学的根拠、すなわちエビデンスに基づき新型コロナを理解する」ことを本書の目的とした。ファクトを積み重ねることにより真実がみえてくる。真実がみえてくると未来がみえてくる。以前書いたパンデミックのシナリオでも、ファクトを積み重ねた結果が〝予言〟につながった。このファクトを読者のみなさんとなるべく早くシェアすることにより、個人レベル、あるいは自治体、国レベルでよりよく対処できるようになるのではないか。コロナ禍にあって、微力ながらも世のため人のために貢献したい。これが本書執筆の最大の動機だ。

最初の進化で感染力アップ：3月、世界に広がった主因

悪名高きスペイン風邪からおよそ100年の時を経た2019年12月、新型コロナは中国の湖北省・武漢で発生した[1]。1年間で感染者数は8000万人を超え、死者数は180万人に迫る勢いで、未だ留まるところを知らない。日本国内はともかく、ニューヨーク市など欧米都市部ではスペイン風邪に匹敵する状況に陥りつつある[2]。そこで、日本は過去、スペイン風邪や他のパンデミックなどう対峙しこれを乗り越えてきたのか、120年という長い時間軸で俯瞰したとき、新型コロナ・パンデミックは日本人の死亡率にどのような影響を与えつつあるのか、歴史に学ぶ作業もしなくてはならない（第6章）。

新型コロナウイルスは、感染拡大を続ける中、遺伝子変異を続けている。少なくとも4000種類の変異がゲノム解析で確認された。大概の変異は感染力や病原性に影響しない。ところが感染力を高める変異を複数回起こした。種の繁栄につながると考えれば〝進化〟である。

進化する前のウイルスは1月から2月にかけて、中国湖北省、そして日本を含む東アジアから東南アジアに留まっていた。オリジナルのウイルスは感染力が今よりも弱かったからである。〝最初の進化〟は2020年2月にヨーロッパで発生した[3]。変異により614番目に位置するアスパラギン酸がグリシンに変わったのである（D614G）。そのことでスパイクタンパクの立体構造が変

化し、免疫システムを逃れる、あるいはヒト細胞表面のＡＣＥ２という受容体により接着しやすくなった、つまり気道粘膜の細胞内に容易に感染するようになってしまったのである。その結果感染力をアップし、イタリア―スペイン―フランス―ドイツ―イギリスと、まずはヨーロッパに感染が拡大。やがて北米―南米など、瞬く間に世界中へと広がった。日本にも輸入感染症として侵入し、第一波を形成した。そして、３月11日、ＷＨＯがパンデミックを宣言、感染は世界各国に限なく拡大した。そのため現在のパンデミックの主役はＤ６１４Ｇである。

２回目の進化でさらに感染力アップ：ロックダウンが効きにくい？

その後各国の取り組みもあって夏の間は落ち着きをみせていた。しかし、秋になってからふたたび患者数は増え始めた。ヨーロッパ諸国ではソフトロックダウンを実施し、クリスマス前には一定の落ち着きをみせた。まだ人々の行動制限が有効であったのだ。イギリスでも同じにみえた。しかし、イギリス南東部など一部地域では患者数が増え続けたのである。当局はロックダウンが十分効いていない原因を探るためウイルスのゲノムを調べた。その結果、新しいＮ５０１Ｙという変異株が地域感染例の６割を占めていることがわかったのだ(4)。

感染力アップのメカニズムはいかに？　スパイクタンパクの５０１番目のアミノ酸はＡＣＥ２に結合する中心部分であり、アスパラギンからチロシンに変わることによりＡＣＥ２への親和性をＤ６１４Ｇ株よりも増し、そのことにより感染力をさらに強めたと推測された(5)。これが〝２回目の進化〟である。

イギリスの研究者は因果関係が証明されたわけではないとしつつも[6]、実効再生産数R(t)(1人の感染者が生み出す2次感染者の数。第2章参照)が、よくて0・4、悪くて0・9上昇すると予測している[7]。現在、R(t)が1・1の国でこの変異株に置き換われば、最悪R(t)=2.0になる。つまり1人が平均2人に感染させる。二次感染者発症までの平均期間を5日とすると、日々の患者報告数は5日ごとに倍々で増える計算だ。放置すればオーバーシュート(感染爆発)する。

12月19日、イギリスのボリス・ジョンソン首相は、ロンドンならびに隣接するイングランド南東部をロックダウンした。それにもかかわらず、患者数報告はその後の2週間、うなぎのぼりに上昇し続けた。イギリスの研究者らがVOC〔variant of concern(憂慮すべき変異株)〕と命名したのもよくわかる。そこで、1月6日よりロックダウンをいっそう強化し、イギリス全土に拡大。やっと10日から患者報告数は減り始めた。

感染力を増すとなぜよくないのか?

新しい変異株にかかると重症化しやすいのか?

決まって聞かれる質問だ。1月21日、イギリスは変異株で致死率が30~90%上昇したと報告している。これがウイルスの毒性が強まったからなのか、冬に肺炎が重症化しやすいからなのか、それとも患者が急増したため医療崩壊を起こし致死率が上がったのかはわかっていない。最初の進化時もそうであった。新型コロナは基本的に風邪のウイルスである。軽症で済むのか、それとも重症化するかは患者の免疫反応による。ウイルス自体の病原性・毒性に原因があるわけではない。

その証拠に、死亡率を30％以上下げることができるのは、サイトカインストームのような過剰免疫反応を抑えるステロイド剤であり、ウイルスをターゲットにしたレムデシビルはせいぜい中等症患者の退院日を数日早めるだけだ（第5章）。

しかしながら患者数が増えれば、それに比例して重症者数や死亡者数も増える。相関係数は0・9以上だ（**図1－35**参照）。そのため変異株で重症化しやすいというエビデンスはなくとも、感染が一気に拡大することにより死亡者数も増える。また、医療機関に一度に重症者が集中するためそのキャパシティを超える。サージキャパシティ*を超えれば、その分助けられない人も増えてしまう。アメリカでさえも地域の感染者数が増えると入院患者の致死率も増加した[8]。逆に集中治療室（ICU）のベッド数の多い病院のほうで救命率が高かった[9]。状況はまさに今、風雲急を告げている。

ワクチン開発で優位性を築いたアメリカ

アメリカの死者数は1月3日時点で35万人に近い。一方、日本のそれは3599人である。では、アメリカは敗戦国で日本は戦勝国だろうか？　私はそうは思わない。なぜなら、アメリカのファイザー社は、トルコ移民が創始したドイツのベンチャー企業ビオンテック社に7億ドル、アメリカ政府はモデルナ社に10億ドルを開発費として投資し、メッセンジャーRNAを使ったまったく新しい

＊サージとは高波を意味する。人工呼吸器やECMOを使わなくてはならないような重症患者を1日何人受け入れることができるか、これがその病院や地域のサージキャパシティである。

手法によるワクチンを、1年未満という驚異的なスピードで世に出し、奏効率95%という、これもまた驚異的な数字をたたき出したからだ(第4章)。上記開発費に加えて、製造・流通費を含めてそれぞれ19・5億ドル、32億ドルの投資を国から受けている[10]。

アメリカは、世界のワクチン開発競争において絶対的優位性を築いたのだ。

2020年1月半ばに日本で新型コロナの1例目が報告されたとき、すでにこのRNAワクチンはできていた。中国が新型コロナウイルスの遺伝子配列を公表してから1週間後のことである。

3月16日、アメリカ国立アレルギー感染症研究所(NIAID)とモデルナ社がタッグを組み、第I相臨床試験が開始された。この日、日本では全国でもPCR検査の新規陽性例13人が報告される程度で、まだ楽観的なムードが流れていた。

アメリカは科学の王道を踏み外さなかった。

コロナ禍にありながら、モデルナ社は第I相臨床試験で安全性と抗体価の上昇を確認。これと並行してアカゲザルを使った動物実験も実施した。この動物実験で、ワクチンの用量を決めるための第II相臨床試験をスキップして時間を節約できる。7月後半に発表された二つの研究結果は、まさに目の覚めるような素晴らしいものだった。

それらを受けて7月27日、NIAID所長であるアンソニー・ファウチ教授は以下のように語った(第4章)。

「マスクをしたり、人との距離をとったり、感染者を隔離したりすることは、感染拡大抑止に一定の効果を示すだろう。しかし、このパンデミックを制御するためには何が何でも安全で効果的なワクチンが必要だ。今までの臨床試験の結果は上々で、第Ⅲ相臨床試験開始を正当化するに足るものであった。ワクチンが新型コロナの発症を予防するか否か、予防するのであればその効果がどれくらい持続するのか？　これらの疑問に誰もが納得できるように答えるためには、ゴールドスタンダードであるランダム化プラセボ比較試験を実施するしかない」

そしてアメリカは、深刻なコロナ禍にあったにもかかわらず、ファイザー社とモデルナ社を合わせて6万人を超える参加者を集め、それを見事にやってのけたのである。私は6万人以上を対象に実施されたランダム化プラセボ比較試験を聞いたことがない。11月に発表された中間報告では、奏効率95％という画期的な数字をたたき出した。発症率をそれだけ抑えられれば、それに比例して重症者数、死亡者数も減る。さらに集団免疫が効けば、新型コロナ自体を封じ込めることができるかもしれない。安心感が広がり、世界経済も復活するであろう。アメリカCNNニュースによれば、ワクチン開始1か月で高齢者施設の発症率は半分以下になったという。1日150万人以上がワクチン接種を受けているアメリカは、夏には集団免疫を獲得してマスクなしの普通の生活に戻っているかもしれない。一方、日本の接種はまだ始まってさえいない（2月17日から開始）。

3回目の進化でさらに感染力アップ：ワクチンが効きにくい？

現在のmRNAワクチンはイギリス変異株（B.1.1.7; N501Y）には有効であるようだ。ファイザー／モデルナ製ワクチン接種者の血清抗体はN501Yの有無に関わらず中和効果を発揮した。[11][12]南カリフォルニアでは、より感染力の強い変異株（CAL.200C; L452Y）が猛威を振るっている。この感染力はN501Yと同等と考えられているが[13]、中和抗体が機能するかはまだわかっていない。

N501Yに加えてE484Kの変異もあわせ持つ南アフリカ変異株（B.1.351; N501Y.V2）およびブラジル変異株には効かない可能性が、中和抗体の実験研究から示唆された[14]。もしもワクチンが無効な変異株が出現したら、やがて世界を席巻するであろう。加えて変異株に対して有効なワクチン開発が後手に回れば、2021年、日本を含む世界はふたたび苦しい戦いを強いられる。

20種の変異株遺伝子を一つのmRNAワクチンにまとめて接種することもできる?

「20種の異なる感染ウイルスの遺伝子を封入したmRNAワクチンをマウスに接種し、20種すべてに対する免疫反応を誘導できた」とペンシルベニア大学ワクチン学のドリュー・ワイスマン教授は語った[15]。教授は「いつの日か、50種類のワクチンを子どもに2回接種するだけですんでしまう日が来るかもしれない」と夢も語った。ウイルスが変異してワクチンの効き目が薄れたとしても、RNAの暗号を書き換えるだけで理論上対応できる。また複数の変異株のRNAを一つのワクチンに封入することもできる。コロナのRNAとインフルエンザのRNAを一つのmRNAワクチンに入れ込むことだってできるはずだ。さらに、インフルエンザ・ワクチンのように大量の有精卵を使って一からワクチン開発する必要もないため、短期間で大量生産が可能だ。いずれもmRNAワクチンの長所である。

正念場はこれからだ

２０２１年、日本国内でワクチン接種が広がり患者数が減り始めるまで、どう持ちこたえるか、進化したウイルスにワクチン接種がいつ追いつくか――。世界中でワクチン接種が浸透することで、かえってワクチン無効の変異株の出現を加速させる可能性さえある。

一難去ってまた一難、不確実な状況はまだしばらく続くかもしれない。正念場はこれからだ。

新型コロナ　データで迫るその姿◉目次

第2章 感染症数理モデルから考える新型コロナ対策
――人流を減らす、十分な換気、ＰＣＲ検査陽性率を下げる 99

第3章 なぜ新型コロナ死亡率は国によって数十倍以上違うのか？ 155

第4章　mRNAワクチン
――ゲーム・チェンジャーになれるか？　193

第1章 新型コロナを知る
——敵を知り己を知れば百戦殆うからず

「敵を知り己を知れば、百戦して殆《あや》うからず」は『孫子』の中でももっとも有名な教訓の一つである。まず新型コロナウイルスの特性、感染症の臨床的特徴、予防法、重症化リスクなどについて知ること。知識は新型コロナと対峙するときの最大の武器になる。

《ケース1：軽〜中等症例》(1)：高血圧と慢性閉塞性肺疾患を患っている73歳男性。2日前から熱があり（最高38・3℃）、コンコンという乾いた咳をする。息苦しさがあり悪化してきたと感じたので来院した。

《ケース2：重症例》(2)：50歳男性。併存疾患はなく健康。呼吸が苦しいということで救急室を受診。受診1週間前から発熱、咳、倦怠《けんたい》感があった。2日前より呼吸が苦しくなってきたとのこと。その男性はみるからに具合が悪そうだった。

体温：39・5℃、呼吸数：1分間に24回、心拍数：1分間に１１０回、血圧：１３０／60ｍｍＨｇ。指先で測定した酸素飽和度は87％（通常は97％以上）でかなりひどい低酸素血症がある。血液検査による白血球数は1マイクロリットルあたり７３００個で正常範囲だが、リンパ球数が減っている。胸部レントゲン写真では、両側肺野がすりガラスのようになっている、これはウイルス性肺炎の典型だ。鼻腔より採取した検体でＰＣＲ検査陽性が判明した。

《ケース3：再感染例》[3]：25歳男性医師（ネバダ州の研修医）。２０２０年4月18日に地域検査センターでＰＣＲ検査を受けた。3月25日から咽頭痛、咳嗽《がいそう》、頭痛、吐き気、下痢が続いていたからである。ＰＣＲ検査陽性で新型コロナの診断で隔離されていたが、4月27日にはすっかりよくなっていた。

5月9日と26日にはＰＣＲ検査陰性を確認している。28日、発熱、めまい、咳嗽、吐き気があり31日に救急センターを受診。胸部レントゲン写真も撮っているが、帰宅となる。5日後の6月5日、地元開業医を受診。低酸素血症を伴う呼吸窮迫が認められ酸素を吸入しながら救急センターに搬送され入院となる。ＰＣＲ検査は陽性となり、短期間での2度目の新型コロナ感染と診断された。

最初の感染は軽症であるが、6日にはＩｇＭ、ＩｇＧ双方の抗体も陽性となった。この男性は4月と6月に2回罹患《りかん》したわけであるが、ウイルスの遺伝子解析をしたところ異なる場所に遺伝子変異がみつかった。体内に残存していたウイルスが再活性化した、いわゆる再燃・再発ではなく、再感染（2度目の感染）の可能性が高いと著者らは考察している。1度感染していても再感染もあり得るということは、感染から回復した人であっても引き続きマスクや手洗いなどの予防が必要となる。

《ケース4：新型コロナの後遺症》(4)：ジョージア出身の26歳高校教師は新型コロナ回復後も長く続く自分の症状を以下のように訴えた。胸が痛く、頭痛がする。体中痛くて、脈も速い。ほとんど動くことさえできない。倦怠感がひどいのだ。脳には霧がかかったようで、自分の飼っている犬の名前さえ思い出すことができない。ぐっすり眠ることもできないし、食欲もわかない。足はうずくし、耳鳴りもする。

《ケース5：小児・思春期川崎病様例》(5)：アフリカ系カリブ人の14歳男児。4日前から40℃以上の高熱。3日前から下痢、腹痛、頭痛あり。入院時呼吸数：40回、心拍数：1分間に120回、血圧80／40mmHg、酸素飽和度は99％。発疹、結膜炎、指先がむくんで硬いといった川崎病様の症状も合併していた。集中治療室で人工呼吸管理を実施したが両側の心筋梗塞で死亡した。剖検時の検体より新型コロナウイルスを検知した。

1　厄介なウイルス

コロナウイルス：風邪を引き起こす旧型コロナでも一部の人には致死的だ

コロナウイルスは風邪を引き起こす。子どもの風邪の1～2割を占め、鼻水、咳、時に発熱を伴う程度の軽症で済む。１９６０年代にCoV‒229E、CoV‒OC43という2種類のコロナウイルスが発見された。しかし、〝所詮は風邪のウイルス〟なのでほとんど研究されてこなかった。

ところが、２００3年に重症急性呼吸器症候群（Severe Acute Respiratory Syndrome：ＳＡＲＳ）[6]がパンデミックとなり、コロナウイルスは一躍脚光を浴びることとなる。その後新たに3種類が報告される。CoV‒NL63、CoV‒HKU1そして中東呼吸器症候群（Middle East Respiratory Syndrome：ＭＥＲＳ）[7]だ。新型コロナを引き起こすウイルス、SARS‒CoV‒2は7番目に発見されたコロナウイルスということになる。

ＳＡＲＳ、ＭＥＲＳの致死率は高かった[8]。しかし多くは院内感染で、巷で人から人に次々と感染する市中感染は起こさなかった。そのため院内の感染対策を徹底すれば封じ込めも可能であり、決して怖い病気ではなかった。一方、他の4種類は風邪を引き起こす。風邪なので市中で感染拡大しても恐れるものは誰もいない。

新型コロナの厄介なところはＳＡＲＳと風邪、両者の性格を併せ持つ点だ。ＳＡＲＳと8割の遺伝子が共通するため、肺炎を発生させ、高齢者で高い致死性を示す。ＳＡＲＳでも年齢が高くなればなるほど重症化しやすかった。残り2割で風邪と同様、軽い症状（不顕性感染）の患者から一気に感染を拡大させる。

エボラ出血熱のように致死率が高くても、軽症者からの感染がなければ、エピデミック（地域での大流行）はあっても、大陸間に広がるパンデミックにはならない。天然痘も不顕性感染がほとんどないため、これを撲滅することができた。一方、風邪のように容易に感染が拡大し、少なくとも高齢者に対して高い致死性を示す新型コロナ。強い感染力と一定程度の致死率を兼ね備えた新型コロナのパンデミックは、新しい感染症であるため不確実性が高く、当初ワクチンもなかったため、世界をパニックに陥れて当然であった。

しかしながら風邪を引き起こすコロナウイルスも、じつは注意が必要だ。クリーブランド・クリニックの研究チームは、2016年2月から4月に、咳などの呼吸器症状で受診した成人832人の鼻腔から検体を採取し、13人より風邪コロナの1種CoV-HKU1を検出した。(9) そのうち7人が入院し、5人が酸素吸入を必要とし、2人が集中治療室（ICU）に入室し、1人が死亡した。死亡したのは敗血症を来《きた》した3人のうちの1人だった。

このことは新型コロナ以前、風邪を引き起こすだけと考えられていたコロナウイルスでも、一部の人は重症化し死亡し得ることを示唆している。私たちは、普段は風邪だが時に牙をむくコロナの特徴を単に知らなかっただけなのかもしれない。

個人でできる予防法：距離、換気、マスク、石鹸による手洗い

新型コロナは飛沫感染がおもな感染経路である。飛沫は、咳やくしゃみで出るし、声を発することでも出る。大きなくしゃみは例外として、大概の飛沫は1〜2メートルで放物線を描いて落下する。1〜2メートルの距離をとる理由はその点にあり、実際、人と2メートルの距離をとることにより感染リスクがかなり減るというメタ解析の結果も報告されている。(10)

しかししゃべるだけでも、エアロゾルといってウイルスを含む小さな水蒸気が3時間(11)など、しば

らく空気中を漂う。エアロゾルによる感染は武漢の病院事例で示されたとおり[12]、換気によって空気を入れ替えれば問題なくなるが[13]、窓を閉め切ってのライブやカラオケ、合唱などの歌や大声は感染ハイリスクとなる。

マスクは新型コロナを含む飛沫だけではなく、エアロゾルの広がりもブロックすることが実験研究で示された[14]。症状がない人であっても潜伏期間にあるかもしれず、また無症状の人も他者に感染させる可能性もあることを考えると、やはりすべての人が外出時にマスクを着用することはとても大切だ。WHOは初期のころ、症状がない人のマスクを推奨していなかったが、この研究結果を受けて他人に感染させないためにマスク着用を推奨すると表明した。

万全とはいえないがマスクは予防にも効果を発揮する。ハーバード大学の関連病院からも興味深い報告があった[15]。新型コロナをケアする病棟で勤務する医療スタッフのPCR検査陽性率は21%と非常に高かった。しかし、全員にマスクを義務づけたところ11%にまで減ったというのだ。また中国の研究では、マスクを着けている家庭で家族内感染が5分の1に減ったとする報告もある[16]。

飲食の際、皆マスクを外す。外したまま喋れば飛沫が相手の摂る食事に付着する。飛沫にウイルスが含まれれば相手を感染させてしまう。アルコールが入ると声が大きくなりがちだ。飛沫量も増えるだろう。人数が増えればその中にウイルスを持った人がいる確率も上がる。また、クラスターに至る可能性も大きくなる。無症状の感染者と飲食すれば、どこで感染したかわからないケースが増えるかもしれない。

ステンレスやプラスチックにも数日間ウイルスが付着するとされている。ドアノブやつり革につ

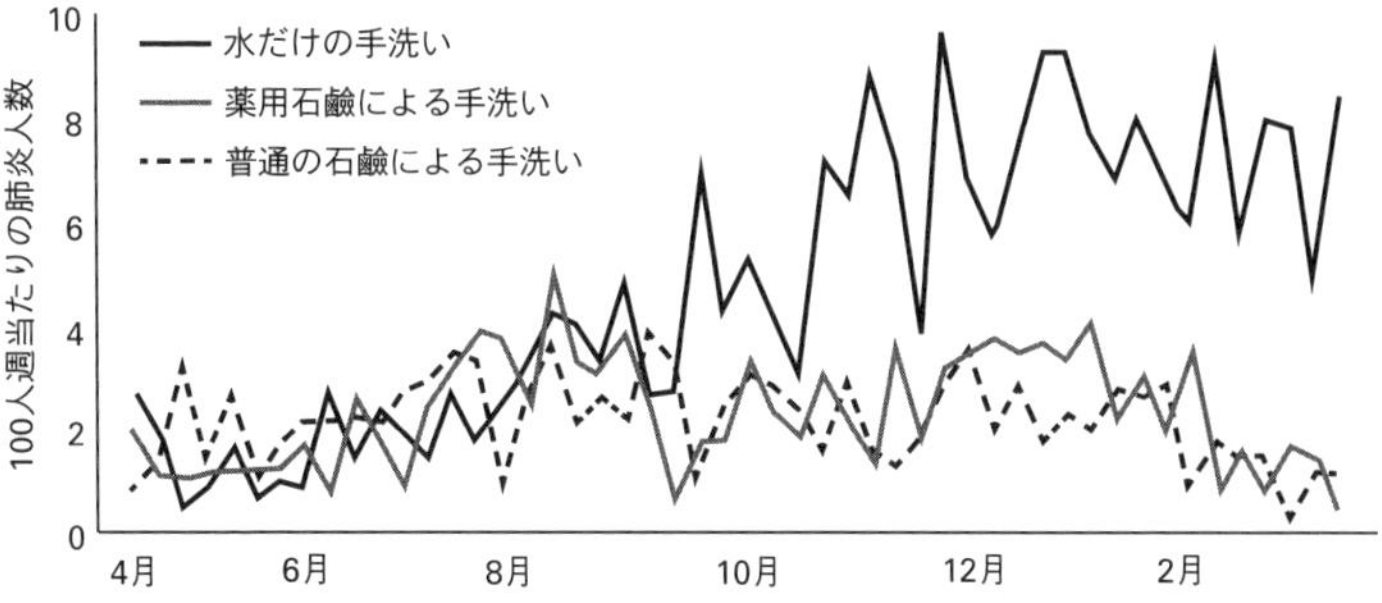

図1－1　石鹸による肺炎予防効果。Luby et al., 2005 を参考に作成。

いていたウイルスが指先に付着し、手を洗わずに、たとえばサンドイッチを手でつかんで食べれば感染してしまうかもしれない。新型コロナは飛沫感染だけではなく、このような接触感染でも感染し得る。こまめな手洗い、少なくとも食事前には石鹸でよいので手をよく洗う習慣をつけるのがよい。

新型コロナに限った話ではないが、「石鹸を使った手洗い習慣が肺炎を予防する」という試験結果が示された。パキスタンにおいて、薬用石鹸で手洗いする300家庭、普通の石鹸で手洗いする300家庭、水だけで手洗いする300家庭にランダムに振り分け、肺炎の発症頻度を比較した。その結果、普通のものであろうと薬用であろうと、ただの水だけに比べて石鹸を使った手洗いで肺炎を50%も予防した（**図1－1**）[17]。アルコールもウイルスの膜を溶かすため理論上は有効だ。しかし、石鹸のような明確なエビデンスを見つけることはできなかった。アルコールによる手指消毒は少量で実施するため指先まで隈なく洗えず、また手荒れにつながり、かえって皮膚の防御力を落としてしまう可能性がある。

ウイルスを含む飛沫やエアロゾルが目に入ると、涙にのって鼻腔に入り感染する可能性がある。そのため新型コロナの患者さんを診療する医療スタッフは、目を守るためフェイスシールドをする。しかし、1日8時間以上眼鏡をつけているだけでも予防効果があるようだ(18)。

【コラム】ニンニク臭の原理と換気

私は外来でエアロゾルについて以下のような説明をする。

私がニンニクの効いた昼ご飯を食べ午後の外来に臨めば、患者さんは「浦島先生、ニンニク料理を食べたな」と気づきます。ちょっときたない話になりますが、私の呼気中の水蒸気の、目に見えないくらい小さな粒がニンニク成分を含んでいて、正面にいる人の鼻粘膜に付着し、そこにある嗅神経がシグナルを脳に伝えてニンニクの匂いに気づくわけです。もしもニンニク成分がウイルスであればどうですか？　接近して会話すると感染してしまいますよね？

ではニンニクの匂いを消すためにはどうしますか？　窓を開けますよね？　できれば風が通り抜けるように2方向。そうするとすぐにニンニクの匂いは消えます。ウイルスは厄介なことに見えないし、匂いもないのですが、原理はニンニクの匂いと同じです。空気がこもっているなあと感じたら換気をしてください。

新型コロナ、九つの厄介な点

「はじめに」で述べたが、新型コロナウイルスは遺伝子変異を起こして感染力を増すことがある。収束するまで時間がかかれば、第四、第五の遺伝子変異を起こし、どんどん感染力が強くなるかもしれない。そうなると人類はより厳しい状況に追い込まれる。この点がもっとも厄介な点かもしれない。

◆その①　感染の半分は潜伏期間中あるいは無症状者から

ウイルスが感染してから体内で増えて発症するまでの期間を「潜伏期間」と呼ぶ。だいたい3日前後で発症することが多いが（中央値）、14日後に発症する場合もある。平均は5日だ[19]。発症2〜3日前から鼻咽腔でウイルスが増幅するので、検査は陽性になるし、この期間に感染させることもあり得る。実際、最初の患者が発症する前に2次感染だけではなく3次感染まで引き起こしたクラスター事例がドイツより報告された[20]。シンガポールでも発症3日前の人が教会や合唱クラスでクラスターを引き起こしている[21]。症状がない人は、まさか自分が感染しているとは思っていないので、人と接触する機会も多く（熱があるなど具合が悪い人は人との接触機会を減らし家にいることが多くなる）、その結果感染を広めてしまうのだ。

このように感染拡大のおよそ〝半分〟は症状のない人（これを「無症候性」と呼ぶ）からの感染に起因すると考えられている[22]。無症候性の感染者には感染期間中まったく症状を呈さない場合と、潜伏期間中でしばらくしてから発症する場合がある。「半分＝5割」の無症候性の感染者からの感

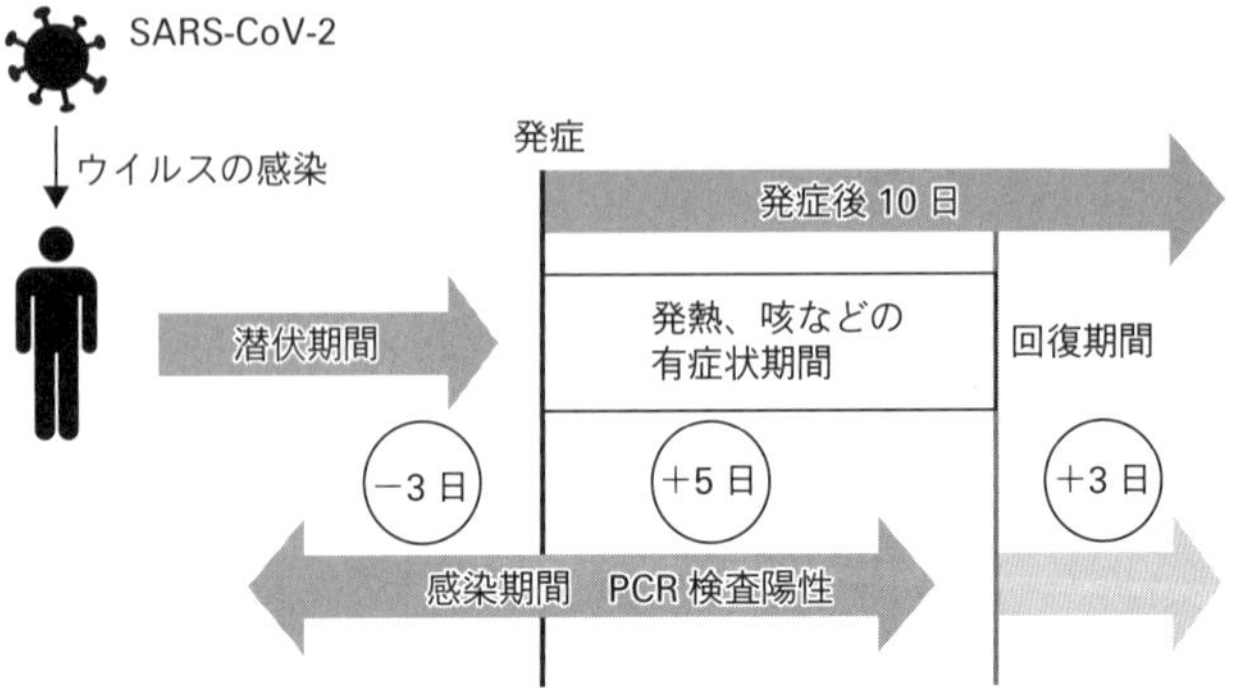

図 1－2　新型コロナの感染期間。

染のうち、前者2割、後者3割の比率だ。[23] ＰＣＲ検査陽性者にインタビューしても、半分は誰から感染したかわからないのも納得できる。クラスターが発生すれば濃厚接触者のＰＣＲ検査が集中的に行われる。しかし、クラスターにならなければ、どの集団を検査すればよいか見当がつかない。そして誰から感染したか、あるいはどこで感染したかわからないケースが増えてくる。実際、市中感染が広がると患者との接触歴不明者が半数などに増えてくる。接触歴不明者の一部は、ＰＣＲ検査が陽性になった段階で保健所職員には話したがらないかもしれない。逆に保健所職員が忙しすぎて時間をかけて聞けていない可能性もある。

初期のころはＰＣＲ検査が2回陰性になるまでは入院していた。しかし、ＰＣＲ検査ではウイルスが感染力を失った死骸の状態でも陽性になり得る。その後の疫学調査で発症後5日を超えて他者に感染させないこともわかってきた。[24] このエビデンスを踏まえ、ＣＤＣでは発症後10日、かつ症状軽快から72時間たっていれば、感染力がないと判断し、[25] 以上検査が陽性であっても日常生活に戻れる判断をした。

をまとめると**図1－2**となる。

しかし、N501Yのように感染力を増すと、10日たったからといって帰宅したあと、家族に感染させる可能性がある。実際、変異株であったかどうかは不明であるが、そういう話を耳にしたことがある。退院基準の見直しは定期的に実施されるべきだろう。

【コラム】新型コロナと関わるきっかけ

2020年1月中ごろ、テレビ番組のディレクター（D）から私（U）のもとに電話があった。

D：先生は武漢で発生している肺炎についてどう思いますか？

U：情報が限られているので、まだ何とも言えません。もしも、医療関係者も同じ肺炎に罹《かか》って入院するようでしたら、再度連絡をいただけますか？

数日後……

D：先生、ドクターも同じ肺炎に罹っているようです。しかも死亡者が出ました。

U：（以下電話インタビューでの回答）2003年にパンデミックとなったSARSのときも、医療関係者が患者さんから感染しました。今回の新型コロナもSARSのときと同じパターンです。死者の数も増えてきました。幸い日本にはSARSの発生はありませんでした。しかし、あれから17年経ち、今では多くの観光客が中国から訪れます。日本にいつこの新しいコロナウイルスの感染症が入ってきてもおかしくはありません。注意が必要だと思います。

1月26日（日）夜8時過ぎに、フジテレビ「Mr．サンデー」のディレクターから電話が入る。

D：先生、今どこにいますか？ スタジオにきて新型コロナに対するコメントをもらえませんか？

9時過ぎにスタジオに到着。ディレクターから、中国当局が記者会見で以下の点を公表したとの説明を受ける。「潜伏期間中に感染する」「潜伏期間は最短1日、最長14日」「感染拡大を抑えるにはまだ時間がかかる」

以下、ディレクターとの会話。

U：これはSARSと違ってかなり厄介なウイルスですね。これから世界は大変なことになるかもしれない。

D：あとわれわれのほうで調べる点はありますか？

U：中国当局が発表する日々の死者数のデータはありますか？

夜10時からの本番には台本や打ち合わせなしのアドリブで臨んだ。

U：SARSでは、発熱など発症してから4～5日して急に感染力を増します[26]。そのため発症後3日以内に入院させ個室に隔離し、医療従事者も防護策を講じれば、理論上これを封じ込めることができます。実際、2002年11月から発生したこの感染症は世界で約8000人の患者と800人の死者を出しましたが、人々の努力により2003年7月に封じ込めに成功しました。SARSの場合、風邪症状だけで終わるような不顕性感染はなく、感染したら全員が肺炎を発症します。そのため症状のある人にだけ注意を払っていればよかったのです。しかし、新型コロナでは中国政府の発表した「潜伏期間中にも感染させる」ことが事実であるとすると、診断がついたときにはすでに複数人に感染させてしまっているわけで、SARSと同じ対策（発症してから誰と接触したかを調べ、接触者を自宅で隔離する）で封じ込めることは理論上不可能です。また、武漢での死者数が2日で2倍のペースで増えており、2月中にはSARSの死者数を超え、やがてパンデミックになることが予想されます。今年の東京オリンピックの実施も難しいかもしれません。

翌日、多くのメディアから電話があった。私自身、新型コロナはやがてパンデミックになり、多くが亡くなり、経済も麻痺するであろうと予想した。危機管理においては「初動」がきわめて重要である。しかし、日本政府は武漢へのチャーター機の派遣をやっと決めただけだ。この初動では危機意識を感じられない。そこで、可能な限り、メディアからの出演依頼に応えるように決意した。同週より複数のニュース番組に出演し、以下のコメントをした。

- 熱が出ない場合もあり、普通の風邪と区別がつかないので、外来でできるような簡易検査の開発が望まれる。
- 武漢からのチャーター便では潜伏期間も感染させる可能性があるので、14日間検疫するべきなのではないか。

・チャーター機で帰国した200人のPCR検査をしたところ、無症状で検査が陽性になった。インフルエンザでは2～4日の潜伏期間中に検査が陽性になることはまずない。この陽性者があとになって発症すれば潜伏期間であり、潜伏期間の最大14日間を経ても発症しなければキャリア（ウイルスを持っているが発症しない）と考えられる。
・クルーズ船乗客乗員間でインフルエンザが流行し死亡者が出ることもあるので、ダイヤモンド・プリンセス号では14日間検疫するべきではないか。
・屋形船での集団感染があり、密閉空間での会食がクラスターを発生させる可能性がある。換気をすることが重要だ。
・SARSのように封じ込めることはできないので、ワクチン開発を急ぐべきである。

私の発言が政府の耳に届いたかは不明である。しかし、私の発言と政府対応は合致していたと思う。

◆その② 新型コロナは風邪と区別がつきにくい

新型コロナの難しいところは、熱が出ない人も一定程度いるし、37℃台の微熱で留まることも多い。コンコンという乾いた感じの咳は6割から9割にみられるが、息苦しさ、倦怠感といった症状に至るケースは必ずしも多くはない。

呼吸苦がなく軽症と判断されたコロナ患者が急死するケースがときどき報道される。これは一体どういうことだろうか？

コンコンという乾性咳嗽はウイルス性肺炎に特徴的だ。一方、ゴホゴホという痰がらみの湿性咳嗽は喘息や細菌性肺炎のときにみられる。痰が絡むと炭酸ガス（CO_2）が溜まりやすく酸素（O_2）飽和度も下がる。CO_2が溜まると窒息同様苦しくなる。よって喘息や細菌性肺炎の患者は呼吸苦を訴える。

しかし、ウイルス性肺炎の場合、痰がからまずCO_2も溜まりにくいため、低酸素血症の自覚症状が乏しいことが多い。つまり本当は酸素が足りないのに本人は安静にしていれば苦しくないのだ。そのため「苦しくないですか？」の問いに患者は「大丈夫です。苦しくありません」と答えてしまう。しかし、低酸素血症の症候はなくても兆候はあるはずだ。階段を昇ったりすると息苦しさを感じるであろうし、身近にいる人は会話が長続きしなかったり、肩で息をしていたりするので気づくことがあるかもしれない。指先につけた酸素飽和度モニターが93％を切っていれば肺炎を疑わなくてはならない。

一方、呼吸器症状だけではなく、吐き気や下痢の腹部症状や咽頭痛、頭痛といった症状に幅があり、しかも最初は軽い症状のため風邪と区別がつきにくい。どんな名医であろうと、患者との濃厚接触歴がなければ症状や経過、診察所見から新型コロナの診断を肯定することも否定することもできない。

嗅覚障害や味覚障害も合併することがある。しかし、他の風邪でもみられることがあるため、新型コロナを疑うきっかけにはなるが、決め手になるわけではない。とくに鼻水・鼻づまりがひどくなるだけで匂いはわかりにくくなる。風邪だと思っていても長引いたり、倦怠感が強くなったりしてやっと診断がつく場合も少なくない。
発症から診断・入院までおよそ7日（パンデミック初期）であり、発症後5日以内が他者へ感染させ得る期間だとすれば、たとえば7日で診断がついたときにはすでに他者に感染させてしまっていることになり、入院隔離しても感染拡大阻止という観点からあまり効果がないことになる。
2020年2月24日、新型コロナウイルス感染症対策専門家会議は国民に向け以下のメッセージを発した。

国内で感染が進行している現在、感染症を予防する政策の観点からは、全ての人にPCR検査をすることは、このウイルスの対策として有効ではありません。また、既に産官学が懸命に努力していますが、設備や人員の制約のため、全ての人にPCR検査をすることはできません。急激な感染拡大に備え、限られたPCR検査の資源を、重症化のおそれがある方の検査のために集中させる必要があると考えます。

さらに、「みなさまにお願いしたいこと」として、「風邪の症状や37・5℃以上の発熱が4日以上続いている」「強いだるさ（倦怠感）や息苦しさ（呼吸困難）がある」場合には「帰国者・接触者相談センター」に相談し、症状がなくても感染している可能性があるが、医療従事者や患者に感染を拡大させないよう、また医療機関に過重な負担とならないよう、すぐに医療機関を受診しないよう要請した。

発症して4日経ってから医療機関を受診した場合、すでに一番感染力のある期間を過ぎつつある。初期、情報が少なく医療機関への患者の殺到を回避するためにはやむを得ない判断だったかもしれない。しかし、このことが市中感染をかえって広めてしまった可能性は否めない。

◆その③　PCR検査では偽陰性が多い[27]

血液検査でDダイマー、LDH、CRP、フェリチンの値が上昇し、リンパ球が減少しているにもかかわらず好中球が増加することにより白血球数が増加していれば、医師は新型コロナを疑うであろう。もちろん胸部レントゲン写真やCTで新型コロナに特徴的な所見があれば強く疑われる。しかし、確定診断にはやはりPCR検査が欠かせない。

日本では未だに鼻腔に綿棒を入れて検査をしている。これは患者さんの不快感を伴う。最近、唾液で検査しても鼻腔と結果は大きく変わらないとするメタ解析による研究結果が示された[28]。実際、唾液を用いたPCR検査の感度は83〜85%、特異度は99%で鼻腔のものと同等だったのである。このことにより患者さんは綿棒を鼻の奥に突っ込まれる煩わしさから解放され、検体採取者（医療者）の感染リスクも減り、採取時間をも短縮できる。

偽陰性とは本当は新型コロナに感染しているのにPCR検査陰性と誤って判断してしまうことだ。逆に偽陽性とは本当は新型コロナに感染していないのにPCR検査陽性と誤って判断してしまうこと。PCR検査は遺伝子を読み取るので、偽陽性は少なく、偽陰性が多い。よってPCR検査において偽陽性ではなく偽陰性が問題視されるのはそのためだ。

ただPCR検査ではウイルスの遺伝子を増幅して検知するので、ウイルスの死骸であっても検知してしまう。そのため、すでに感染力がないのに長々とPCR検査陽性が続くことがある。感染力があるか否かはウイルスの培養をする必要があり、これをルーチン検査に組み入れるわけにもいかず厄介な問題でもある。2類感染症のため、民間検査会社がウイルス培養検査をするにはハードルが高いからだ。バイオセーフティーレベル3以上でないとできない。

偽陰性はその検査のタイミングによる影響が大きい。発症前であれば3人に2人が偽陰性で頻度は高いが、発症した日では3人に1人であり、発症後3日経てば5人に1人に減少する。インフルエンザで熱が出たばかりで検査をしても偽陰性のことが多いが、24時間経つとかなり減少するのと似ている。鼻腔よりは喀痰《かくたん》のほうで偽陰性が少ない。また検査者が不慣れだと偽陰性率が高くなる。濃厚接触者では検査のタイミングが早すぎれば偽陰性になりやすいので、注意が必要だ。

先に示したように専門家会議は「国内で感染が進行している現在、感染症を予防する政策の観点からは、全ての人にPCR検査をすることは、このウイルスの対策として有効ではありません」と、PCR検査拡大に消極的な姿勢を示した。

PCR検査を、たとえば高齢者で風邪症状から呼吸困難、両側肺炎を発症したといった新型コロナの疑いが強いケースに限ると、PCR検査陽性者数を検査数で割った値である「PCR検査陽性率」が高くなる。このことは逆に、症状の比較的軽い新型コロナ患者がPCR検査を受ける機会を逸し、彼らが市中感染を広げてしまう。この市中感染が高齢者施設や医療施設に飛び火してクラスターを発生すれば、死亡者が増える。実際、「PCR検査陽性率」が高くなると、およそ1か月遅れて人口比でみた死亡率も高くなることが日本でも世界でも確認された。

◆その④　多くは軽症だが、一部が重症化する

新型コロナの初期症状は発熱、咳嗽、倦怠、筋肉痛、下痢である。重症化の兆候は発症1週間前後に現れる。それは、低酸素血症を伴う呼吸困難だ。呼吸困難が出現してから急速に悪化することが多い。いわゆる急性呼吸窮迫症候群である（**図1―3**）。

重症患者では血液検査でリンパ球減少や凝固系因子の異常がみられ、不整脈や神経症状がみられることも多い。胸部レントゲン写真で肺野はすりガラス状に曇り、通常認められる肺の血管が見えづらくなる。

重症例は1分間に30回以上の呼吸数、酸素飽和度93％以下などである。武漢での7万人を超えるデータによると、81％は軽症だが、14％は重症で、5％は臓器不全を伴う最重症となり、最重症の49％が死亡した[29]（PCR検査が広く行われるようになった現在、致死率はもっと低いと思われる）。

図1―4にレムデシビルの治療効果をみる際に用いられた重症度カテゴリーを示す[30]。

◆その⑤　感染後上昇した抗体は減少し得るし、再感染もあり得る

身体の中では最初にIgMと呼ばれる抗体が発症から5～10日後に、次にIgGと呼ばれる抗体もほぼ同期して上昇する。つまり自分の体内で免疫が獲得されることによって自力回復するわけだ。よってPCR検査や抗原検査は今感染しているかをみるときに、抗体検査は過去に感染したか否か

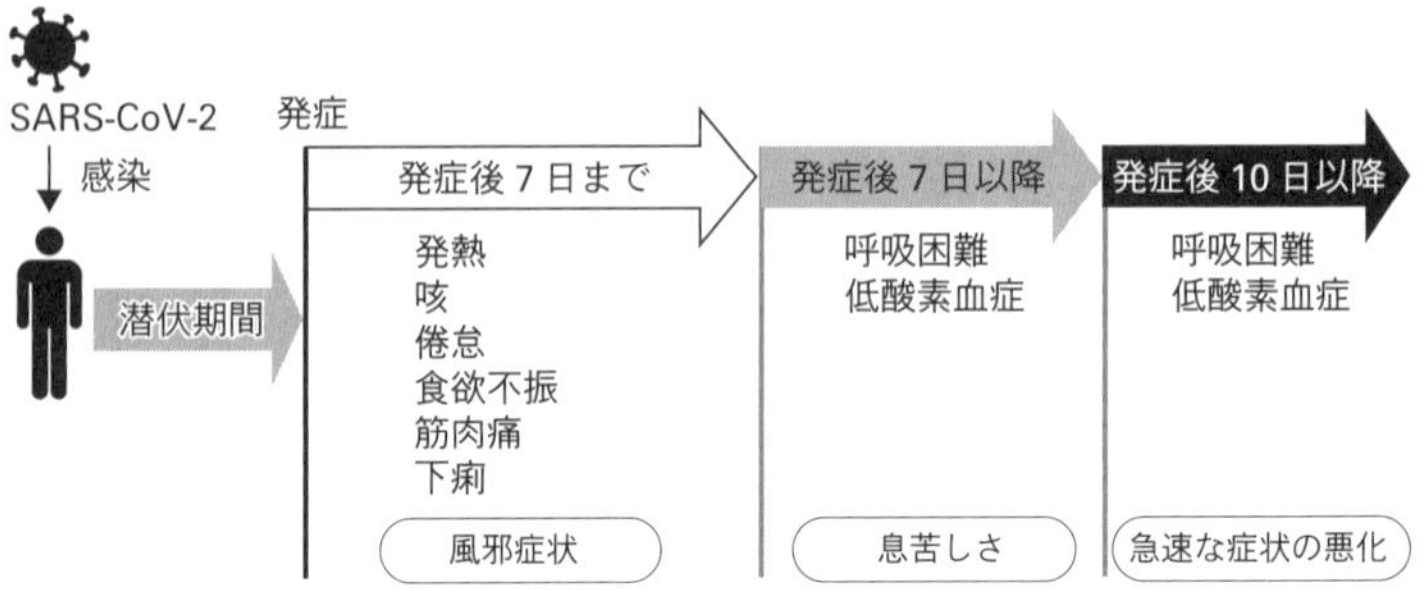

図１－３　典型的な重症化のパターン。

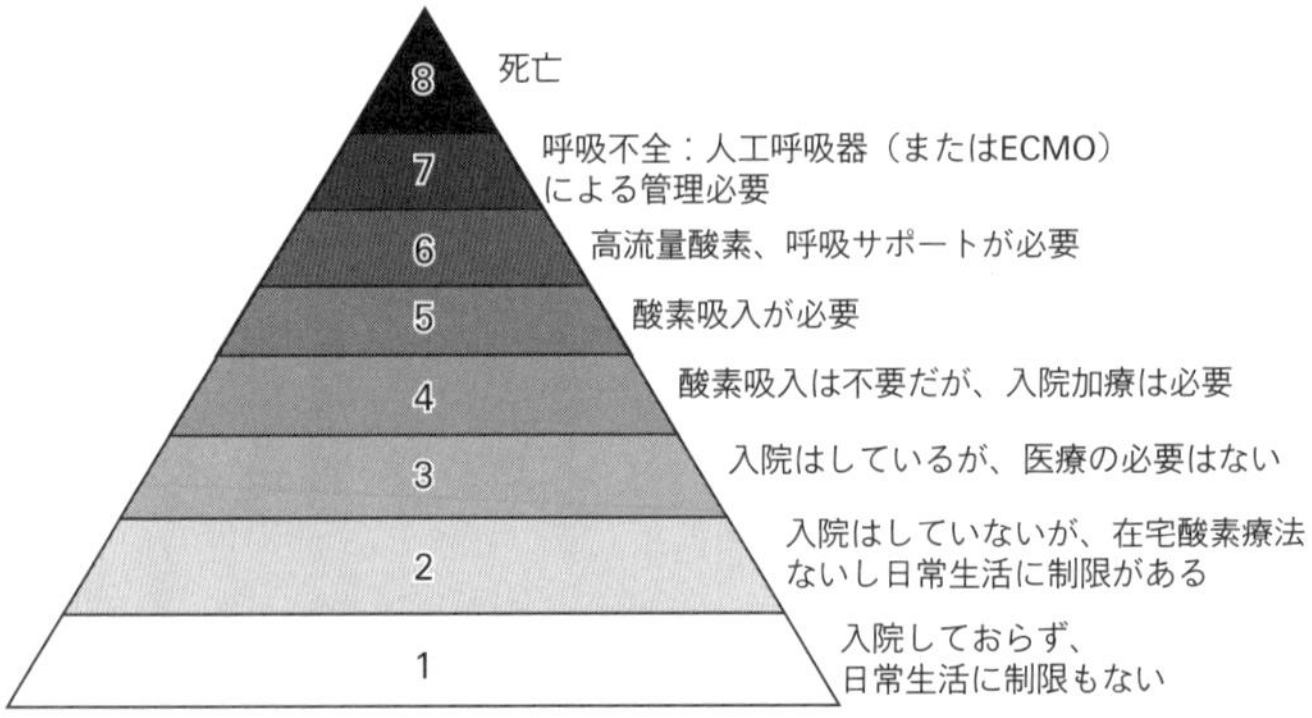

図１－４　新型コロナの重症度分類。

をみるときに適している。重症であればあるほど、その後の抗体値も上昇しやすい。

バンダービルド大学病院の医療従事者６００人を調査したところ、７・６％が陽性であったが、60日で６割が陰性化した[31]。軽症であると抗体は陰性化しやすいかもしれない[32]。一方、アイスランドの患者を追跡調査した結果では、抗体価は落ちないとしている[33]。中国からのデータでは、発症後６か月後に半数で抗体が陰性化する[34]。その報告が確かであれば、1年後の抗体保有率は4人に1人という計算になる。インフルエンザ・ワクチンのように、将来新型コロナのワクチンを毎年接種することが推奨されるかもしれない。

またケース3で示したとおり、再感染する場合がある。その頻度は多いわけではない。インフルエンザでも、毎年ワクチンを接種していても毎年季節性インフルエンザに罹患、なかにはA、B型に2回罹る人がいる。一方で、ワクチンを接種しないのに、まったくインフルエンザに罹患しない人もいる。新型コロナにおいても罹りやすい体質の人と罹りにくい体質の人がいるのであろう。

◆その⑥ 新型コロナ回復後も後遺症が続くケースがある

新型コロナ急性期、人工呼吸器を長期に使う、脳梗塞を合併するといったことがあれば、関連した後遺症が続く。これは新型コロナに特有というわけではない。しかし、新型コロナが軽症であったにもかかわらず症状が続くことがある。症状とは、倦怠感、呼吸困難、関節痛、咳、嗅覚障害、胸痛、脳に霧がかかった感じ（ブレイン・フォッグ）、睡眠障害、運動能力の低下、自律神経症状（ちょっとした運動ですぐに脈が速くなる、寝汗、体温調整がうまくいかない、胃の消化機能が落ちる、便秘と軟便を繰り返す）、微熱が続く、リンパ節が腫れる、うつ症状、発疹などだ。新型コロナ回復後、およそ10％はこのような症状が3週間以上続き、数％は数か月以上続く。[35]

しかし、この頻度は対象者の重症度やどのような調査をするかによって大きく異なる。イタリアの研究チームは、新型コロナで入院した143人について調査したところ、125人で少なくとも2か月間症状が残っていたと報告した。[36] アメリカではPCR検査陽性を検知されてから14〜21日後には健康状態は元に戻っているという報告もあれば[37]、新型コロナで入院（肺炎を合併していたものは7割、5％が人工呼吸器にて加療）した回復者の中で、およそ2か月の時点で完全に症状がなかったものはわずか12・6％であり、それ以外は、倦怠感、呼吸困難、関節痛、胸痛などの症状が続いていた[38]。

中国は2020年1月から5月まで武漢において新型コロナで入院し、発症から6か月追跡し得た1723人（中央値57歳、男性52％）を調査した[39]。少なくとも一つの症状を認めるものは患者の76％だった。言い換えれば、4人に3人が半年後も何らかの症状を抱えていた。単独の症状では倦怠感と筋力低下がもっとも多く、患者の3分の2に認めた。睡眠障害、不安症・うつ症状も患者の4人に1人と多かった。入院中の重症度が高いほど歩くスピードが落ち、肺CTでの異常もより強く残っていた。1年後、2年後にどうなるかは不明である。しかし、半年経ってもこれだけ多くの人が慢性的な症状を抱えているということは、生産性も落ち、結果的に国力を削ぐことになるであろう。

新型コロナから回復した患者さんの心臓をMRIで調査したところ、心筋炎などの心筋の異常を認めることが多かった[40]。心筋炎があれば倦怠感や胸痛、脈の異常などは説明し得るかもしれない。また新型コロナで亡くなった患者さんの脳に新型コロナウイルスを検知することはできなかったが、微小血管傷害など、さまざまな病理変化を高率に認めた[41]。このような小さな病理変化が精神神経の後遺症を引き起こしたのかもしれない。

◆その⑦　小児の感染例、重症化例は少ない。では、全国一斉休校の意義はあったのか？

小児の感染例は成人に比べて少ないことが知られている。[42] しかも軽症例がほとんどだ。[43] 新型コロナに罹患中の母親から出生した101例の調査では、同室で直接母乳を与えても新生児に感染しなかった。[44] なぜなのか？　そのメカニズムはまだよくわかっていない。興味深いことに年齢ごとに患者鼻腔内のウイルス量を測定したところ、5歳未満の乳幼児のほうが学童〜思春期、あるいは成人よりウイルス量はむしろ多かった。[45] 私たちはウイルス量が増えれば重症化すると考えがちだが、そうではないようである。小児がなぜ新型コロナに罹りにくいか、重症化しにくいかを明らかにすることが、新型コロナ対策のヒントになるかもしれない。

2月27日、安倍晋三首相は「全国すべての小学校、中学校、高等学校、特別支援学校について来週3月2日から春休みまで、臨時休校を行うよう」要請した。一斉休校に関して専門家の一部は懐疑的[46]で、専門家会議の意見を聞かずに首相は政治判断により一斉休校を決断した。この決断は正しかったのだろうか？

アメリカ50州でも3月、幼稚園から高校まで一斉休校した。このことが発症率を62%、死亡率を58%下げたとする報告がある。[47] とくに地域で患者数が増え始める前から学校閉鎖に踏み切った州では発症率を72%も下げていた。そのメカニズムとして、学校で感染した子どもたちが自宅にウイルスを持ち帰って感染を広げるという直接的なものというよりは、家族の働き方を一気に変えた——たとえば毎日職場に行っていたものが、子どもの面倒を家で片親がみるため、在宅テレワークで仕事をするように変化せざるを得なかった——ことが、間接的に地域の発症率、さらには死亡率を下げるという結果につながったと考えるほうが自然かもしれない。実際、１０５２人を対象にして３月後半に日本で実施されたアンケート調査[48]によると、一斉休校が出された翌週の３月１日より劇的な変化がみられる。この日を境に、75％が混雑したところを避けるようになり、60％が日々の外出を控え、53％が外食を控え、47％が対面での会話を避けるようになったという。

一方、別の考え方をする研究者もいる。アメリカでは２４００万人の５～11歳の公立学校に通う子どもたちの54日（中央値）が奪われた。インターネットを使った講義で子どもたちの学習成果が同じように上げられる保証はない。子どもたちが教育の機会を失ったことで大学卒業率が減り、収入が減り、最終的には寿命が短くなる[49]。

日本でも、２０２０年度の小学１年生は入学式を経ていない。１年生の子を持つ母親からは「参観日に様子を見に行ったら、教科書もノートも開かずに教室をうろうろ歩き回る生徒が多く動物園状態でした」といった話をよく耳にする。学校閉鎖の是非は長期的にみないと結論を下すことはできない。

中国でも３月から４月にかけて学校閉鎖になった。アンケートによると22・６％がうつ症状、18・９％が不安症状を示していたという[50]。予想された結果ではある。学童だけではなく、成人についても、ソーシャル・ディスタンスが長期化した際の精神心理面への影響も考えておかなくてはならない。なぜなら人間は社会的生き物だからだ。

【コラム】見えない災害

「最近、お子さんと散歩に出かけていますか?」と私は、小児科外来で乳幼児の母たちに問いかける。2020年4月から5月にかけて緊急事態宣言が続く中、母たちの表情は硬い。大概は「最近1か月は一歩も外に出ていません」と答えが返ってくる。そこで私は決まってこう尋ねる「今日病院に来るのに久々に外に出てどうでしたか?」。ある母親は「青空と新緑のコントラストがとっても綺麗でした」と明るい表情を浮かべた。その言葉で私は、福島原発事故後に伊達市にある保育園を訪れたときのことを思い出した。

2011年3月11日、東北地方太平洋沖地震、津波、そして福島原発事故が発生した。風向きの影響で北西方向に放射線を発する雲は棚引いた。原発周辺住人は避難した。しかし、伊達市、桑折町、福島市などは避難の対象とはならなかったが、環境中の放射線量は比較的高かった。事故後福島県での講演がきっかけとなり、私は桑折町のアドバイザーを委嘱されるなど、福島県にしばしば足を運ぶことになった。

当時、福島の人々は放射線被爆が健康にどのような影響を及ぼすのか、同時に風評被害などで自分の将来が見えないといった不安とストレスに苛まれていたと思う。健康被害と社会経済活動のバランスを求められる点で、現在の新型コロナと重なる部分が大きい。放射線もウイルスも目に見えない、要するに「目に見えない大災害」なのだ。しかも、将来がどうなってしまうか専門家でさえもわからない曖昧さ。災害直後がボトムである場合と異なり、年余にわたり見えない恐怖と共存しなくてはならないストレス。

震災から4年経った2015年5月、私は伊達市の保育園を訪れる機会があった。園長はこう切り出した。「先生、原発事故が起きた2011年頃、園児たちが保育士に噛みつくようになったんです。しかも、半分の園児たちがですよ。震災前、こんなことはまったくなかったのに。よく噛む子たちが成長すると先生の話をじっと聞かずに歩き回ったり、他の児に暴力を振るったりするようになってしまいました。一体これはどうしたもんでしょうか?」。聞くと、つい1年前までは厚労省からの通知を受け園児らを外に出さない、窓を開けない、長袖を着せるの3方針であったという。

園の窓の外には雲一つない真っ青な空が見えた。そして新緑が陽を反射して黄金色に輝いている。園児たちが広い園庭で楽しそうに走りまわる声が聞こえる。そこで私は園長先生にこう質問した。「園長先生、昨年通知が解除されて外に出られるようになったということですが、園児たちの今はどうですか?」「そういわれてみると、噛みつきも、多動も最近はあまり見なくなりました」

私は外来で母たちに伊達市のエピソードを交えつつ、「ウイルスは目に見えませんが、人込みなど感染しやすい場所に近づかなければ大丈夫です。お子さんと外に出て、自然を満喫してください」と話す。

◆その⑧　東アジアでは稀《まれ》だが、欧米で川崎病様症候群＝小児発症性多系統炎症症候群が増えた点は念頭に置くべきだ

新型コロナから回復したあと、重症化する全身炎症性疾患（ＭＩＳ-Ｃ）の報告が欧米諸国で相

次いだ。イタリアの流行地ロンバルディア州ベルガモからの報告が最初であった[51]。

川崎病も原因不明の血管炎を主病態とするMIS-Cだが、年齢も川崎病が乳幼児に多いのに対して、学童・思春期に多い。また重症例が多い。よって、MIS-Cと川崎病は似て非なるもの。イギリスでも同様に小児集中治療室（PICU）に入院するケースが急増した[52]。アメリカ12州でも186例、ニューヨーク州でも191例が報告され、その8割がPICUに入院し、そのうち2人が死亡した[53][54]。フランスでも21例の小児が発症し17例がPICUに入院した[55]。発熱と腹痛、発疹、結膜炎などの非特異的症状があり、半数がショックに陥る[56]。

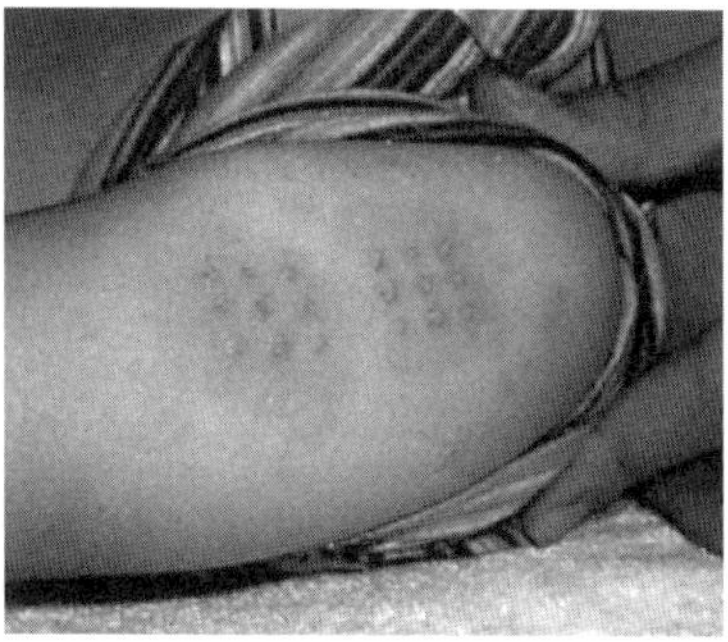

図1－5　川崎病に罹患した乳幼児ではBCG接種跡が腫れることが多い。浦島充佳『エビデンスに基づく小児科学』（医学教育出版社）より。

川崎病はアジアの乳幼児に多くみられるのに対して、このMIS-Cはアフリカ系黒人に多くみられる[57]。一方、私が知る限りMIS-Cは中国や日本での報告はほとんどない[58]。中国は2135例の18歳未満の小児例をまとめている[59]。94%は無症状（4・4%）、軽症（51・0%）、中等症（38・7%）で、低酸素を伴う重症例（5・2%）、多臓器不全を伴う最重症例（0・6%）は少なかった。この論文には、中国の小児に川崎病類似症状を示す症例がいたという記載はない。アジア人が適切に免疫反応するのか、それとも乳児期などにBCGワクチンを接種することにより自然免疫が強化されるのかはわからない[60]。しかし、川崎病に罹患するとBC

G接種部位が強く腫れることは（**図1−5**）[61]、BCGで誘導される免疫反応と川崎病のような全身性の炎症反応や血管炎とは無縁ではないと私は感じる。

◆その⑨　出産予約数3割減：感染妊婦の分娩は安全か？

全国400近くの医療機関での出産の予約の数について、日本産科婦人科学会が調べたところ、前の年同期の出産数よりおよそ30％少ないことがわかった。[62]妊娠分娩が減少した理由はいろいろあると思われるが、コロナ禍に起因することは間違いない。

2020年4月1日から11月23日に、アメリカのある保険会社のデータベースを用いて新型コロナに感染していた6380人（1・6％）と、感染していなかったおよそ40万人の分娩データを比較した研究論文が発表された。[63]これはこの時期のアメリカにおける全分娩のおよそ20％を包含している。感染者の分娩時の死亡は0・1％できわめて少ない。だが、コロナ感染者は妊婦10万人当たり141人死亡した。非感染者で5・0人だったことを鑑みると、コロナ感染妊婦において分娩時の死亡率は明らかに高かった。感染者では非感染者と比較して心筋梗塞の発症リスクが30倍にまで増えており、このような血栓性疾患の合併が死亡率を押し上げたと考えられた。

日本人とアメリカ人では心筋梗塞発症率が数倍違う。そのためアメリカ人のデータをそのまま日本人にあてはめるわけにはいかない。では日本は大丈夫なのか？　そう言い切るデータは残念ながら存在しない。安心して子どもを産んでもらうためにはどうしたらよいだろうか？　医療データベースをデジタル・トランスフォーメーション（DX）し、これを臨床研究に利活用できるように法的枠組みをつくること。安全安心の世の中にするためには、医療のＤＸ化を避けて通ることはできないと私は考える。

2　死亡リスクを上げる因子：高齢、男性、貧困、肥満、基礎疾患

医学が一人一人の患者さんを診る学問であるとすれば、疫学は人々を俯瞰してどういう人が病気を発症しやすくてどういう人が発症しにくいか、どういう人が重症化しやすくてどういう人が重症化しにくいかを、確率の考え方や統計学を用いて調査する学問だ。

イギリスの研究チームは国のデータシステムを利用して、開業医にかかっている１７２７万８３９２人の成人患者（そのうち1万９２６人は新型コロナにより死亡した）のデータを抽出し、死亡リスクを上げる疫学因子の調査を行い、7月8日に『ネイチャー』誌に発表した（以下「ＵＫ研究」と呼ぶ[64]）。その結果、高齢、男性、貧困、肥満、基礎疾患が死亡リスクとして浮上した。これは世界最大規模の疫学研究であり、多くの因子で多変量解析できるため、結果の信用性は高い。一方、日本では国のデータベースがないため、たとえばどういう基礎疾患があると重症化しやすいとか、Ｄダイマー検査値が高いときは重症化しやすいので軽症でも入院させるべきといった疫学研究は、ほとんど実施されなかった。

さらに、国連やＷＨＯの公開データをもとに解析対象国を人口30万人以上の世界１７７か国に絞り独自の分析結果で裏をとることにした。これはエコロジカル研究と呼ばれるもので、一つの国を

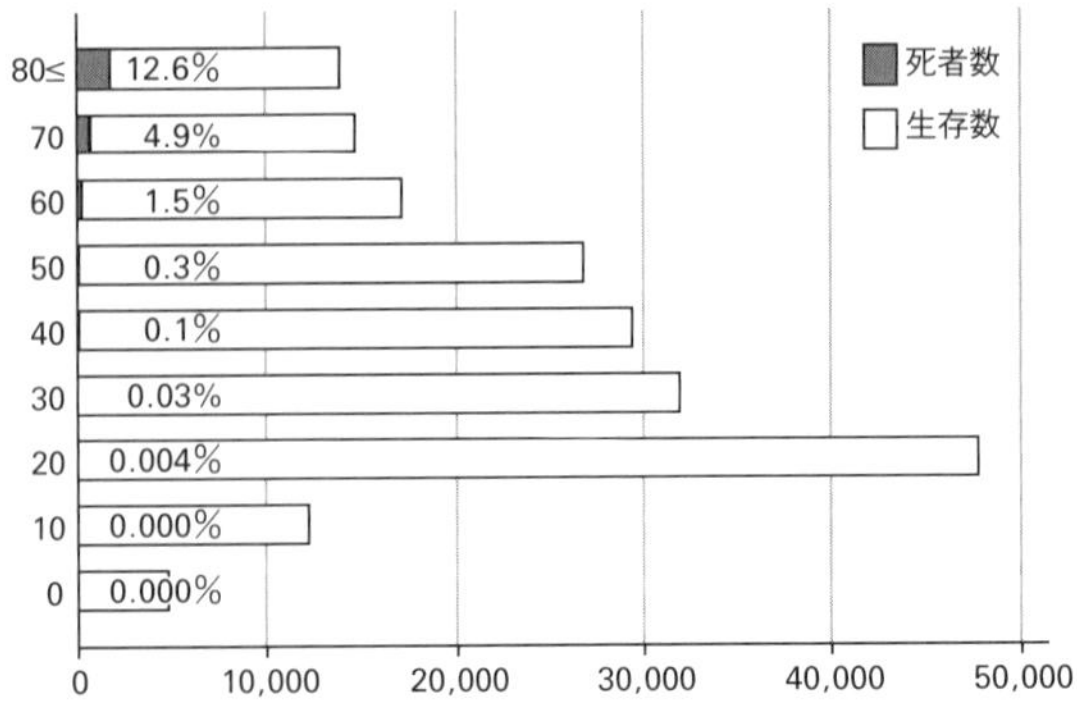

図1－6　PCR検査陽性者に占める死亡者の比率。

1人の患者とみなすようなやり方だ。

高齢で死亡リスクが高い：誰もが知っているエビデンス

高齢者で死亡率が高くなることはパンデミック前から知られていた。日本の新型コロナによる死亡の85%は70歳以上であり、95%は60歳以上である。[65] ニューヨーク市の死亡の40%は老人ホームであった。

実際日本の12月27日時点での年代別致死率を示すと、年齢が上昇すると指数関数的に致死率が増大することがよくわかる（**図1－6**）。80代以降、70代以降、60代以降が死亡者のそれぞれ61%、87%と、96%を占める。20歳未満（未成年）の死亡例はない。

UK研究においては、年齢がもっとも強い因子であった（**図1－7**）。50代以降、指数関数的に死亡リスクが高まる（上）。横軸の対数変換を行うと、死亡リスクは年齢ときれいな正の比例関係を示した（下）。ニューヨーク市の20万人を超える新型コロナ患者の調査でも同様の結果であった。[66]

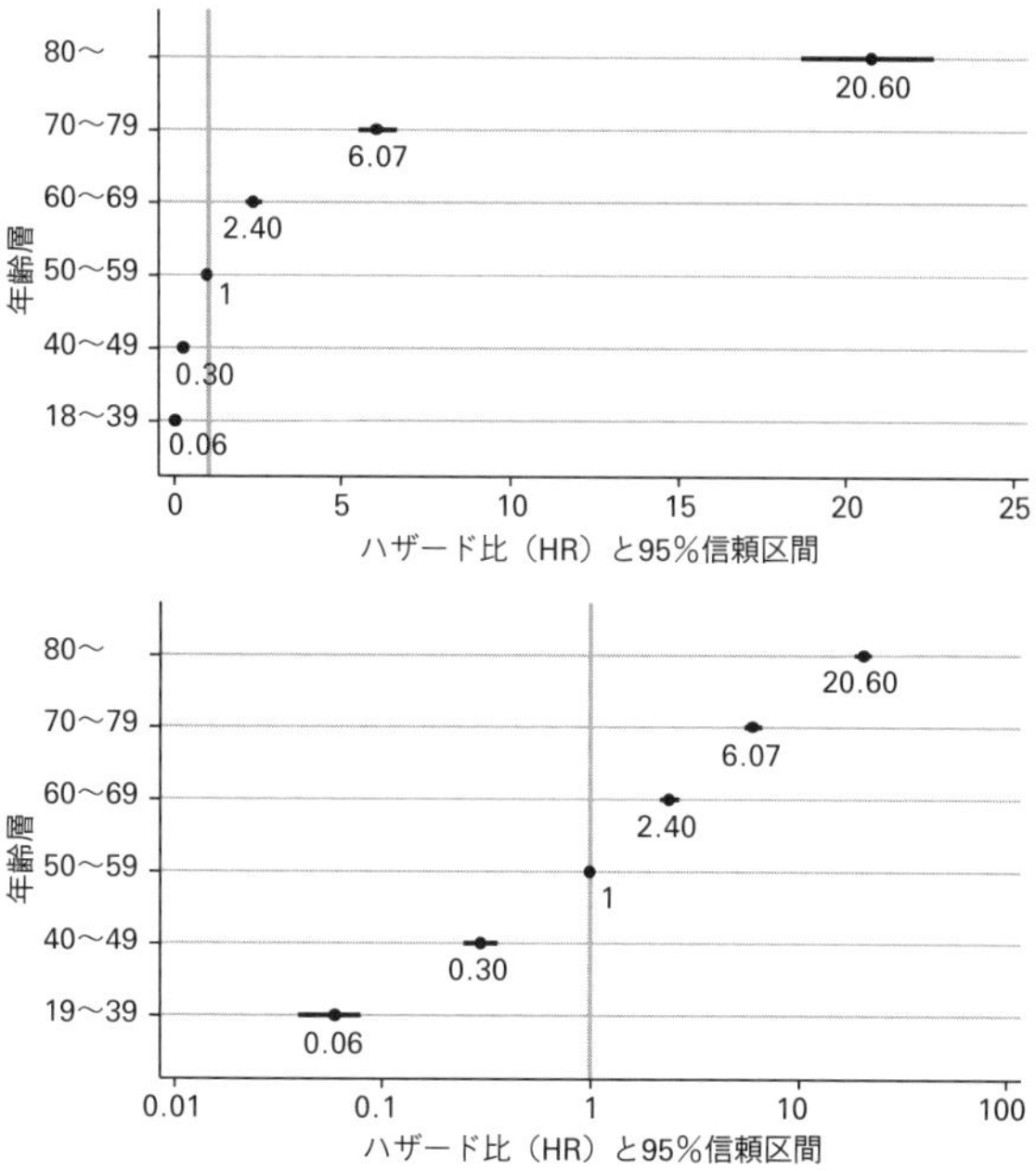

図1－7　年齢が高くなるにつれて死亡リスクも高まる（上：通常スケール、下：対数スケール）。年齢、性別、肥満度、貧困度、糖尿病などの合併症などあらゆる因子で補正した結果である。表で示されていたデータを図に変換。たとえば50代の死亡リスクを1としたとき、60代のそれは何倍あるいは何%増しかで示した。95%信頼区間とは100回同じ研究を繰り返したとき95%の確率でその範囲に収まるということ。これが1の垂線に重なっていれば死亡リスクの増減はないことを示している。HR（hazard ratio：ハザード比）。

日本は高齢者大国であるにもかかわらず死亡率が低かった

65歳以上の高齢者人口が総人口に占める割合を「高齢化率[67]」としたとき、日本の高齢化率は28％で世界一であり、2位のイタリア（23％）を大きく引き離している。そして、高齢者で死亡率が高いことが各国で報告されている[68]。そこで、２０１９年時点での各国の高齢化率データ[69]を用いて人口１００万人当たりの新型コロナ発症率と死亡率との相関関係をみた[70]（**図１−８**）。

高齢化率の高い国では発症率も死亡率も上がる。相関関係は強い。しかし、日本は28％ともっとも高い高齢化率だが死亡率は著しく低い。「日本は高齢者大国であるにもかかわらず死亡率が低かった」といえる。

各国平均寿命も発症率とは非常に強い相関、死亡率とは強い相関を示した（**図１−９**）。

アメリカ・ワシントン州キングス郡の介護施設で何が起こったのか？

２０２０年2月28日、１７０人のスタッフが勤務し１３０人の高齢者の入所する施設に、１人の新型コロナ患者が発生した[71]。73歳女性で、咳、発熱、息切れが2月19日より始まる。症状が悪化し酸素を使わなくてはならない状態になり、2月24日には地域の病院に搬送された。入院時体温39・6℃、酸素飽和度は83％で極度の低酸素血症にあり、ＣＴで両側の肺炎が認められた。

酸素療法を開始したが、翌日には人工呼吸器で管理せざるを得ないほど状態が悪化した。彼女にはインスリン治療を要する2型糖尿病、肥満、慢性腎疾患、高血圧、冠動脈疾患、うっ血性心不全があった。2月28日にＰＣＲ検査で新型コロナウイルスが陽性であることが判明し、3月2日に亡

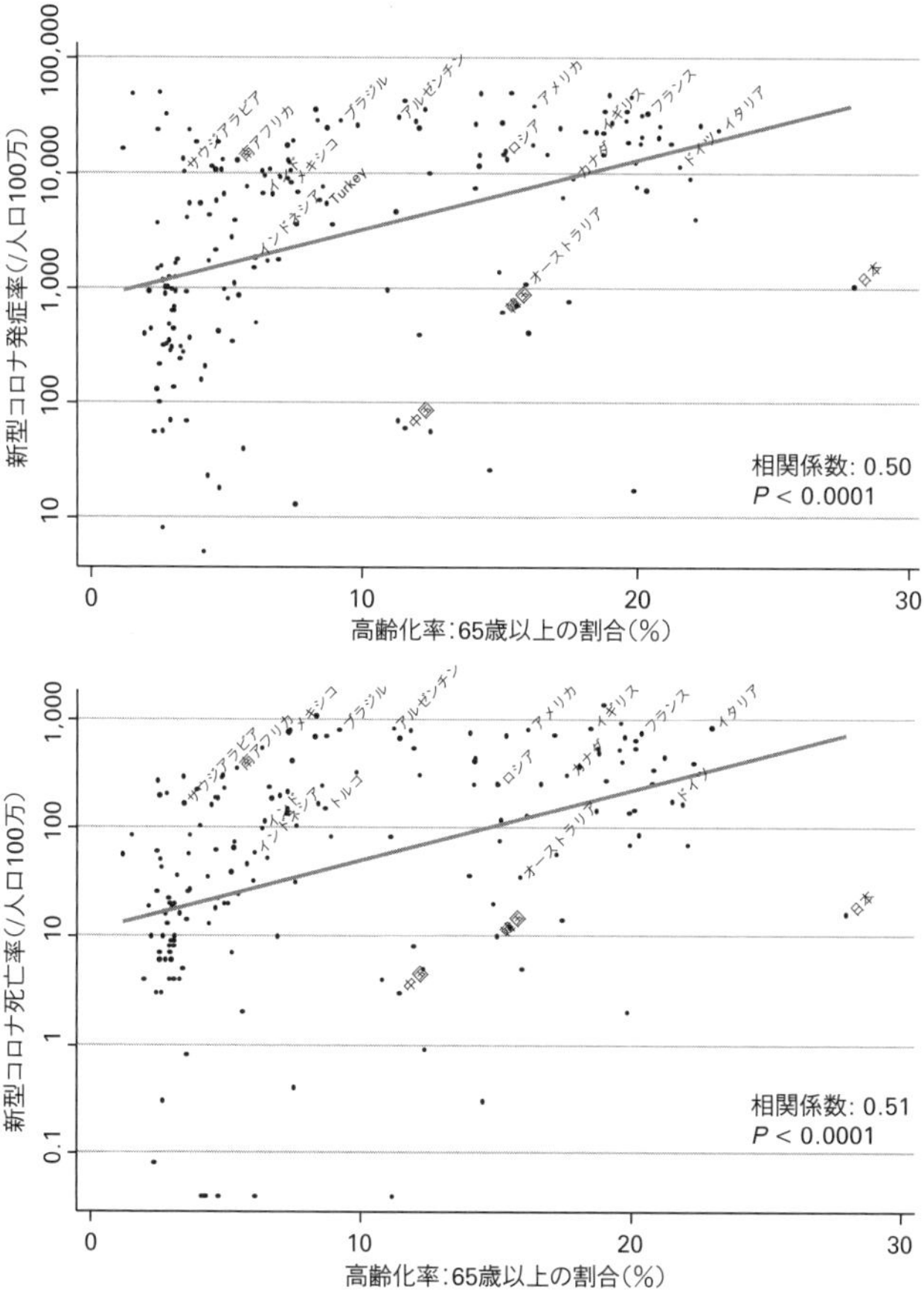

図 1 − 8　高齢化率と新型コロナ発症率（上）と死亡率（下）。

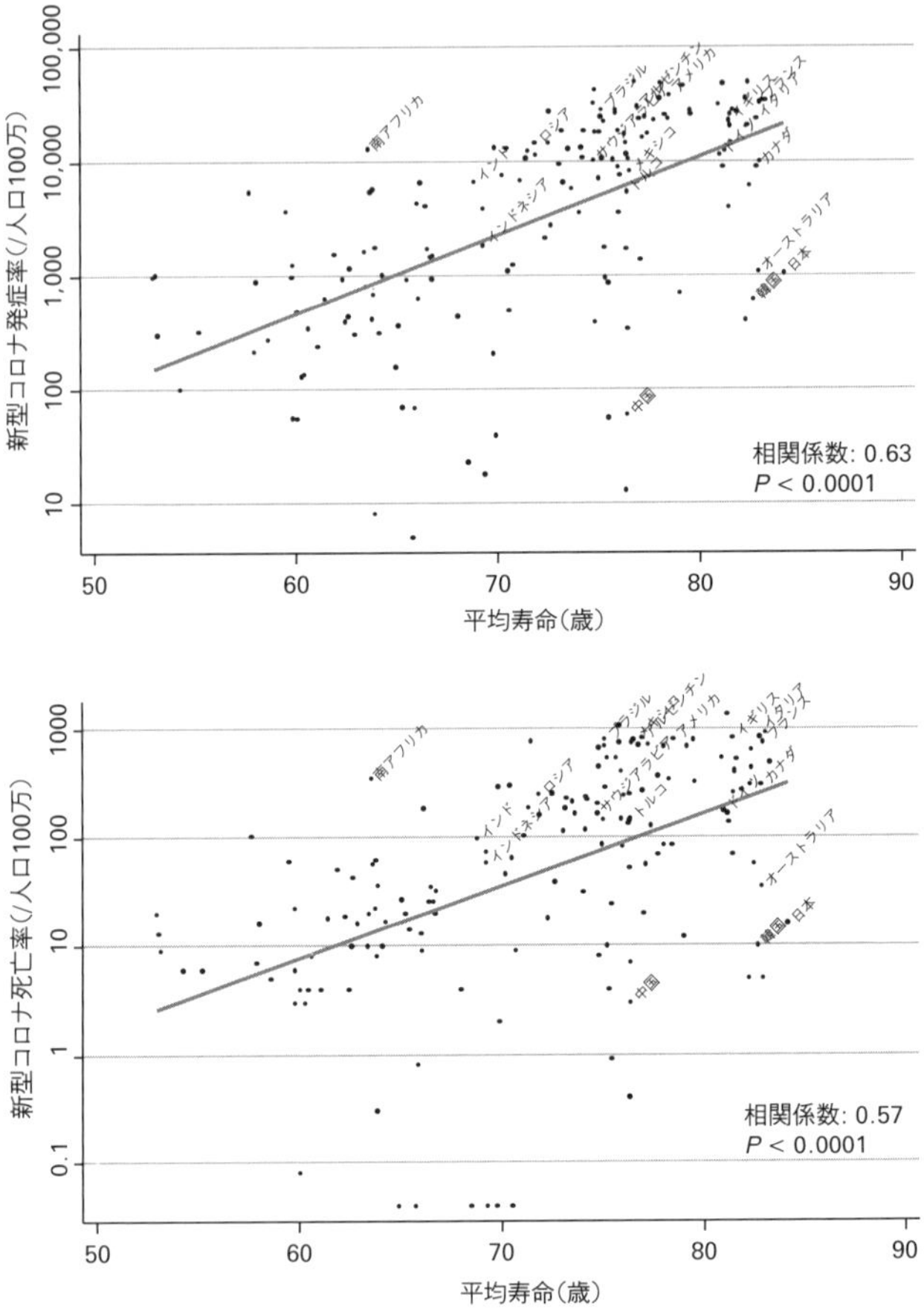

図 1－9　平均寿命（歳）と新型コロナ発症率（上）と死亡率（下）。

くなった。

最初の患者が診断された28日の時点で、少なくとも45人の入所者とスタッフが感染していることがわかった。３月18日時点で１０１人の入所者、50人のスタッフ、16人の見舞い人、合計１６７人に感染が拡大し、１０１人中34人が死亡した（16人の見舞い人の中からさらに１人が死亡）。

キングス郡では九つの高齢者施設があり、スタッフが複数の施設をかけもちしており、彼（彼女）らが施設間移動する際、感染を媒介した可能性が示唆された。また入所者をＰＣＲで検査したところ陽性者の半数は無症状であり、症状のある人だけを隔離したとしても感染拡大を防げないことが示唆された。高齢者施設においては１人でもＰＣＲ検査陽性者が出た場合、入所者、スタッフ全員を検査するべきであると論文著者らは警告を発している。[72]

高齢者施設では、インフルエンザやノロウイルスのクラスターが発生し、しばしば死亡者が出るのはよく知られている。２０１７年11月、アメリカはルイジアナ州。１３０人の暮らす老人ホームで重症の呼吸器感染症のアウトブレイクがあった。[73] 20人の患者が同定され、年齢中央値は82歳。14人は胸部レントゲン写真で肺炎を認め、６人が入院し、そのうち３人が死亡した。死亡者からは風邪を引き起こすコロナウイルスのＮＬ63が検出された。新型コロナ前、普通の風邪コロナが高齢者施設でアウトブレイクを引き起こし、死亡例が出るといったことは実は起こっていた。私たちが気づいていなかっただけかもしれない。

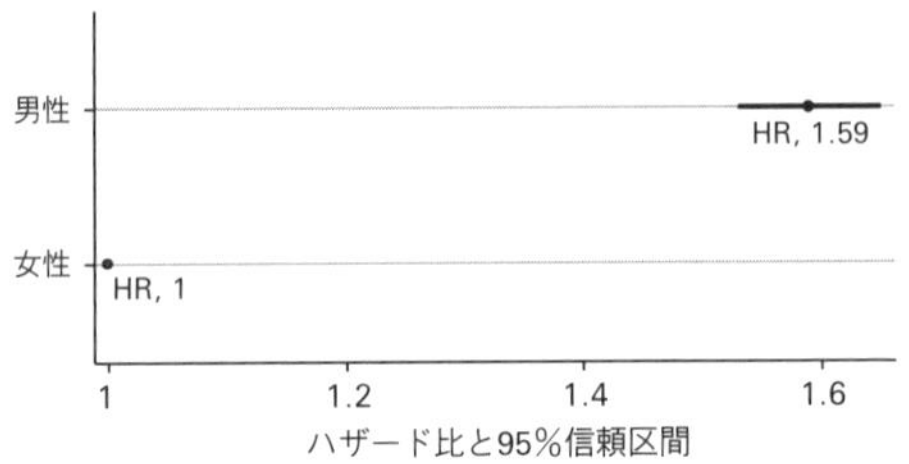

図1－10　女性に比べて男性の死亡リスクは約6割高い。

男性のほうが死亡しやすい：女性は感染症に対する免疫が強い分、アレルギーや自己免疫疾患が多い

どの国においても、どの年齢層においても、男性に比べて女性のほうが感染もしにくいし、重症化もしにくい。自然免疫や獲得免疫の反応の良さ、炎症のバランス、組織修復など女性に利がある[74]。

一般的に女性のほうが長生きで、ほとんどの病気は男性に多い。しかし、自己免疫疾患やアレルギーなど免疫の関係する疾患は女性に多い。実際に新型コロナに罹った際の免疫反応は男女間で大きく違うことが確認されている[75]。

UK研究では男性の死亡リスクは女性に比べて59%高かった（**図1－10**）。

男性が若くて重症化するのには〝ワケ〟がある

私は小児科を専門とする臨床医であり、新しい治療や予防法を開発する研究医でもある。新しい医療を開発するヒントは臨床にあると感じている。患者さんたちは身をもって私たちにそのヒントを示してくれているのだ。しかし、多くの医師はそれに気づかない。世界中でこんなに大勢の患者が発生しているのに。

オランダの新型コロナ死亡率は日本の約25倍である。医療現場はさぞ混乱していたであろう。そ

んな中、普段健康な21歳から32歳までの男性４人が集中治療室（ＩＣＵ）に入院し人工呼吸器による管理を必要とした。そして１人は残念ながら命を落とした。驚くべきことに、この４人は２組の兄弟であったのだ。

　ラドバウド大学病院に勤務するメイド先生はこの４人に注目した。[76] 新型コロナで死亡するのは大概高齢で高血圧や糖尿病、肥満などの基礎疾患がある。しかし、今回重症化したのは４人とも若者だ。しかも、兄弟である。コロナで重症化しやすい遺伝的体質があるかもしれない、メイド先生はそう考えた。

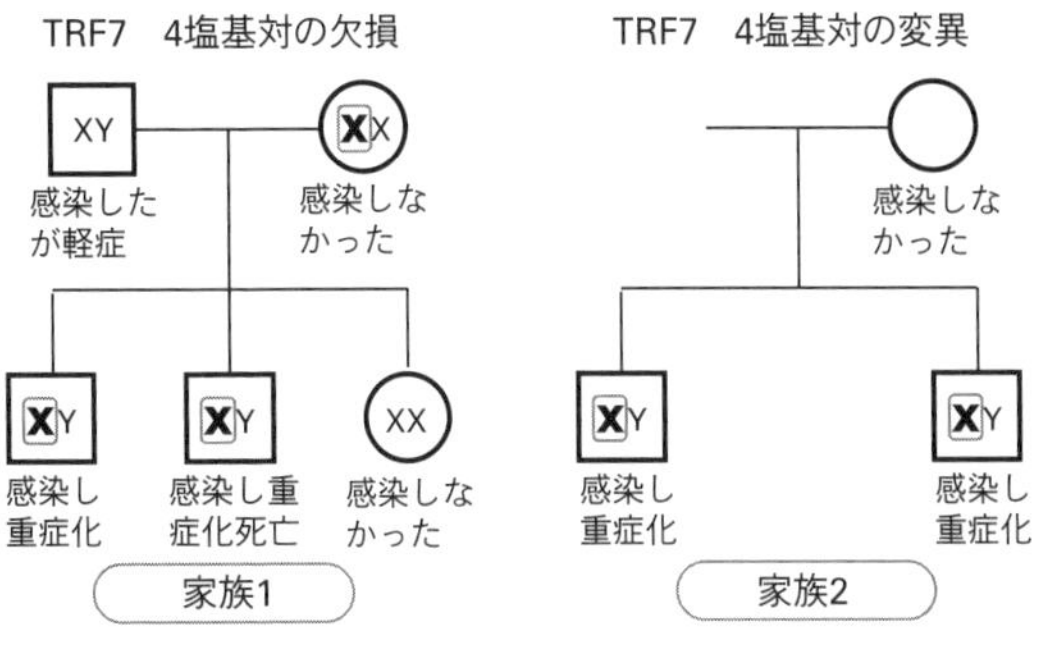

図１－11　若くして重症化した２家族４患者。

　メイド先生を中心とする研究チームは患者４人とその家族のすべてのゲノム情報を調べ、Ｘ染色体上にあるＴＬＲ７（トル様受容体７：ウイルスの１本鎖ＲＮＡに反応する）という、自然免疫のトリガーとなる分子の設計図である遺伝子に、欠損あるいは変異している部位があることをつきとめたのだ（**図１－11**）。若くて重症化するのには〝ワケ〟があったということだ。

　家族１はオランダ系で、息子２人はＴＬＲ７遺伝子の一部が欠損していて重症化した。父親はＴＬＲ７遺伝子に異常がなく、新型コロナに罹患しているが軽症で済んでいる。年齢が高く、濃厚接触したにもかかわらず軽症だった。母親はＴＬＲ７の二つの遺伝子のうち一つに欠損を認めた。しかし、新型コロナに罹っていない。女性はX染色体を2本持っているため、TLR7の一つは欠損していてももう一つある。しかし、男性はX染色体を1本しか持たず、よってTLR7が欠損していれば、TLR7により惹起される自然免疫がまったく機能しないことになる。娘の二つのTLR7に異常はなかった。

家族2ではアフリカ系で家族1同様2人の息子が重症化した。父親はおらず、母親の遺伝子や感染状況については調査が叶わなかった。だが、おそらくは家族1と同じ状況であっただろう。

メイド先生らの研究チームは4人の血液中免疫細胞を使って、TLR7遺伝子が欠損しているだけではなく、その産物がつくられていないこと、細胞を刺激するとインターフェロンが分泌されるはずであるが、それが起こらないことを証明した。

このTLR7はX染色体にあることから、その異常は基本的に男性のみに発現する。このことは一般に、女性より男性のほうが重症化しやすいことと関係があるかもしれない。35歳以下で死亡するのは決まって男性だ(77)。

つまり、男性はX染色体を一つしか持たないため、これにTLR7の遺伝子異常があれば重症化する。女性であればX染色体を二つ持っているので、一つのX染色体のTLR7の遺伝子異常があったとしても、もう一つが正常であれば重症化しにくいと考えられる。いわゆる伴性劣性遺伝だ。

TLR7にはどういう働きがあって、これが欠けているとどのような問題が発生するのだろうか?

ウイルスは免疫細胞内のエンドゾームと呼ばれる泡の中に取り込まれる。ウイルス内から単鎖R

NAが湧出する。これがＴＬＲ７分子に接着するといくつかのシグナル伝達を経てインターフェロンというサイトカインが分泌される（図１－12）。このインターフェロンの刺激を受けて免疫細胞が活性化され、ウイルスを初期の段階で排除する。これは自然免疫と呼ばれるシステムの一つだ。私たちは日々、常にウイルスなどの感染を受けている。知らないうちに新型コロナの感染を受けているかもしれない。しかし自然免疫が反応してくれているので知らないうちに守られているのだ。自然免疫の対応が遅れると、リンパ球が活性化され炎症が起こる。

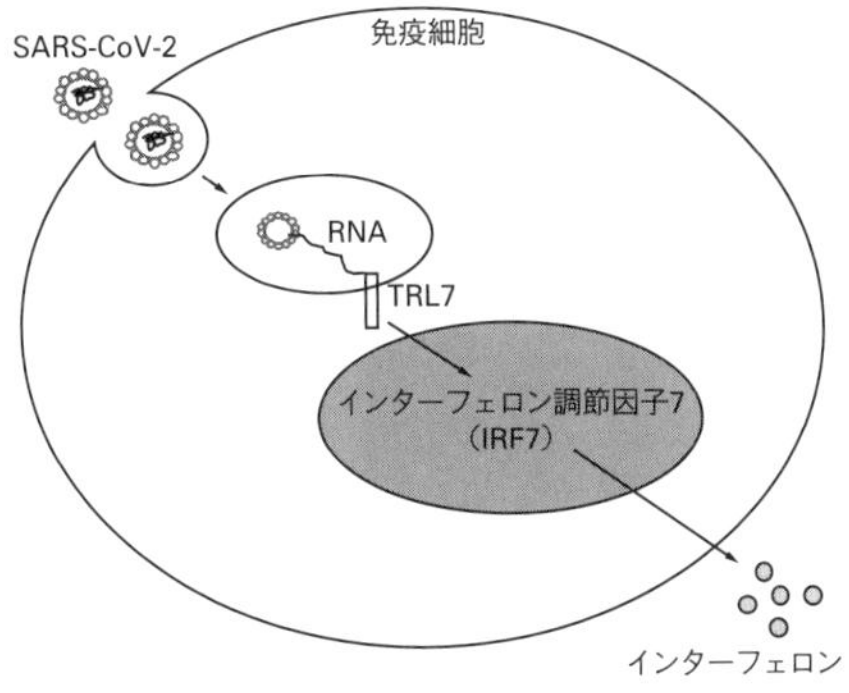

図１－12　免疫細胞がウイルスを取り込み、TLR7を介してインターフェロンを分泌するまで。

先の例は、自然免疫をつかさどる一つの因子の遺伝子異常という特殊な事例であった。しかし、年齢が高くなるにつれ筋肉が委縮するように、遺伝子異常がなくとも感染時の初期応答である自然免疫反応が弱くなる可能性はある。その結果、ウイルスの７日以上など長期増殖を許し、炎症反応を惹起《じゃっき》し、病気を発症する。自然免疫の反応が弱ければ弱いほど、ウイルスが長期に増えやすくなる。そこに他の免疫細胞が応援にかけつけ、炎症を引き起こすサイトカインを分泌し、組織に損傷を与える。その結果肺に炎症を起こせば肺炎となる。重症例ではサイトカインストームに発展し、多臓器に炎症を起こす（**図１－13**）。ウイルス数やウイルスの病原性が軽症―重症を決めるのではなく、患

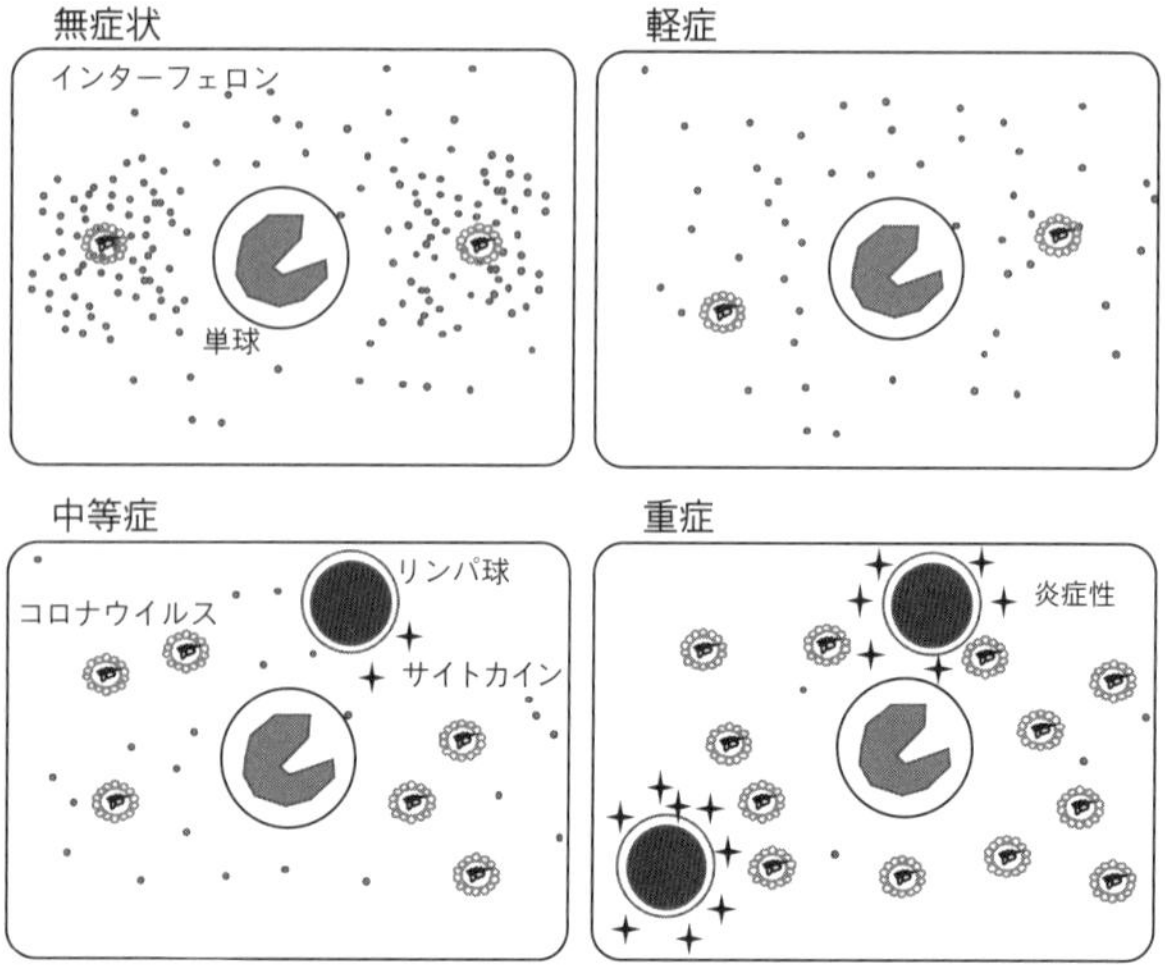

図1-13　ウイルス感染時の自然免疫反応の良し悪しでその後の重症化の程度が決まる。中央の細胞は単球を示している。ウイルス感染時の初期対応にあたる免疫細胞として、単球だけでなく、好中球、マクロファージ（貪食細胞）、ナチュラルキラー細胞、T細胞の一部が挙げられる。

者の免疫反応の正常、異常で重症度が決まると私は仮説を立てた。

毎年インフルエンザ・ワクチンを接種しているのに、毎年インフルエンザに罹患してしまう人がいる。一卵性の双子で、同じシーズン中にインフルエンザのA型2回とB型に罹患した兄弟を診察したことがある。母親に聞くと、「だいたいいつもこのパターンなんです」といっていた。医学の世界ではまだわかっていないことが、実はきわめて多いのだ。

肥満は死亡リスクを押し上げる

新型コロナのリスク因子に肥満が入っている。実際、２００９年にパンデミックになった新型インフルエンザでは、ＢＭＩが40以上の病的肥満患者において死亡リスクが36倍にまで跳ね上がっていた[78]。

今回の新型コロナでもそうだ。世界銀行のポプキン博士は、肥満と新型コロナの関係を示した多数の論文を合算するメタ解析を実施し、肥満があると発症リスクが5割増し、入院を要する重症度に達する人が2倍以上、死亡リスクが5割増しであることを見出した[79]。肥満があると免疫の異常を来すことは古くから知られている[80]。インフルエンザの予防効果は肥満者では十分期待できないという報告もある[81]。また物理的にも内臓脂肪で肺が圧迫されれば、呼吸機能が抑制される。

体重（kg）を身長（m）の二乗で割ったものがBody Mass Index（BMI）という、肥満度の指標である。日本では25以上が肥満であるが、WHOは25～30を過体重とし、30～35をクラスⅠの肥満、35～40をクラスⅡの肥満、40以上をクラスⅢの肥満としている。

UK研究では、BMI30未満の正常＋過体重に対して、肥満度のクラスが上がるごとに死亡リスクが上昇している（**図1-14**）。クラスⅠ（BMI30～35）では5％でごくわずかであるが、クラスⅡ（BMI35～40）では40％の死亡リスクの上昇、クラスⅢの病的肥満患者（BMI40以上）においては92％死亡リスクが高い。年齢や性別を変えることはできないが、肥満は食事と運動によって解消することができる。在宅時間を増やしたことで肥満になれば、感染リスクは減るが、罹患した際の死亡リスクが上がる。在宅ワークでも家の周りを散歩するなど、体重コントロールしないと本末転倒の結果になりかねない。

次に、エコロジカル研究で世界各国の過体重・肥満の有病率と発症率および死亡率との関係を分析した（**図1-15**）。肥満率の高い国では死亡率も上がる。相関関係は非常に強かった。これは高齢

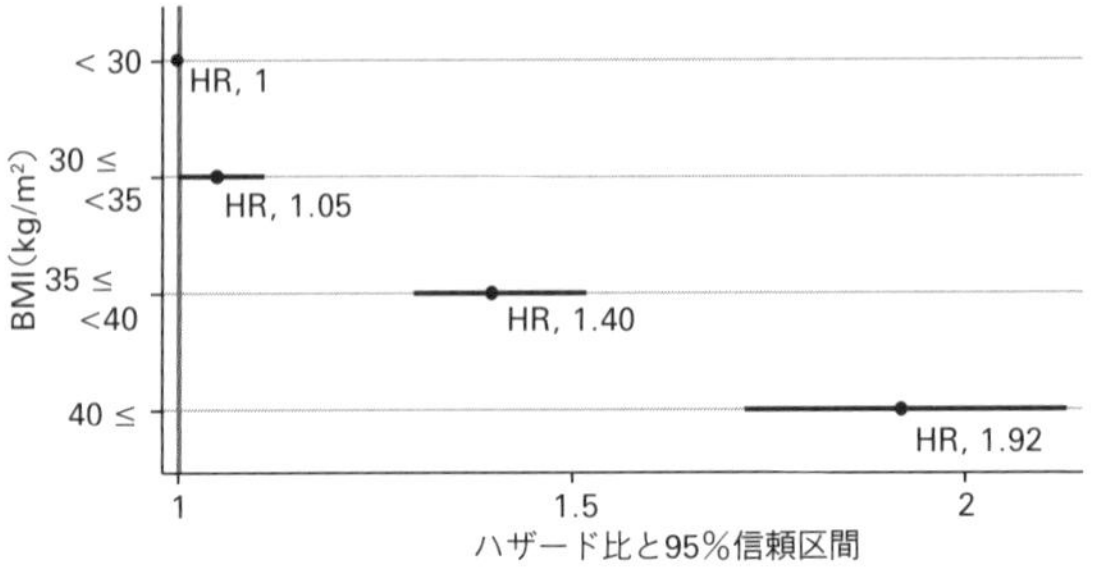

図1-14　肥満クラスが上昇するごとに死亡リスクも上昇する。

化率よりも強い関係である。BMI30以上、男性BMI40以上、女性BMI40以上、平均BMIにおいても同様の傾向であった。相関関係の強さから肥満と新型コロナ死亡率の間に因果関係にも近いものがある。短期的には肥満のある人はマスクをして人混みを避けるよう指導するべきだが、中長期的には食事と運動療法による減量がきわめて重要だ。

人種によって異なる死亡リスク：マイノリティは死亡率が高くなりやすい

イギリスではさまざまな国からの移民が多い。しかし、どこの国でも人種的マイノリティは社会経済的に不利であり、肥満者が多い傾向にある。貧困者が多く、安くて高カロリーの食事をファストフード店やコンビニで求めがちなためである。トランス脂肪酸など、悪い脂肪を含む食事は肥満を招く。一方、高所得者は高価だが健康によい食品を求める。また運動が健康によいことを知っている。その結果、肥満は少なくなる。同じイギリスという国内で暮らしてはいるが人種によって生活が異なり、さまざまな因子が交絡しているということだ。

そこで、このUK研究では、年齢、性別、肥満度、住んでいる地区などあらゆる因子で補正して、

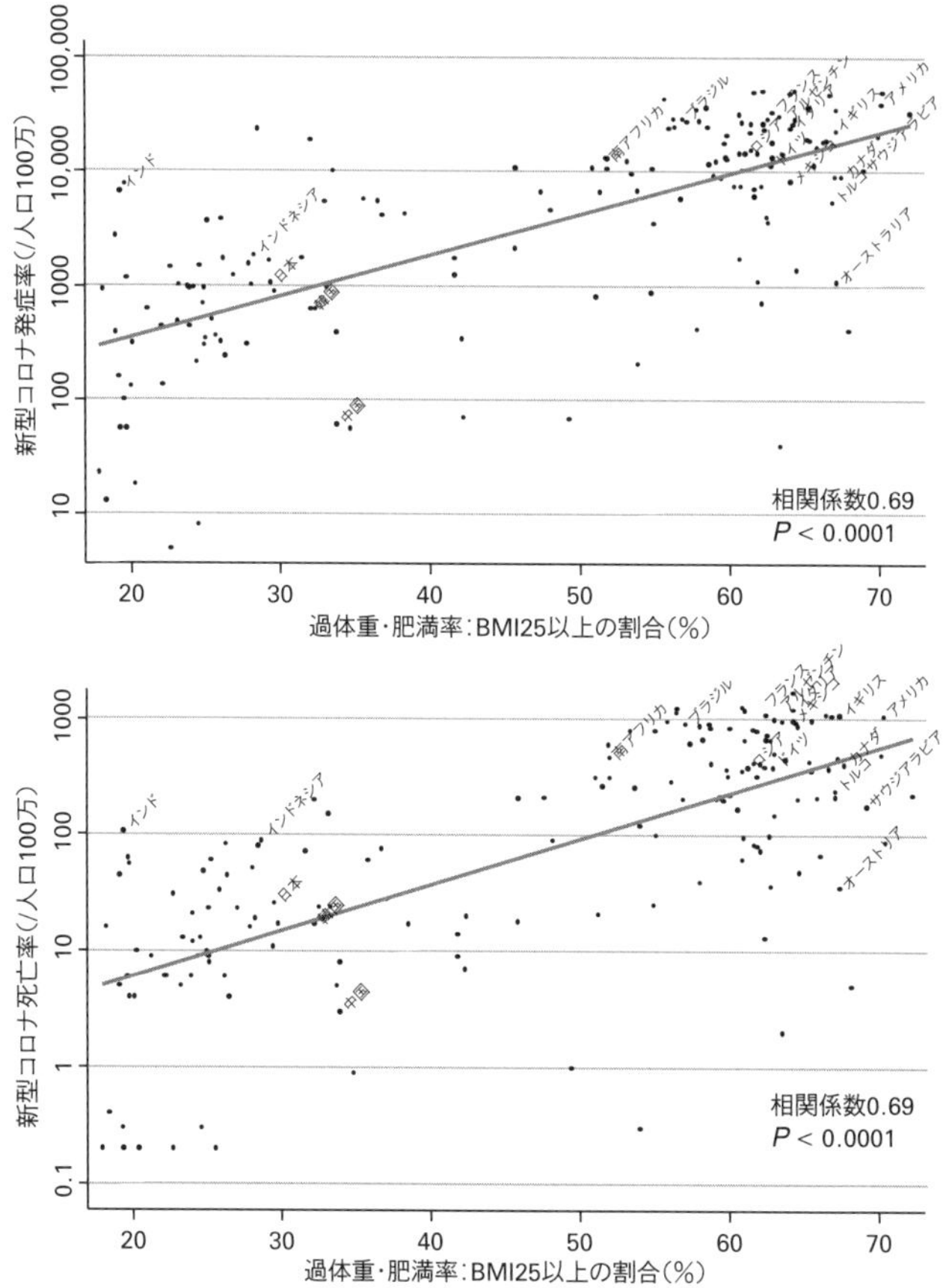

図 1-15 過体重・肥満率（BMI 25 以上）と各国人口 100 万人当たりの新型コロナ発症率（上）と死亡率（下）。

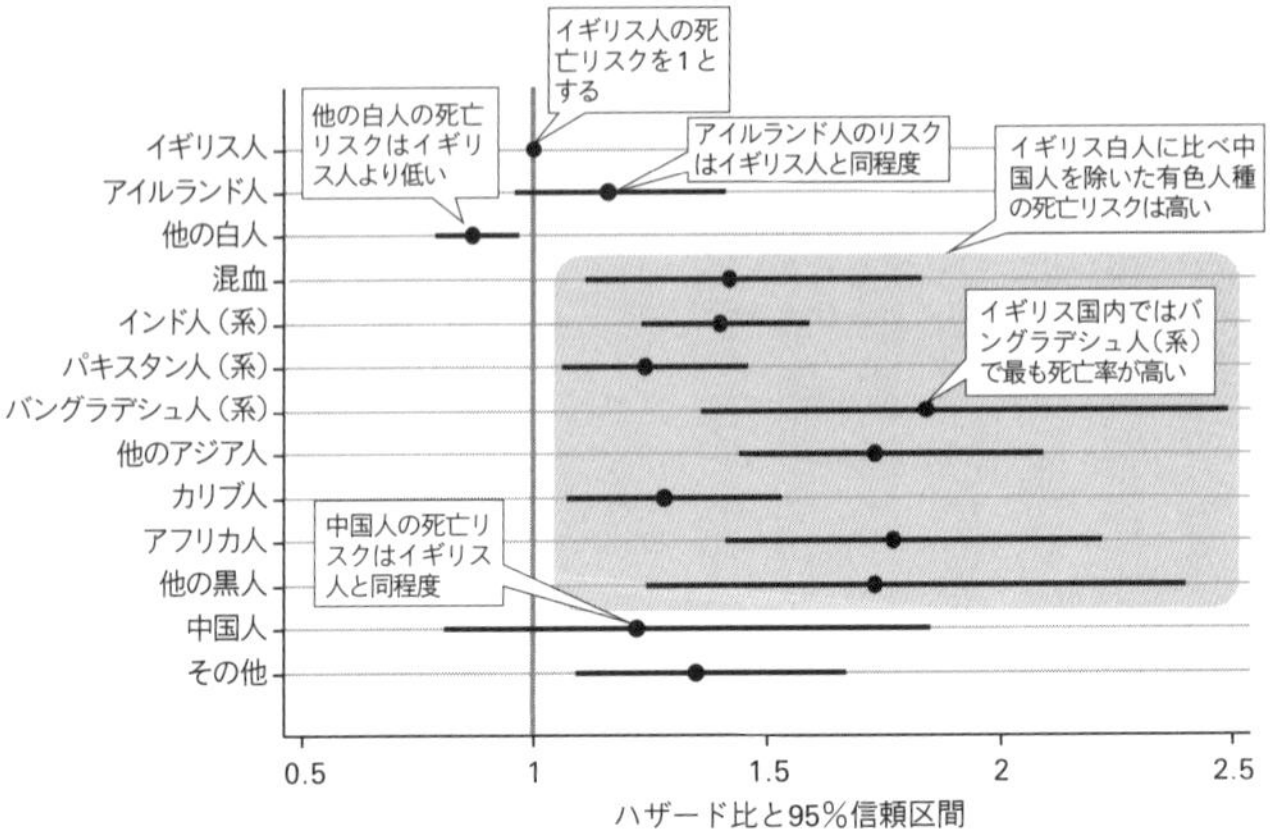

図1－16　イギリス白人に比べたときのイギリス在住他人種の死亡リスク。

純粋な人種による死亡リスクの違いを調査している（**図1－16**）。

イギリス白人に比べて中国人を除いた有色人種、いわゆるマイノリティ人種の死亡リスクは高かった。なかでもバングラデシュ人のそれは2倍近くに達していた。バングラデシュ人は重症化に関連するといわれるネアンデルタール人の遺伝子を持っている頻度が高い（第3章参照）。このことが、バングラデシュ人の死亡リスクが高い理由かもしれない。

一方、中国人の死亡リスクは上がっていなかった点も注目に値する。イギリス在住の日本人のデータがないのが残念であるが、日本人、中国人を含む東アジア人の死亡リスクがイギリス白人と同じだとすると、東アジア人のほとんどがネアンデルタール人の遺伝子を持っていない。そのためマイノリティにもかかわらず、死亡リスクが上昇していなかったのかもしれない。

アメリカでは道を隔てて郡が変わると突然雰囲気が変わることがある。郡が変わるだけで、住んでいる人たちの社会経済レベルが大きく異なるからだ。とくに社会経済レベルが低い地域では黒人やヒスパニックの人種的マイノリティが大勢を占めることも多くなる。アメリカ10都市158郡の調査では白人主体で貧困地域の郡に比べ非白人主体で貧困地域の郡では新型コロナの発症リスクが7・8倍、死亡リスクが9・3倍高かった[82]。

全米のほとんどすべてにあたる3141郡を対象に調査したところ、黒人がまったくいない郡から87％の郡まで幅広く分布した。一方、ヒスパニックに関しては0・6％から96％までで、さらにその幅は広かった。同じ郡内でも経済格差が著しいと、発症リスク、死亡リスクともに増悪することが示された[83]。とくにアメリカの場合、人種、貧困、経済格差が複雑に絡み合い、これらが新型コロナ患者数に大きな影響を与えている。日本にはアメリカほどの経済格差はないし、人種も日本人が中心だ。このような比較的均一で平等な国であることが、新型コロナの発症リスクを抑えているのかもしれない。

貧困：もっとも貧困な地域に暮らす人々の死亡リスクは8割も高い

Index of Multiple Deprivation（ＩＭＤ）は、イギリス国内の小さなエリアを、①収入、②雇用、③教育、④技術訓練、⑤健康と障害、⑥犯罪、⑦ハウジングサービス、⑧生活環境の8項目で点数化しており、高いほうを富裕層の住む地域、低いほうを貧困層の住む地域としている。

ＩＭＤは連続変数なので5等分して解析した結果が**図1‐17**である。富裕地域に比べ貧困度が進めば進むほど死亡リスクは増大し、もっとも貧困な地域に暮らす人々の死亡リスクは79％も高かった。

アメリカでも社会経済因子の詳細な分析が行われ、貧困層と富裕層の極端な乖離、いわゆる格差社会が発症リスクと死亡リスクを押し上げていることが示された[84]。

欧米ほどではないにしても、日本においても都市部では格差社会になりつつある。このことが、発症・死亡リスクを首都圏・関西圏で、そして東アジア・太平洋地域の中でも押し上げている要因の一つになっているのかもしれない。

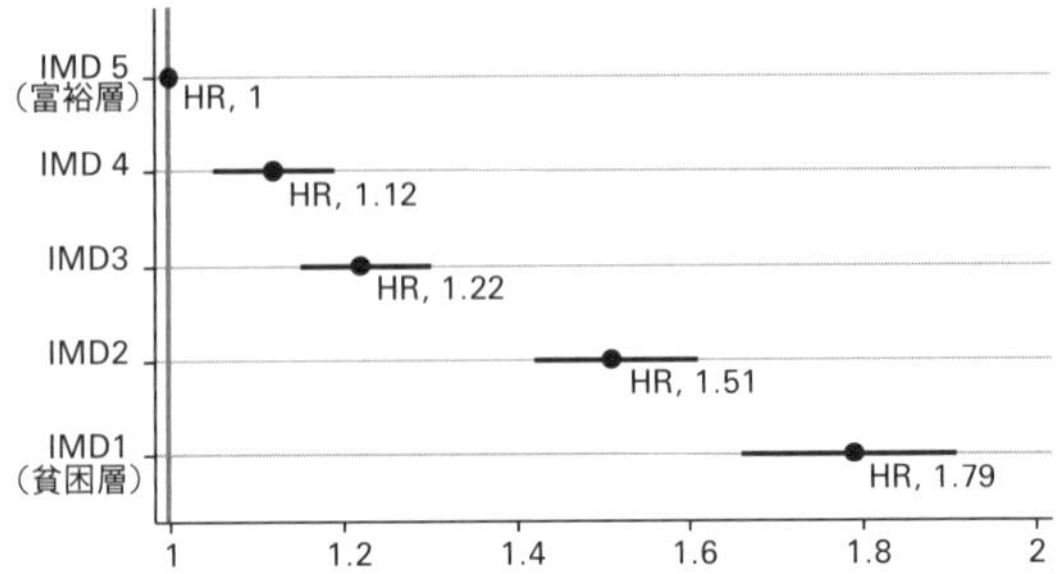

図1－17　富裕地区に暮らす人々と比べたときの貧困地区に暮らす人々の死亡リスク。

基礎疾患：生活習慣病が多い

基礎疾患があると重症化・死亡リスクが高いことが知られている。ではどの疾患があると死亡リスクが上昇するのであろうか？　UK研究データを基に基礎疾患の種類ごとの死亡リスクを示した（**図1－18**）。

癌の患者さんは診断から1年以内であれば死亡リスクは高くない。ところが、診断から年月が経つと死亡リスクが上がる。通常であれば、治療が終わり、年月が経つほど体力、免疫力が回復するはずなので矛盾する。年齢で補正をしてあるものの補正しきれていないとすれば、単に診断からの年月が経ち年齢が上がることによる死亡リスクの上昇かもしれない。簡単に述べるならば、大病をすると老化が加速するということだ。

血液疾患はおもに白血病のことを指していると思われるが、通常の癌より死亡リスクが高い。私の経験でも胃癌などの固形癌よりは血液癌患者さんのほうが感染症に弱い印象はある。白血病は免疫の主幹をなす白血球の癌だからかもしれない。診断から年月が経つと死亡リスクが上がる点は他の癌と同様であり、これも年齢が上がることと関係すると思われた。

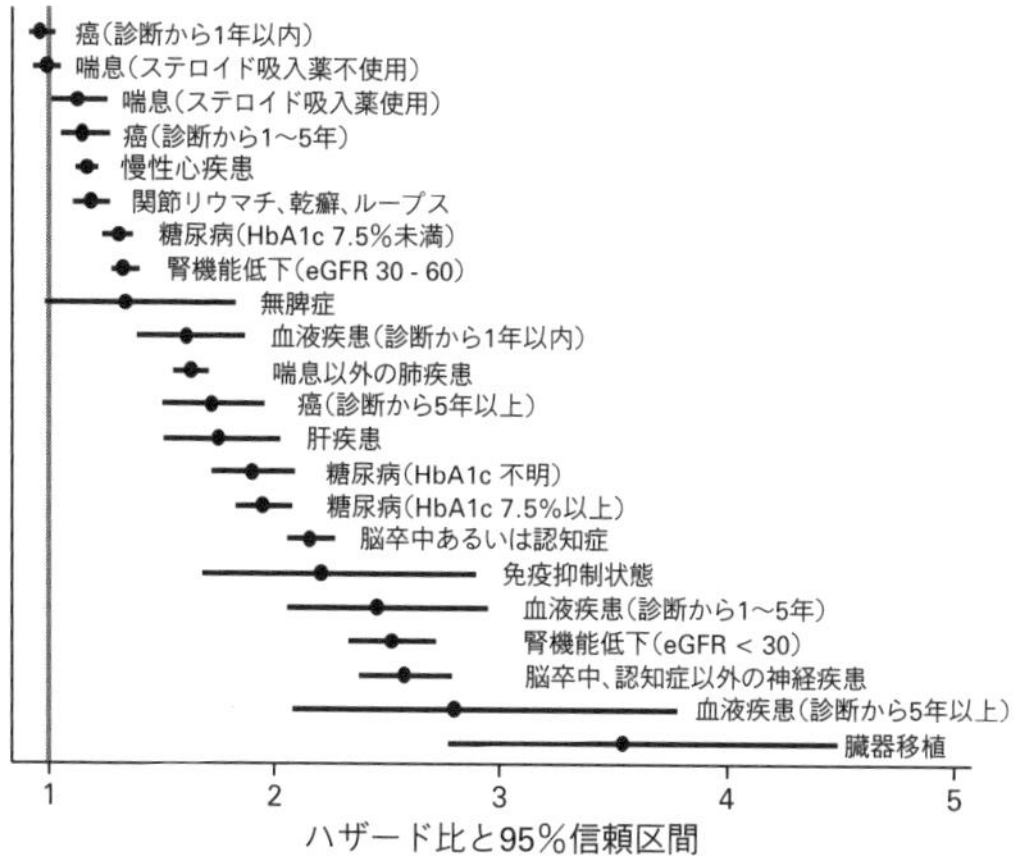

図1-18 基礎疾患を持つ人々の死亡リスク。

喘息は吸入ステロイドを使っていなければ、死亡リスクは基礎疾患のない人と変わらない。一方、吸入ステロイドを使っていると、13%とわずかではあるが死亡リスクが上がる。ステロイド吸入により気道粘膜の免疫反応を抑えてしまうためであろう。喘息以外の肺疾患では63%、死亡リスクが上がる。慢性心疾患では17%、関節リウマチなどに代表される自己免疫疾患では19%とわずかに死亡リスクを上げる。

糖尿病は重症化リスクの代表格のようにいわれているが、血糖値のコントロールがしっかりとついていれば死亡リスクの上昇は31%である。一方、ヘモグロビンA1cが7・5%以上など、コントロールが悪いと死亡リスクも90%以上上昇する。このことは糖尿病があるからとあきらめるのではなく、コロナ禍を機に血糖コントロールに努めれば死亡リスクを下げることができることを示唆している。

脳卒中、認知症以外の神経疾患が予想外にコロナの死亡率を上げている点、注目に値する。また、脳卒中や認知症という比較的多い疾患で死亡リスクが高い点も注意しなくてはならない。高齢者施設には脳卒中後や認知症の人たちが多く入所しており、このような場所でクラスターが発生しやすいことに起因するのであろう。

臓器移植後に免疫抑制剤を使う。免疫が抑制されると新型コロナが重症化しやすいことは合点がいく。重症の腎機能低下があると海外では腎臓移植が行われることが多いが、日本では透析を選択する場合も多い。腎移植、透析、いずれにしても腎不全に至った患者さんの死亡リスクは非常に高いので細心の注意が必要となるであろう。

高コレステロール血症

さらに各国データを基に解析してみることにする。最初に高コレステロール血症、糖尿病、高血圧について分析してみた。

死亡率に対して高コレステロール血症の人口割合は非常に強い相関を示した（**図1-19**）。高コレステロール血症は肥満の合併症の一つである。放置すると動脈硬化、やがては血栓形成につながる。血栓がはがれ落ちて心臓を栄養する冠動脈に詰まると心筋梗塞、脳を栄養する動脈に詰まると

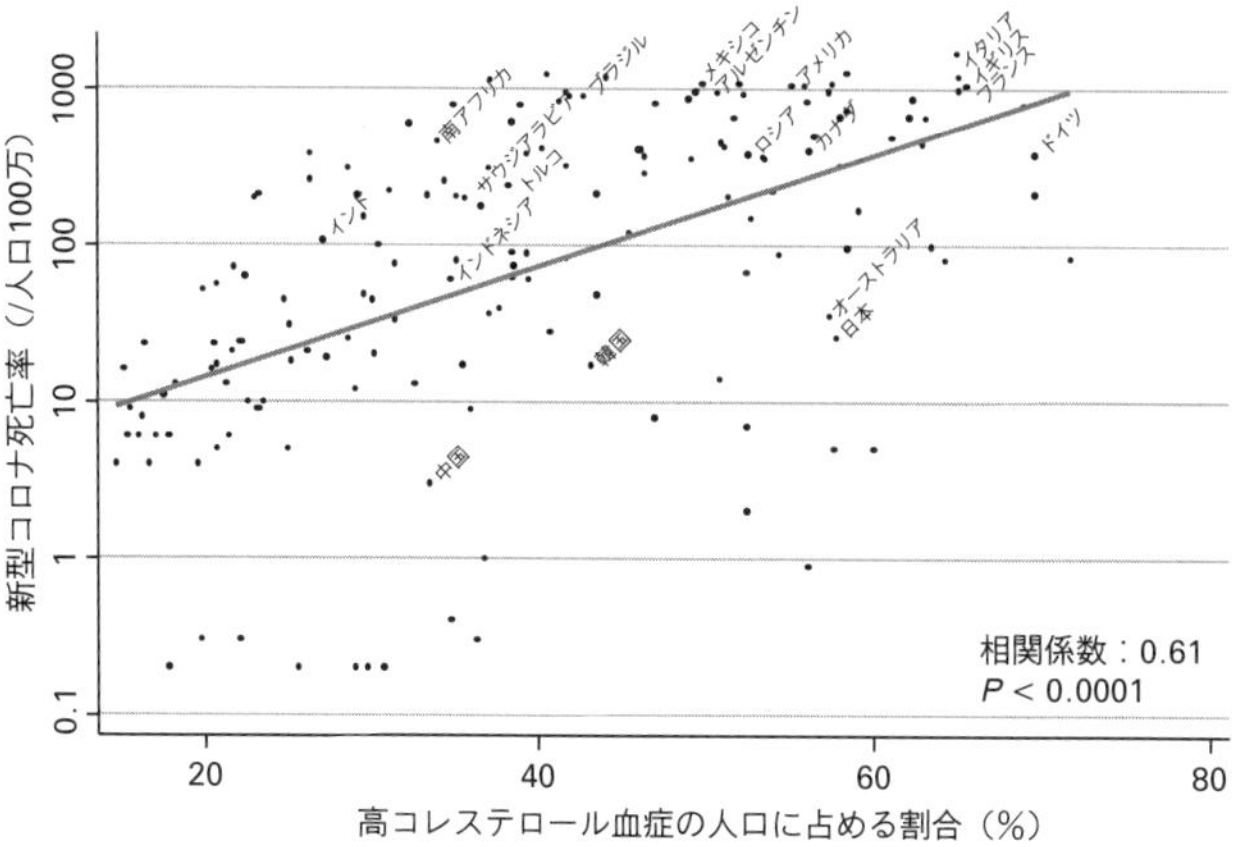

図１−19　高コレステロール血症の人口に占める割合（%）と、新型コロナ死亡率。高コレステロール血症＝総コレステロール値≧190 mg/dL。

脳卒中などの梗塞性疾患へと進展する。

ニューヨーク市の病院に新型コロナの診断で入院した３３３４人について血栓の合併率に関する調査が行われた[85]。この場合の血栓とは心筋梗塞や脳卒中だけではなく、深部静脈血栓や肺梗塞も含まれる。その結果、全体の１６％、ＩＣＵに入る重症者の２９・４％、死亡者の５９・８％に何らかの血栓による合併症がみられた。

新型コロナウイルスの受容体であるＡＣＥ２は肺上皮細胞だけではなく、血管内皮細胞にも発現している。その結果ウイルスが血管壁に感染し、炎症を起こし血栓を生じやすくなるという病態メカニズムが考えられる。

一方で糖尿病とは弱い相関であった。国によって病院へのアクセスが違い、医療レベルも異なることから糖尿病の診断にもバイアスが入っているかもしれない。しかし、少なくとも高コレステロール血症に比べると弱い相関といえそうだ。

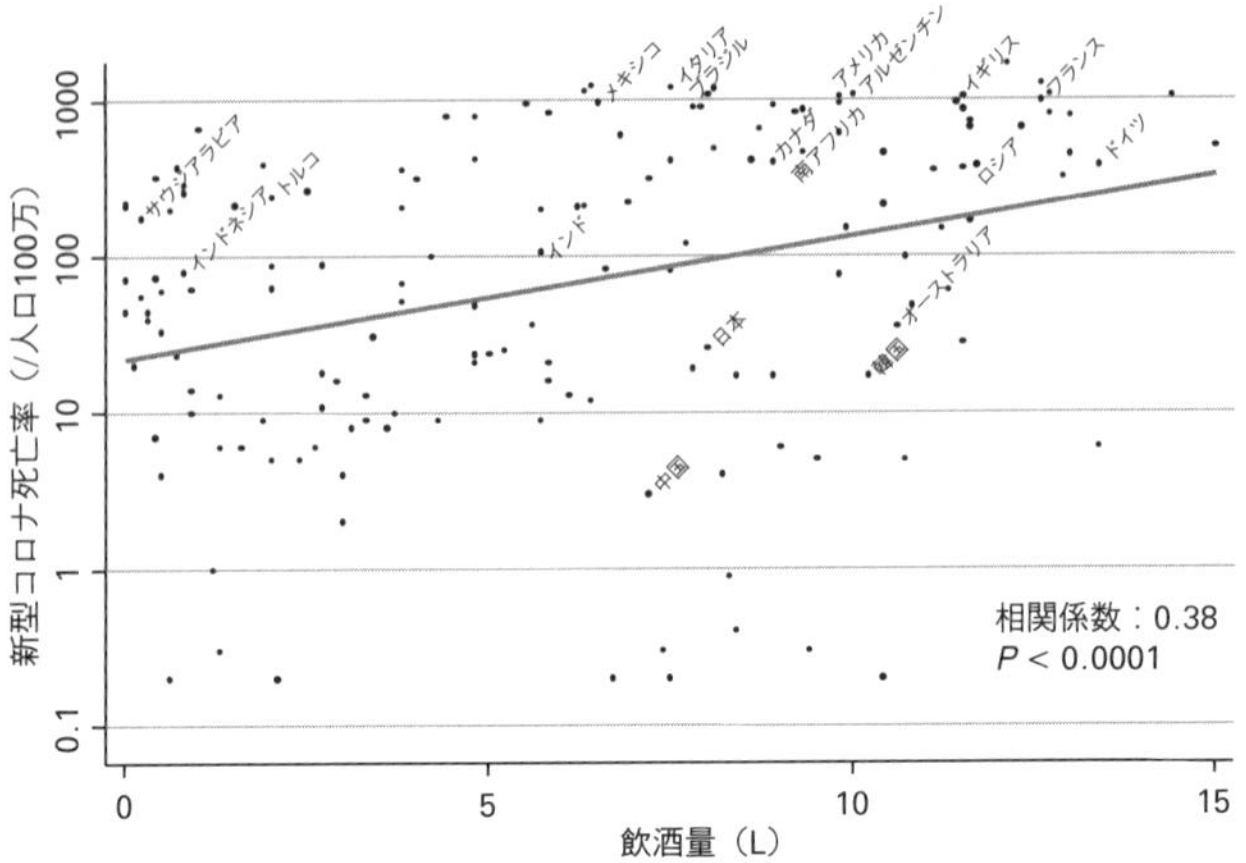

図1－20　アルコール消費量（純アルコール年間消費量：3年平均、15歳以上）と新型コロナ死亡率（下）。

さらに高血圧との相関はとても弱い。年齢が上がると高血圧症の罹病率も上がる。よって、重症化リスクに高血圧が挙げられているが、実際には高齢の影をみていただけなのかもしれない。

生活習慣：飲酒、喫煙、運動不足との関係は？

続いて生活習慣との関係をみていくことにする。まずは飲酒量だ（**図1－20**）。ドイツといえばビール、フランスといえばワイン、ロシアといえばウオッカ、オーストラリアといえばラムが思い浮かぶが、予想どおり、アルコール消費量も多い。しかし発症率および死亡率との相関は弱かった。

次に喫煙と死亡率との関係を男女分けて解析した。喫煙は慢性気管支炎や喘息など慢性閉塞性肺疾患のリスク因子である。ステロイド吸入を必要とする喘息ないし喘息以外の肺疾患はUK研究でも死亡リスクを高めている。中等症以上の新型コロナの主病態は肺炎なので、喫煙している人は重

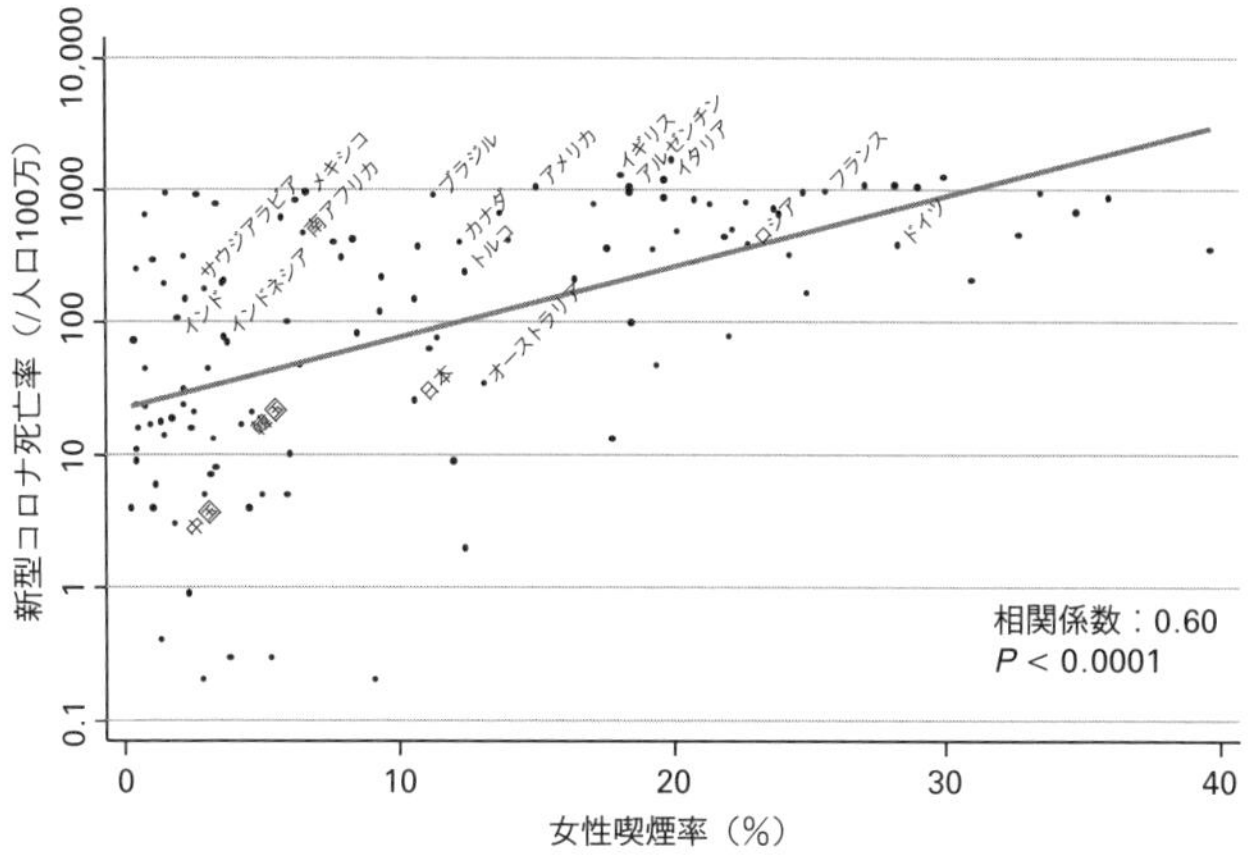

図1－21　女性喫煙率と新型コロナ死亡率。

症化しやすいと考えるのが当然だろう。

　ところが男性喫煙率と死亡率は関係がなかった。これは予想外である。もちろん国ごとのエコロジカル研究ではなく、患者さん1人1人に喫煙歴の詳細を聞けば、重症度と喫煙の相関を得られる可能性は十分ある。

　一方、女性では正の相関、すなわち国の喫煙率が上がるほど、死亡率も上がるのだ（**図1－21**）。これは予想どおりである。とくにヘビースモーカーでは新型コロナによる入院率も上がるとの報告もある[86]。禁煙の効果は想像以上に大きいと思われる。禁煙は、コロナ対策として今からでもできる方法だ。

　WHOは、週に軽いジョギングなどの中等度の運動を150分、あるいはランニングやテニスなど強い運動を75分実施するように推奨している。これをできていない人を運動不足と定義し、運動不足の人が各国に何%いるかと発症率と死亡率との関係をみてみた（**図1－22**）。運動不足の人が多い国では発

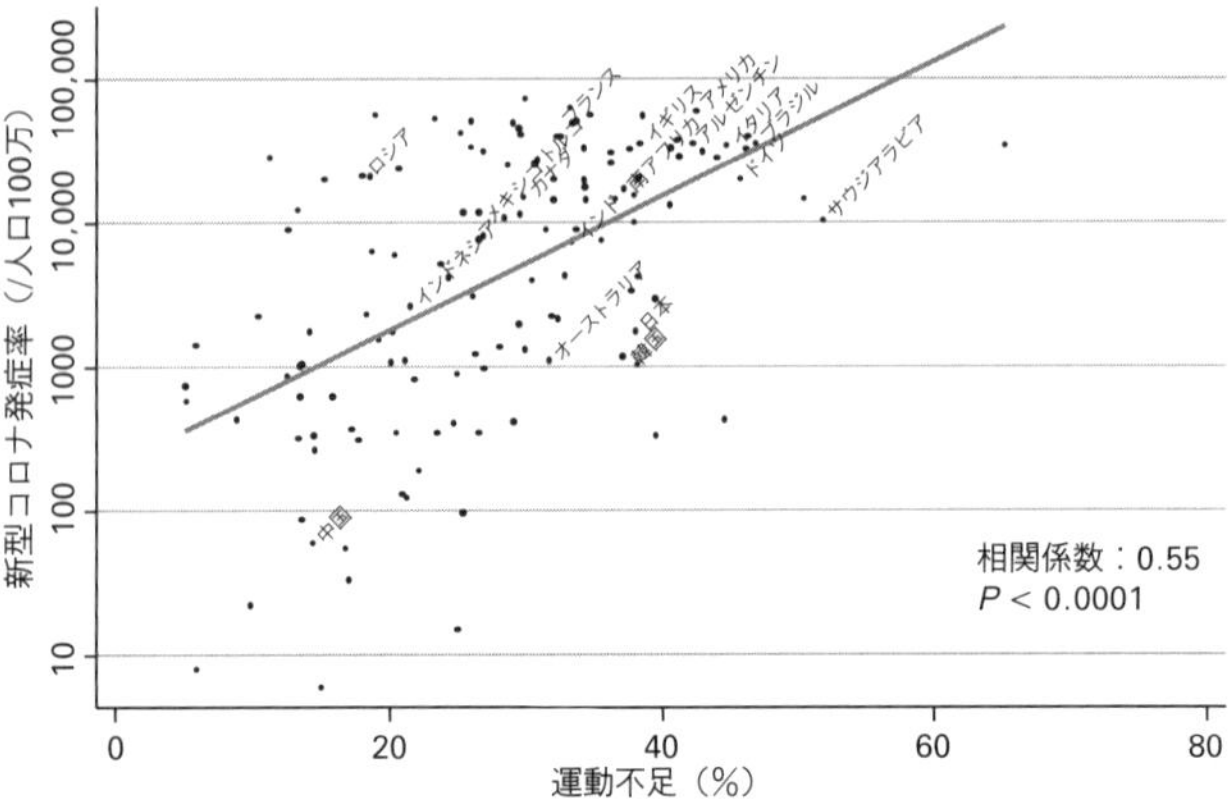

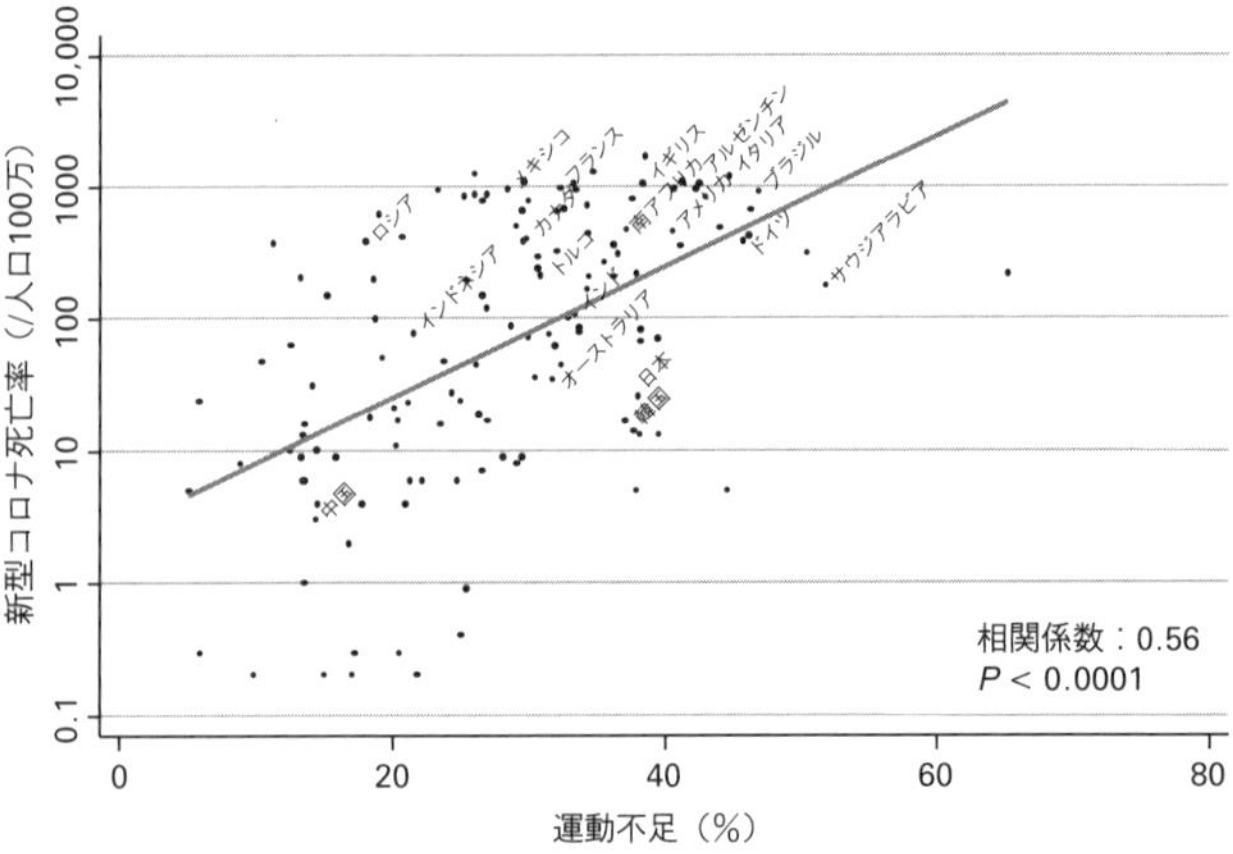

図 1-22　運動不足と新型コロナ発症率（上）と死亡率（下）。

症率も死亡率も高い。これもコロナ禍で在宅勤務などにより運動不足となりやすい。長期化すると考えて運動習慣をつけるべきである。

運動は肥満を予防し、免疫を強化する働きがある。また適度な運動は生活習慣病だけではなく癌などを含めてすべての原因による死亡率を下げることが知られている。[87] そのため運動は副作用のない最良の薬なのだ。

以上、生活習慣ないしそれによって引き起こされる病気と新型コロナの関係をみてきた。多変量解析すると、過体重・肥満と運動不足は発症率および死亡率の双方のリスクを押し上げていた。糖尿病と高血圧もわずかにリスク因子として寄与していた。一方、飲酒量、女性喫煙、高コレステロール血症は多変量解析により有意性を失った。このことは肥満や運動不足などの因子と交絡している可能性が示唆された。以上より、新型コロナは感染症でありながら、生活習慣病の要素を色濃く持つことがわかった。相関関係は因果関係を示すものではないが、運動をして肥満を解消することで発症と死亡リスクを下げる可能性がある。これは明日からでも実行でき、自分のためにもなれば皆のためにもなるので、こんなによいことはない。

3　PCR検査からわかること

ロックダウン：効果はあるのか？

2020年2月20日、イタリア・ロンバルディア州ロディにあるコドグノ病院で、30代のマラソ

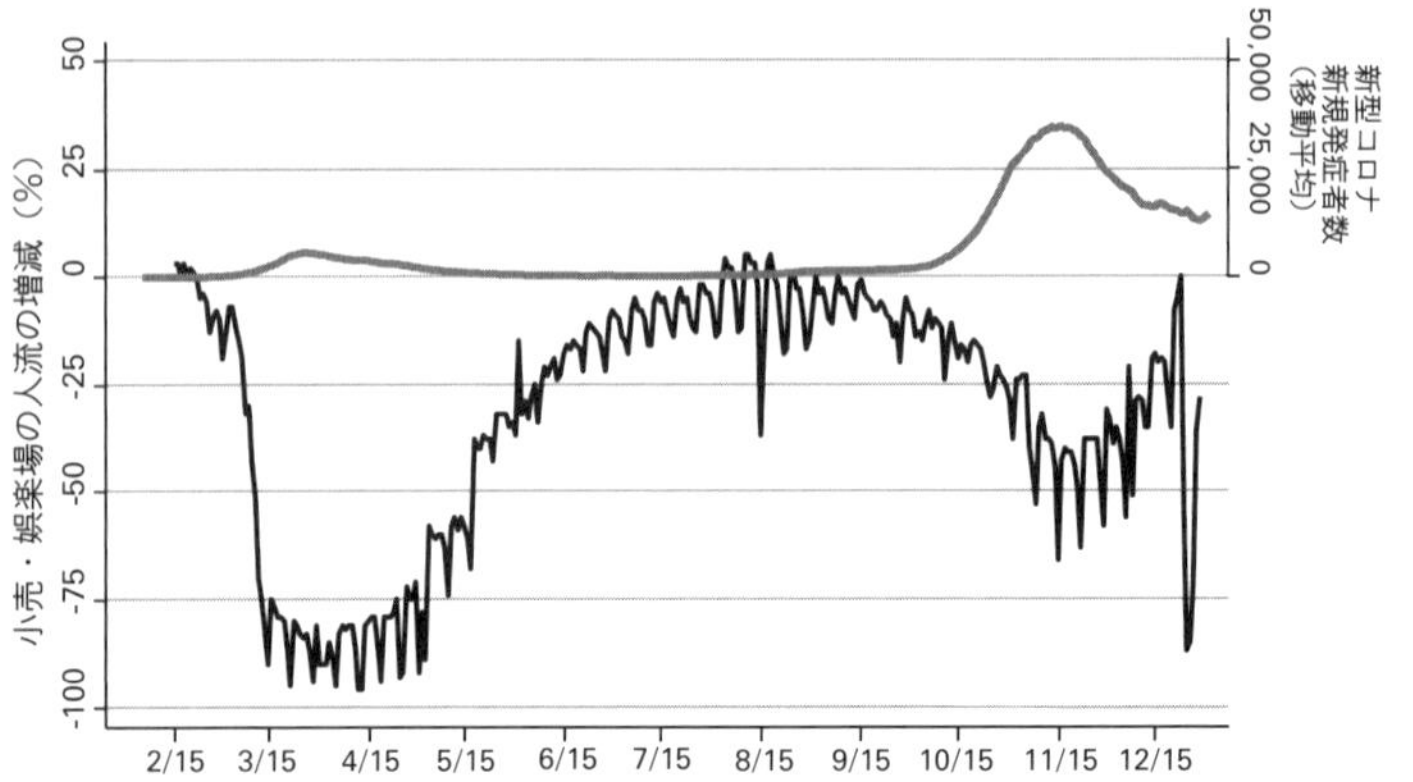

図1－23　イタリアの小売・娯楽場人流変化（黒）と報告日ベースの流行曲線（灰）。

ンランナーがいきなりＩＣＵに入院した。新型コロナと診断された[88]。次の24時間で36人が陽性と判定された。この36人は最初の30代男性とは接点がない。すでに気づいたときは市中感染が広がっていたのである。そして医療崩壊が起きた。ヨーロッパで最初の進化（Ｄ６１４Ｇ）が起こったためである（「はじめに」参照）。武漢で発生した初期のものより感染力を増していたのだ。

３月から５月にかけての第一波はロックダウンによって何とか乗り切った。夏の間は安定して患者数、死者数ともに少なかったが、８月に入って患者数はジリジリと増え始め、10月に入って指数関数的に急増した。11月に入って１日の報告件数が３万人を超え、死亡数は２００人前後である。イタリア政府はふたたびロックダウンを実施。新規発症者数（灰色）は減少に転じた（**図1－23**）。小売・娯楽場の人流の増減（黒）でみると、第一波時は８割人流が減少している。一方、第二波のほうがはるかに大きかったが、人流は４～５割減で感染拡大抑止効果が認められた点、興味深い。

イタリアをはじめヨーロッパ諸国の多くはロックダウンにより人々の移動を制限した。しかし、同じヨーロッパにありながら、スウェーデンはなぜロックダウンしなかったのか(89)？　そしてその結果はどうだったのだろう？

スウェーデンは、強制的なロックダウン政策を採用せず、国民の自主性に任せる緩やかな新型コロナ対策を採用している。この点、日本と似ている。こうした政策を採用した背景には、ロックダウンは、短期的に効果はあってもふたたび感染拡大を招くため、国民が長期に耐えられる政策を採用すべきとの専門家の判断があった。

同時に憲法で、中央政府は国民の移動を禁止できない、地方自治体の自治を尊重する、公衆衛生庁といった専門家集団である公的機関の判断を尊重することが規定されていることに注目すべきである。

この強制をしない政策に対して、海外からは批判も多く聞かれたが、国民の評価は高かった。歴史的に政府に対する国民の信頼は培われてきており、また科学的エビデンスに基づく政策決定であることを理解して、国民はこれに協力している。さらに、自らの行動を自ら決めることを尊重する国民性も支持の背景として指摘できる。

スウェーデンの死亡率が、他の北欧諸国と比べて高いことの背景には、死者の多くが、市町村が管轄する介護施設に居住する要介護度の重い高齢者であったことがある。感染防止対策が不十分な環境下にあった移民出身のパート介護者などが施設での勤務を行っていたため、クラスターが発生したという構造的な問題があった。移民出身のパート介護者が病欠すれば減給につながったかもし

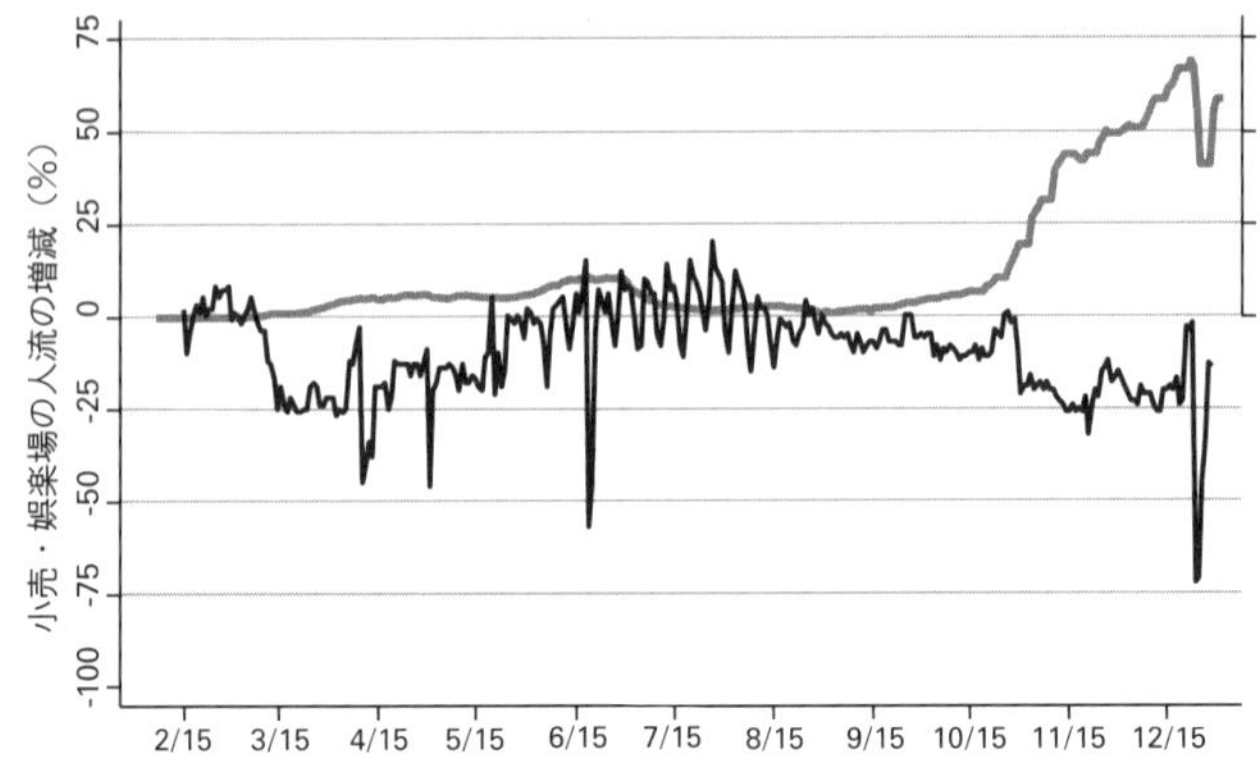

図1-24　スウェーデンの小売・娯楽場人流変化（黒）と報告日ベースの流行曲線（灰）。

れず、その場合、解熱剤を使いながら勤務したといったことがあったかもしれない。一方、日本の高齢者施設では早期より見舞いの制限やスタッフも感染リスクの高い場所へ行かないよう指導があったりしたようである。

スウェーデンではロックダウンを行わなかったため3月から6月まで感染がずっとくすぶっている状態が続いた。しかし、7月、8月と夏に入り小売・娯楽の人流が普段と変わらなかったにもかかわらず自然と患者数は落ち着いた。しかし秋になってやはり指数関数的に患者数は増え始めた（**図1-24**）。ところがイタリアに比べると数分の1程度で1日数千人程度である。1日の死者数は数名で日本より少ない。スウェーデンの対策は短期的には失敗に見えたが、中期的には成功ととれる。患者数が増えたときも人流はせいぜい2割前後の減少で、日本よりもマイルドな行動変容であった。しかも6月以降人流が普通に戻ったにもかかわらず、いったん感染は落ち着いている。感染拡大抑制には人流コントロールだけではなく、「換気」など他の要素も関わっていることを示唆している。ヨーロッパの夏はきっと北海道のように窓を閉め切ってクーラーを入れる必要がないのであろう。12月24日、25日は70%以上娯楽場への人流が減少した。クリスマスの過ごし方は国によって大きく違うと感じた。

致死率が高くなるメカニズムとして、①地域で一気に感染が拡大したため、医療体制のキャパシティを超えてしまい、集中治療室の病床や呼吸器が足りないなど、助けられる人を助けることができなかった、②PCR検査体制が整っておらず、あるいは追いつかず、重症例だけに検査が実施されたことを挙げることができる。

ロックダウンの効果は同じヨーロッパ内でも国の文化や国民性など、諸々の条件が異なるため純粋な比較は難しい。タイムマシーンで過去に戻りロックダウンをしなかった場合の結果と比較するのがよいが、それはSFの世界だ。

都市化率：大都市を抱える先進国では発症率も死亡率も上昇する

実際に各国の都市化率が（都市部に住む人口の割合で国連の調査による）発症率、死亡率に関係するかをみてみた（**図1－25**）。都市化率と発症率、死亡率の間には強い相関があった。このことは、都会では不特定多数の人との接触が増えたり歓楽街が存在したりと、感染のメカニズムからしても、都市に住む人の割合が増えると、発症リスクが上昇し、その結果死亡率も上がるためと考えられる。しかしながら、同程度の都市化率の国々の間でも死亡率の間に大きな開きがある。たとえば都市化率が90%程度の日本の死亡率は低く、オランダ、ルクセンブルク、アルゼンチンでは高い。また、

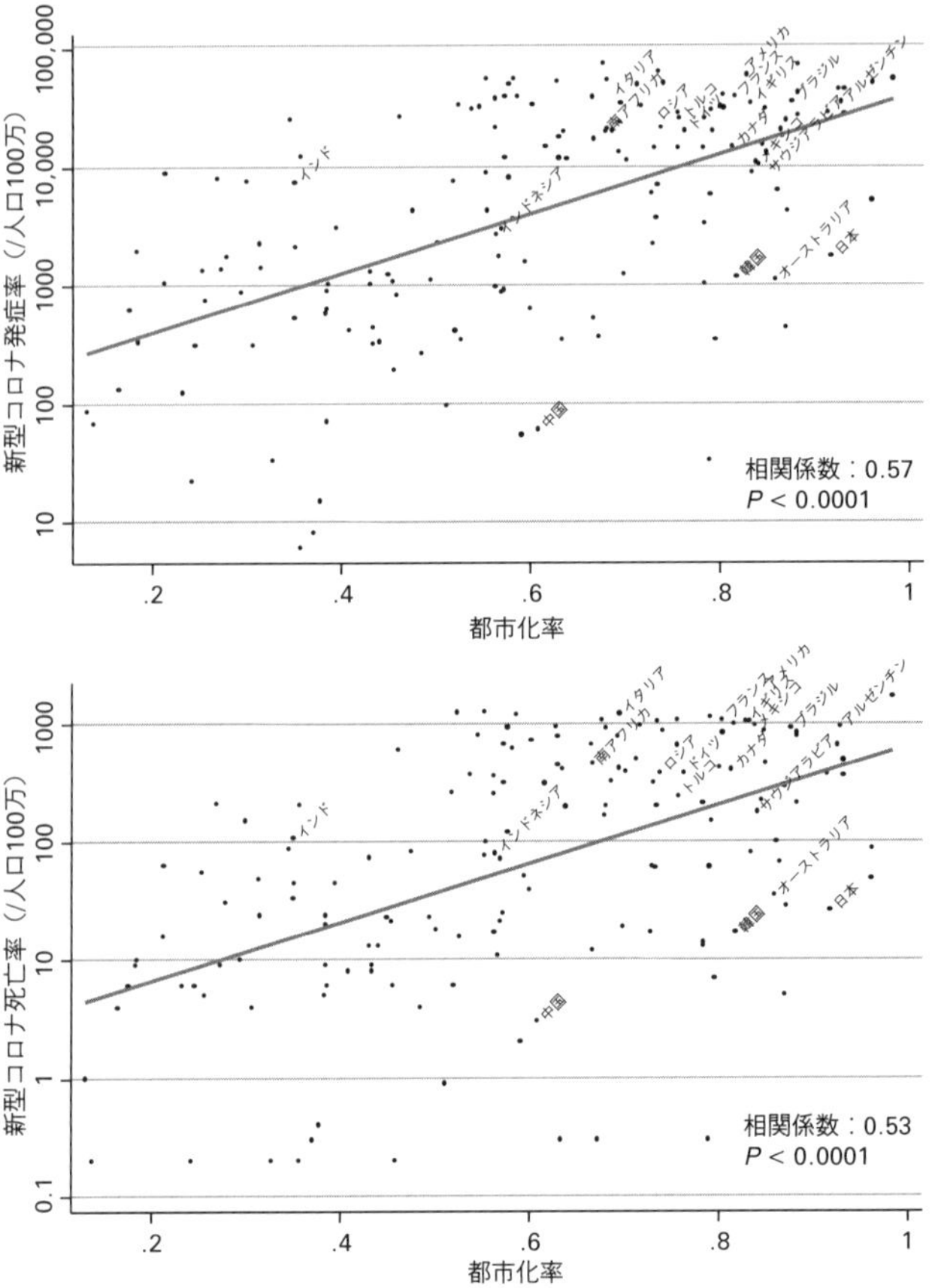

図 1 -25　都市化率と、人口 100 万人当たりの新型コロナ発症率（上）と死亡率（下）。

	PCR検査実施人数	陽性者数	入院治療等を要する者の数		退院又は療養解除となった者の数	死亡者数	確認中
				うち重症者数			
国内事例（チャーター便帰国者を除く）	4,520,632 (+8,746)	239,032 (+3,045)	38,031 (+844)	714 (+3)	196,693 (+2,043)	3,547 (+34)	1,343 (-17)
空港検疫	408,569 (+1,392)	1,907 (+14)	128 (-9)	0	1,778 (+23)	1	0
チャーター便帰国者事例	829	15	0	0	15	0	0
合計	4,930,035 (+10,138)	240,954 (+3,059)	38,159 (+835)	714 (+3)	198,486 (+2,066)	3,548 (+34)	1,343 (-17)

3059 ÷ 10,138 = 30.2%

図1－26 日々気にするべきパラメータ。2021年1月3日の発生状況。厚労省のホームページより作成。

ほぼ100%のマカオ、シンガポール、香港は低いが、ベルギーはもっとも高い。このことは、死亡率に関しては都市化率だけでは説明できない要素もまだ多数あるとみるべきであろう。大都市スラム街が隣接するか？ 大都市に住む人々の経済格差が著しくないか？ 言葉の壁などで情報弱者はいないか？ 移民が貧困にあえいでいるのではないか？ さまざまな仮説が思い浮かぶ。

日々気にするべきパラメータ：陽性率が4%を超えたらやがて死亡者数が増える

多くの人は、日々のPCR検査陽性者数、全国のものと自分の住む県の数値を気にすると思う。私は以下の点に注意を払っている。**図1－26**は厚労省のホームページに出ているものである。

まずは国内事例の「陽性者数」と「退院又は療養解除となった者」の引き算をする。プラス1002人ということは、入院、療養施設、自宅で隔離されている人が1002人増えたことを意味する。この表からは病院退院者が何人なのかを識別できないため病院の逼迫《ひっぱく》までは見えてこない。

しかし、日々数百人規模で入院が続けば、厳しい戦いを迫られることになるだろう。まず、重症者がキャパシティの半分を超えれば、他の重症者を受け入れられなくなる。また、手術も急ぎでないものは延期される。この時点で医療崩壊の早期ステージといえよう。

さらにベッドがほとんど埋まれば、新規に発症した重症コロナ患者さんを断らなくてはならない事態に至る。もしも患者さんがたらい回しになり、十分な医療を受けられないまま亡くなる状態に至れば、これは本格的な医療崩壊のステージである。

人工呼吸器の数が足りなくなり、助かる見込みがない人の呼吸器を助かる見込みの高い人につなぎ変えざるを得ない状況に至れば、医療崩壊のステージも末期とみなすことができる。この状態が何か月も続けば、医療スタッフも疲労困憊《こんぱい》するであろう。

次に注目するべきは「重症者数」である。この日重症者が3人増えている。日に日に増えているとしたら要注意なのはいうまでもない。見落としてはいけないのは「死亡者数」の増加だ。この日亡くなった人は34人。その多くは昨日まで重症患者だったはずだ。今日死亡退院したことに事務手続き上はなっている。ということは3人＋34人＝37人で考えておかなくてはならない。患者数が急増してから死者数が増えるのは2週間から3週間遅れる。

一番重要なのは「ＰＣＲ検査陽性率」である。あとで解説するが、陽性率が4％を超えると、医療機関が逼迫し、やがて死亡者が増える。この日の陽性率は30・2％であった。年末年始ということもあって、開いている医療機関、動いている検査機関が限られ濃縮されたのであろう。しかし、ウイルスに言い訳は無効だ。ウイルスを持ったまま検査を受けずに（受けられずに）いた人たちが無自覚のまま市中感染を広めてしまったかもしれない。4%をはるかに超えているため、徐々に死者数が増えることが予想される。実際、全国の死者は増え続け、1月22日に105人と初めて三桁の大台に乗り、2月2日には最多の118人に達した。

PCR検査：日本は検査件数を絞ってきたし、未だに伸び悩んでいる

2020年2月24日、専門家会議が国民に向けて発したメッセージを再度記しておこう。

国内で感染が進行している現在、感染症を予防する政策の観点からは、全ての人にPCR検査をすることは、このウイルスの対策として有効ではありません。また、既に産官学が懸命に努力していますが、設備や人員の制約のため、全ての人にPCR検査をすることはできません。急激な感染拡大に備え、限られたPCR検査の資源を、重症化のおそれがある方の検査のために集中させる必要があると考えます。

WHOは、日本のPCR検査を絞る方針とは真逆の方針を打ち出した。3月16日、WHOのテドロス・アダノム事務局長は記者会見において、“We have a simple message for all countries: test, test, test.”（われわれはすべての国にシンプルなメッセージを発する。検査、検査、検査）と述べたのである。PCR検査の重要性を強調する中、国内のPCR検査の実施件数は、OECD諸国の

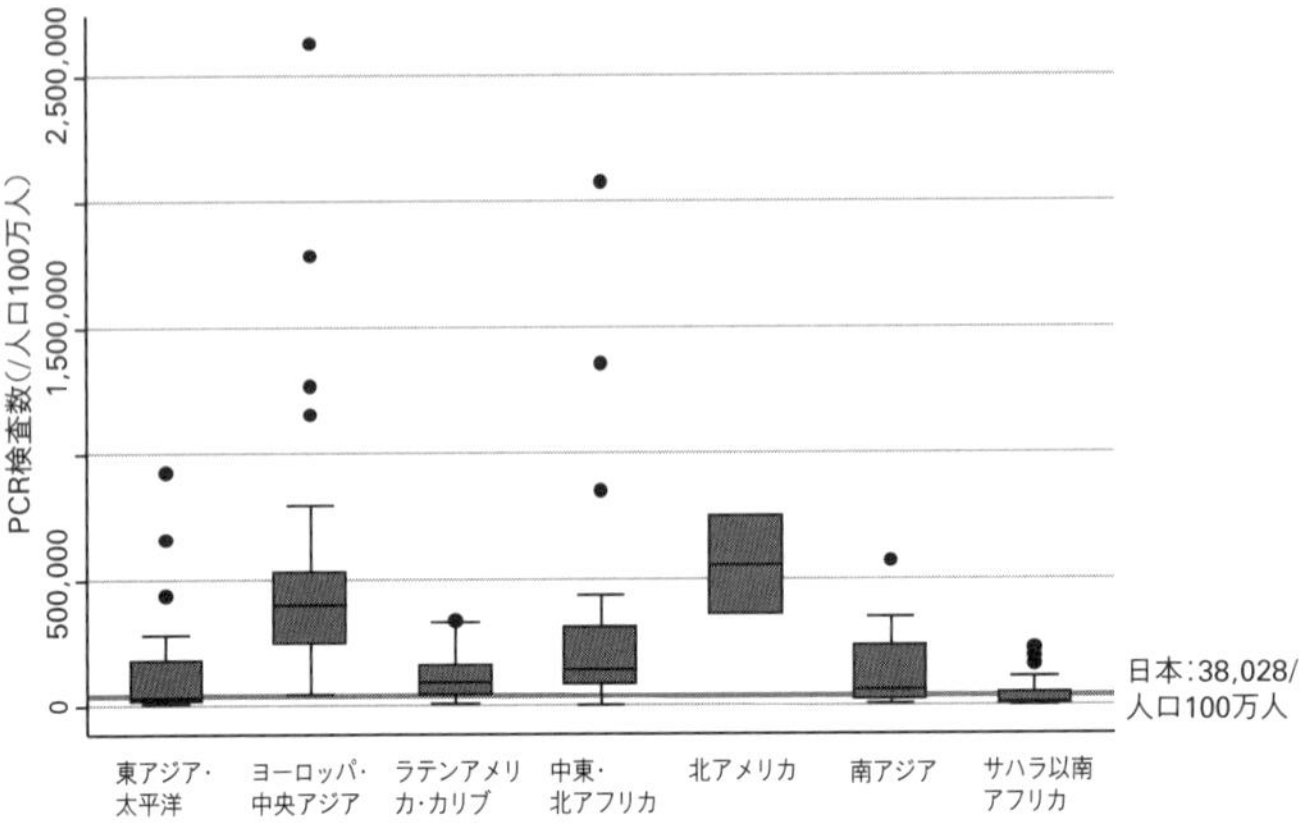

図1－27　世界地域における人口100万人当たりのPCR検査数の比較。

平均より大幅に低かった[90]。

しかし、政府がＰＣＲ検査数を増やす方針を明らかにしているにもかかわらず、未だに増えていないのが現状だ。人口１００万人当たりのＰＣＲ検査数を世界地域ごとに示す（**図1－27**）。12月30日現在、今もなお日本のＰＣＲ検査数は少ない。新型コロナ発症率が低い東アジア・太平洋地域においても少ないほうである。

２０２０年9月17日、尾身茂・専門家会議副座長は、新型コロナ対応・民間臨時調査会のインタビューに対して以下のように答えている。

　ＰＣＲ検査をたくさんやれば患者が減るということはないんです。そういうデータもあります。感染拡大防止のためのＰＣＲ検査という認識はちょっと違うということなんです。何のためにやるのかを理解しないで一緒くたにすると議論が嚙み合わないことになってしまいます。

PCR検査数を制限することにより病床を確保することには成功したかもしれない。しかし、本当にそれでよかったのだろうか？

患者が増えるから検査数が増えるのか、検査数を増やすから患者が増えるのか

武漢でも日本でも、1月から2月にかけてはPCR検査体制が追いつかず、検査を典型例ないし重症例に限っていた時期もある。そのような時期、軽症〜中等症や無症状者は検査を受けないので、実際の患者数を過少評価してしまう。逆にPCR検査陽性率は高かったはずだ。

しかし、検査体制を拡充し、軽症者や濃厚接触者、さらにはランダムに多くの人を対象に検査をすれば、累積するPCR検査陽性者の絶対数は増えるが、検査を受けた人の多くは陰性なので結果的にPCR検査陽性率は下がる。理論上はそうであるが、実際のところどうなのか？　人口30万人以上の177か国を対象に12月30日時点のデータで分析してみた。

人口100万人当たりのPCR検査数を横軸に、人口100万人当たりのPCR検査陽性者数を縦軸にとって比較してみると、両者はきれいな正の相関を示していた（**図1-28**）。すなわち検査を拡充してたくさん実施すれば新型コロナ患者数も増えるということ。

このメカニズムは二つある。一つは単純に、感染拡大によりコロナ疑い患者が増えることでPCR検査数が増える。逆にPCR検査数を増やせば、今まで検知できていなかった不顕性感染例や無症状例を検知できるようになり、発症率も増えることになる。よって「患者が増えるから検査数が増えるのか、検査数を増やすから患者が増えるのか」という問いに対して、両方が正解ということ

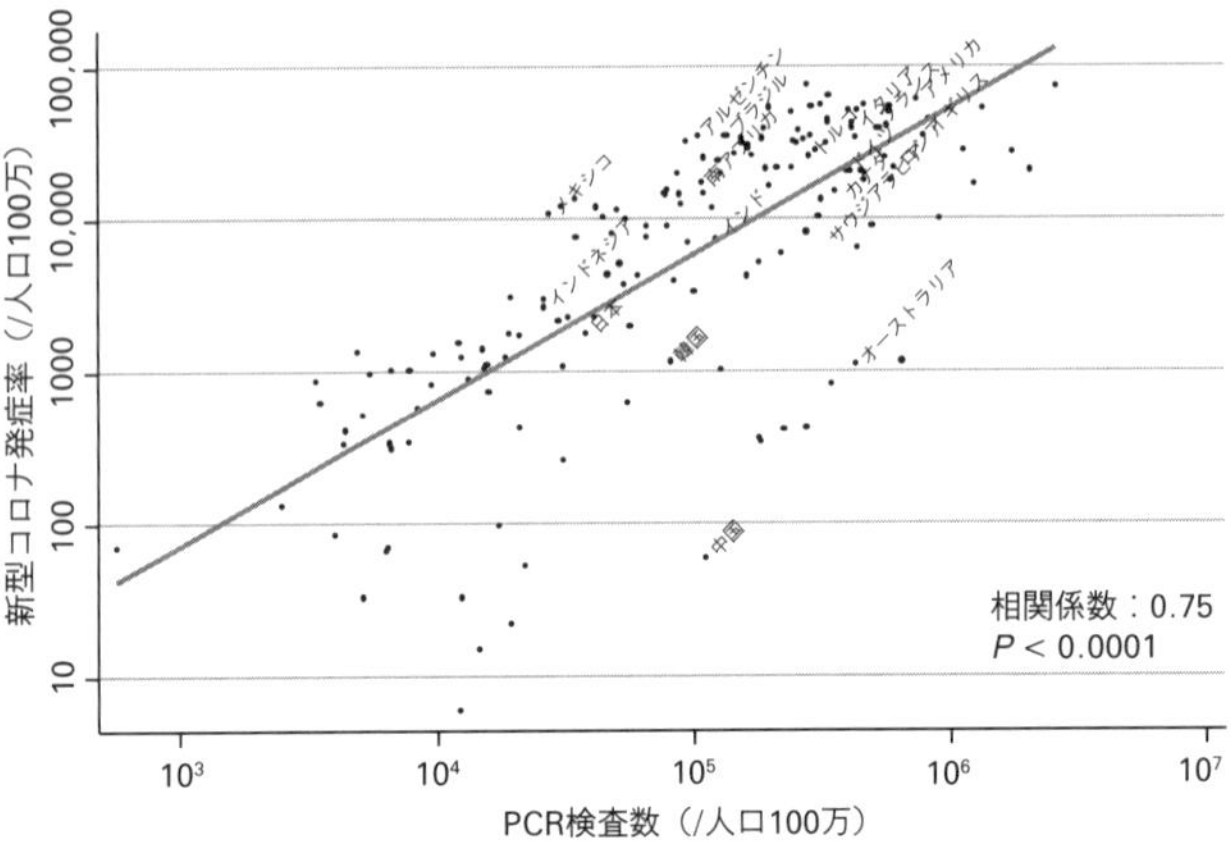

図 1－28　人口 100 万人当たりの PCR 検査数と発症率の関係。

になる。

陽性率が下がると死亡率も下がる

専門家会議は日本が欧米に比べ死亡率を低く抑えた要因として、「公私を問わず医療機関が充実し、地方においても医療レベルが高いこと等により、流行初期の頃から感染者を早く探知できたこと」を挙げた。

緊急事態宣言が解除される前日の5月24日までの、47都道府県の間で人口100万人当たりの新型コロナ累積死亡率を比較したところ、著しい差を認めた。石川県、富山県、東京都は20人を超えワーストスリーであった。一方、岩手、宮城、秋田、福島、新潟、長野、山梨、栃木、岡山、島根、香川、山口、佐賀、鹿児島の14県では死者数がゼロであった。

都市部で流行しやすいことから東京で高いことは予想された。しかし、石川県、富山県で高かったのは意外であった。病院や高齢者施設でクラスターが発生すると、死亡率を押し上げてしまう。石川と富山は運が悪かっただけだろうか？　それとも、他の道府県には何か秘策があったのだろうか？　ＰＣＲ検査を絞ることにより、死亡率を少なく見せているということはないだろうか？

そこで以下では、47都道府県の死亡率の差に寄与した因子を明らかにすることを目的に解析を加えた。なお、本解析結果は英文雑誌に誌上発表している。[91]

47都道府県死亡率格差：陽性率4％以下、救命救急センター数の二つが明暗を分けた

各都道府県の人口１００万人当たりの新型コロナ死亡率をアウトカムとし、ＰＣＲ検査陽性率（ＰＣＲ検査陽性者数／ＰＣＲ検査数）、人口１００万人当たりの帰国者・接触者相談センター数、帰国者・接触者外来数（以上は5月24日時点のデータを厚労省ホームページより取得〔のちに削除〕）、[92]総合病院数、[93]ベッド５００床以上の大病院数、[94]療養型病院数、[95]救命救急センター数、[96]病院ベッド数、[97]ＩＣＵベッド数、[98]救急搬送時間、[99]救急隊人数、[100]保健所数、[101]メディカルコントロール数、[102]人口密度、[103]高齢化率、[104]大学進学率、[105]所得を調べ多変量解析した[106]（**表１－１**）。[107]その結果、陽性率が高ければ高いほど死亡率が高くなった（**図１－29**）。ワーストスリーの東京の陽性率は30％、石川、富山も10％前後である。一方、死者数ゼロの14県はすべて陽性率４％未満であった。「ＰＣＲ検査を絞ることにより死亡率を少なくみせていた」のではなく、「ＰＣＲ検査を十分実施することによりウイルスを持つ感染者を発見し、しっかりと隔離した」ことで死者数ゼロを達成したのだ。14県の対策が秀でていた証拠である。さらに、人口１００万人当たりの救命救急センターの数が多ければ多

表 1－1　新型コロナ死亡率に影響する因子の多変量解析

	中央値（四分位）	係数	95%信頼区間	*P* 値
●新型コロナに特化した対応能力				
PCR 陽性率（%）	**3.1 (1.7–5.3)**	**0.988**	**0.551 to 1.425**	**<0.001**
人口 100 万人当たりの帰国者・接触センター数	5.4 (3.2–7.4)	−0.118	−0.684 to 0.449	0.67
人口 100 万人当たりの帰国者・接触外来数	14.2 (11.2–20.0)	0.058	−0.266 to 0.382	0.72
人口 100 万人当たりの病院ベッド数	117 (80–178)	0.009	−0.002 to 0.209	0.12
●地域医療（人口 100 万人当たりの施設数）				
一般病院	62.6 (49.4–83.3)	0.125	−0.043 to 0.293	0.14
大病院（病床 500 以上）	3.25 (2.40–4.18)	0.859	−0.348 to 2.066	0.16
療養病床を有する病院	30.5 (25.0–45.8)	0.001	−0.222 to 0.223	1.00
救命救急センター	**2.26 (1.87–2.83)**	**−2.703**	**−4.128 to −1.279**	**0.001**
保健所	5.86 (3.91–8.15)	0.473	−0.356 to 1.303	0.25
●病床数				
人口 1 万人当たりの病床数	138 (113–164)	−0.085	−0.194 to 0.024	0.12
人口 10 万人当たりの ICU ベッド数	4.90 (4.05–6.46)	−0.384	−1.001 to 0.233	0.21
●救急医療				
救急車を呼んでから病院到着までの時間（分）	38 (35–40)	−0.118	−0.306 to 0.070	0.21
人口 1 万人当たりの救急隊員数	2.69 (2.22–3.33)	−0.326	−2.675 to 2.023	0.78
人口 100 万人当たりのメディカルコントロール数	12.0 (6.1–20.6)	0.050	−0.108 to 0.209	0.52
●交絡因子				
人口密度（人/km^2）	266 (174–470)	−0.001	−0.002 to 0.001	0.39
65 歳以上の占める割合（%）：高齢化率	16.2 (14.5–17.2)	−0.653	−1.726 to 0.421	0.22
大学進学率	51 (46–56)	0.058	−0.211 to 0.327	0.66
1 人当たりの収入（万円）	321 (303–342)	−0.054	−0.121 to 0.012	0.10

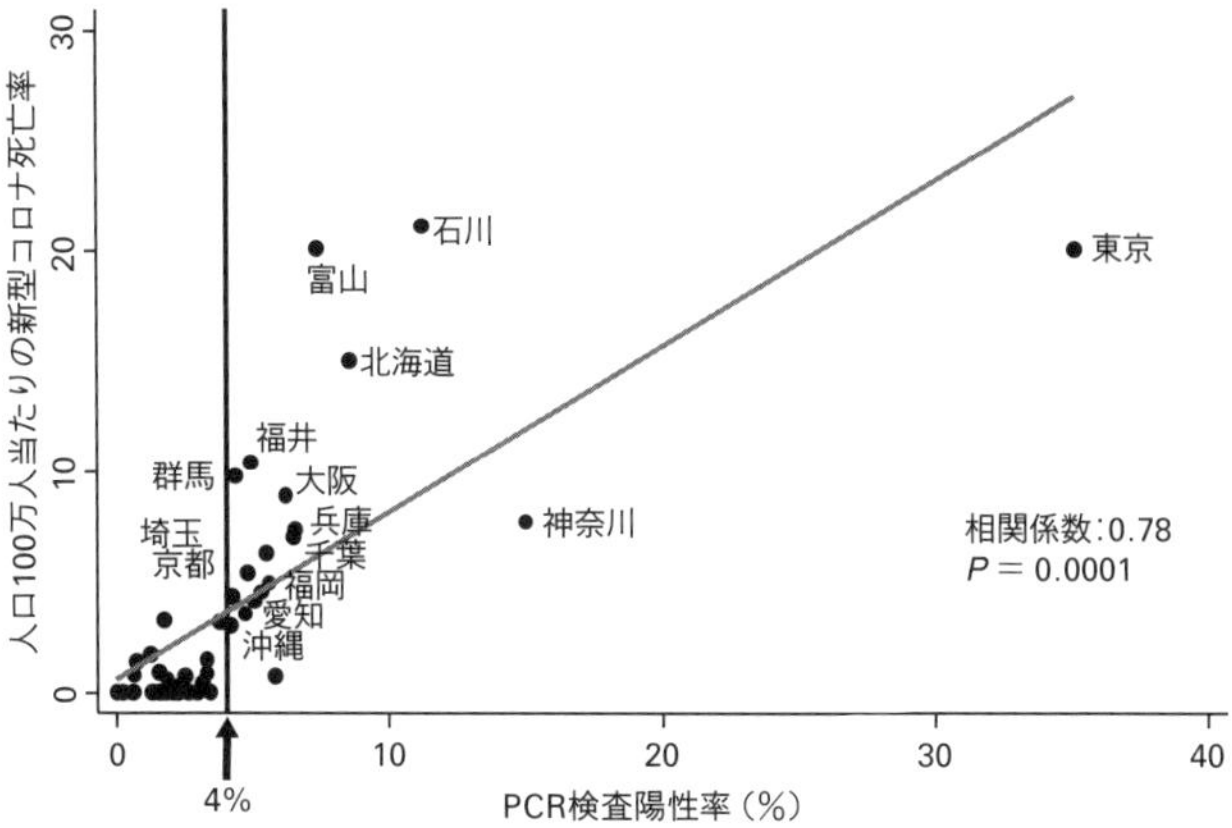

図 1-29　47 都道府県の PCR 検査陽性率と死亡率との関係。

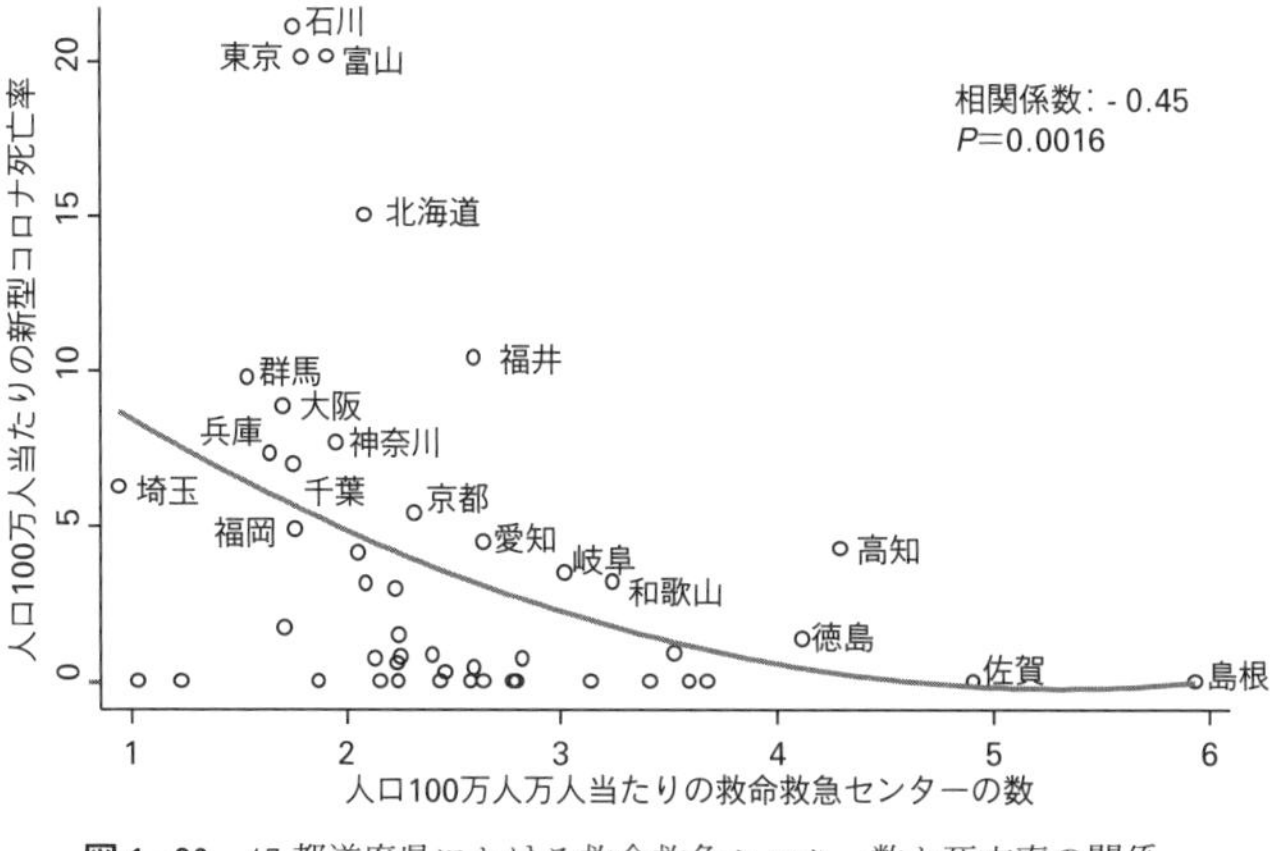

図 1-30　47 都道府県における救命救急センター数と死亡率の関係。

いほど死亡率が低くなった（**図1－30**）。一方、人口比でみた帰国者・接触者センターや保健所の数、ＩＣＵベッド数などは死亡率と相関を示さなかった。

救命救急センターは意識障害や呼吸不全、心不全があるような最重症の患者を診る地域の最後の砦だ。そのため、救命救急センターを持つ病院のスタッフもＩＣＵも充実している。だが、平時に救命救急センターを維持することは病院にとって経済負担が大きい。よって、すべての大学病院や国公立病院が救命救急センターを持っているわけではない。しかし、新型コロナ・パンデミックのような有事の際には、人口当たりの救命救急センターの数が47都道府県の明暗を分けた。一方、他の因子は関係なかった。ということは、いくら病院を増やしても、いくら病床数を増やしても、いくらＩＣＵベッド数を増やしてもそれだけでは駄目で、加えて重症患者を診られる、日頃より修練を積んだプロフェッショナルが地域の人口に対して何人いるかなのだと思う。

世界の死亡率格差：陽性率を低く抑えた国で死亡率も低い

47都道府県でみたのと同様に、１７７か国を対象に、ＰＣＲ検査陽性率を横軸にとって、人口１００万人当たりの死亡率を縦軸に示したところ、両者は強い正の相関を示した（**図1－31**）。ＰＣＲ検査体制を整え、少しでも感染の疑いがあれば検査するようにすると、ＰＣＲ検査陽性率は下がる。さらにＰＣＲ検査陽性率が下がると死亡率も低下するということだ。逆も真で、ＰＣＲ検査陽性率が上がれば上がるほど死亡率も増加した。

２０２０年5月12日、ＷＨＯは各国政府に対してロックダウン解除の条件の一つに「ＰＣＲ検査

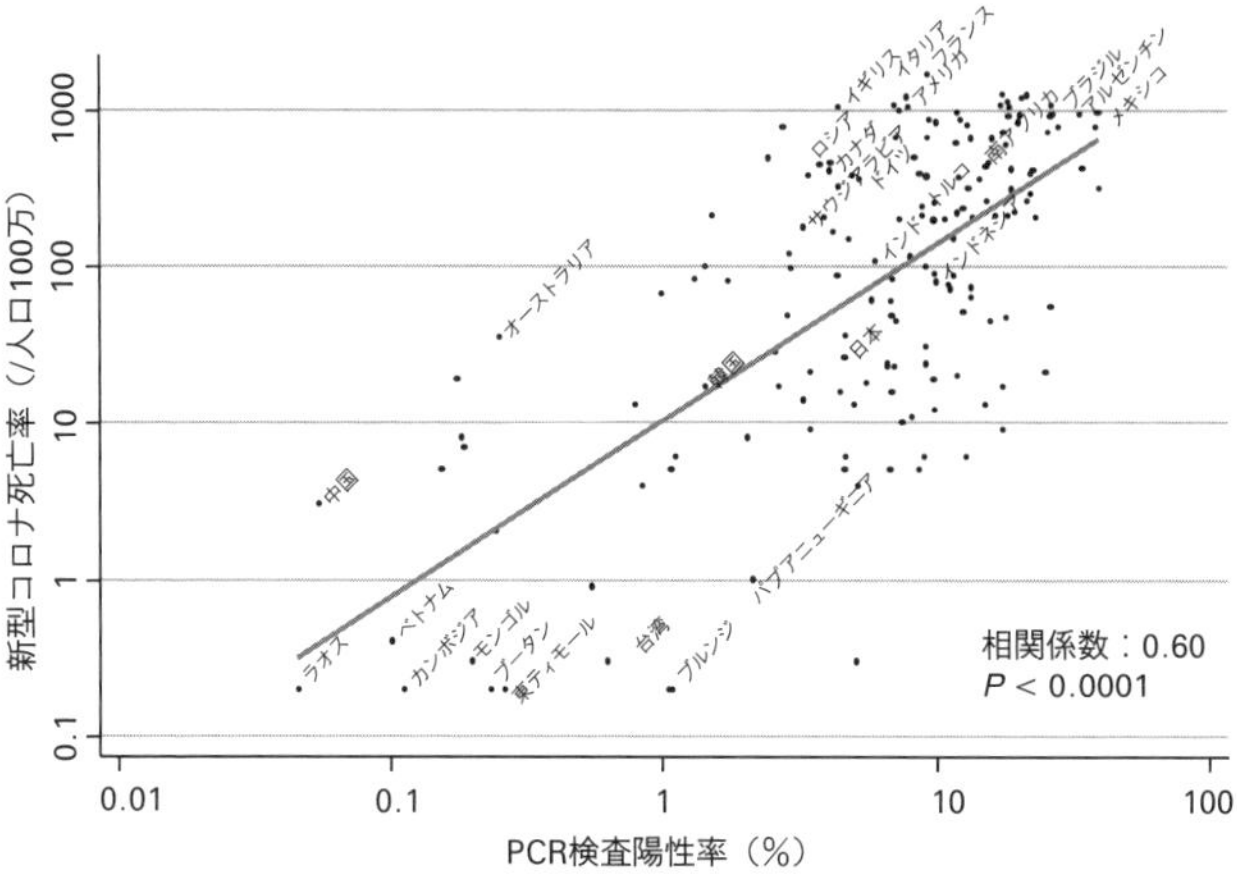

図1-31　100万人当たりのPCR検査数とPCR検査陽性率の関係。

陽性率が5%以下である状況を少なくとも2週間維持」を挙げている。[108]この数値を閾値とすると、これ以上の国々では明らかに死亡率が高く、未満の国々では低くなっている。日本は12月30日で4・6%とギリギリ基準をクリアしていた。死亡者をほとんど出していない国々は陽性率を1%未満に抑えていた。とくにアジアのラオス、中国、ベトナム、カンボジア、香港、ブルネイ、モンゴルはPCR検査陽性率を0・2%未満に抑えていた。また、ニュージーランドの陽性率は0・15%であった。同国は白人が主であるが、死亡率を日本の5分の1に抑えたのは徹底的なPCR検査の実施にあるといえよう。ブータン、フィジー、オーストラリア、東ティモール、タイ、台湾、キューバ、ベニン、UAEは1%未満で、オーストラリア、UAEを除いては日本より死亡率が低い。アジアの国々で死亡率が総じて低いのは、PCR検査を徹底的に実施して陽性率を抑えた結果であるかもしれない。

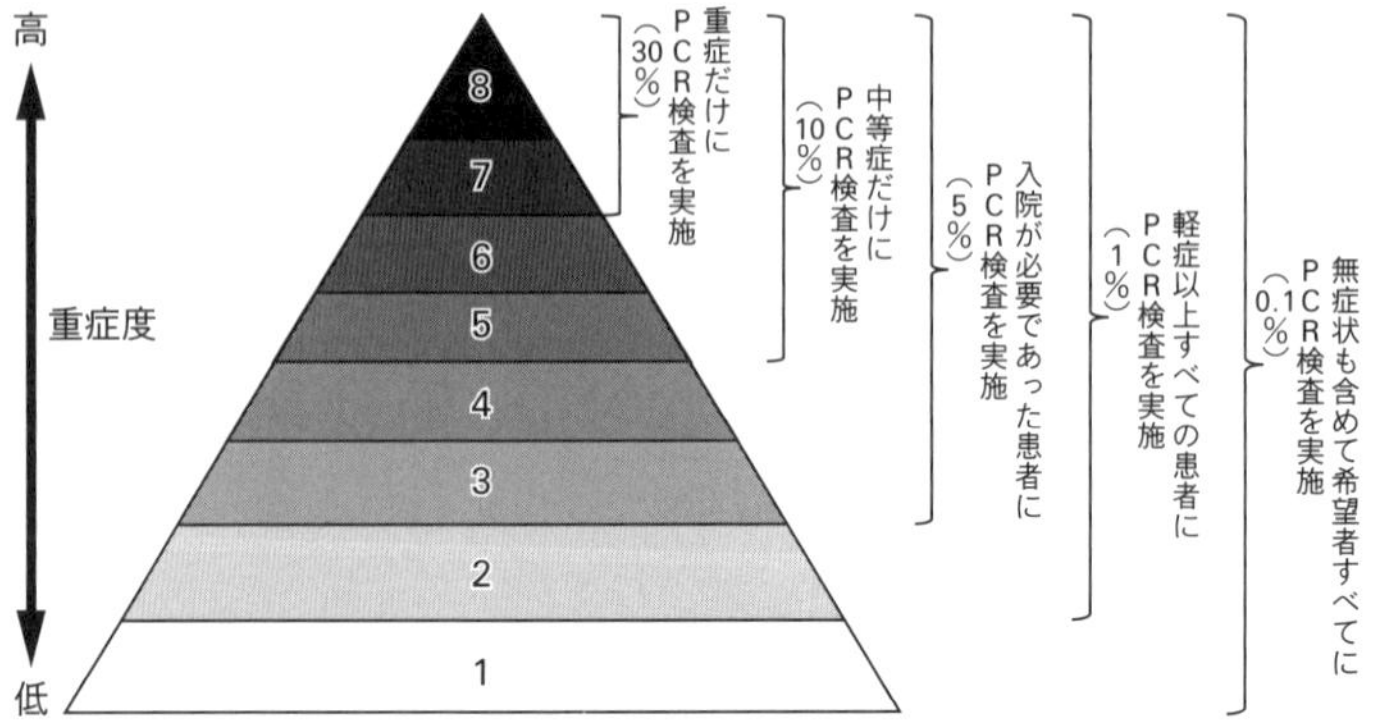

図１−32　PCR検査陽性率が下がるとなぜ死亡率が下がるのか？　イメージ図。

陽性率が４％を切るように、できれば１％未満に抑えるように、検査を軽い症状や濃厚接触者、高齢者など重症化のリスクの高い人に接する人にも広く実施されるべきである。

ＰＣＲ検査体制が拡充され陽性率が下がるとなぜ死亡率が下がるのか

図１−32のピラミッドで説明する。新型コロナは最重症例で死に至るものから、風邪程度、あるいは無症状のものまで、その重症度は多彩である。パンデミックの初期、実施可能なＰＣＲ件数が限られていると、重症例から優先的に検査を受けることになる。その結果、陽性率は30％などと高くなる。逆にピラミッドの上の部分しかみておらず、ピラミッドの下のほうにはウイルスを持った中等症以下の人たちが、たとえば10倍など大勢いることになる。仮に検査陽性者が１００人であったとしても、実際には１０００人の無症状も含めた新型コロナ患者がいるというイメージだ。そうなると、診断されていない比較的軽症の９００人

が、自分でも気づかないうちに職場や家庭内など市中で感染を拡大することになる。ところが検査体制が拡充され、PCR検査が軽い風邪症状の患者などにまで適応されると、たとえば1％程度にまで陽性率は下がる。この場合、ウィルスを持ったまま市中をうろうろする人は減る。その結果、市中感染が減り、高齢者や慢性疾患を持つ人への感染の機会が減り、死亡率も下がる。PCR検査陽性率が0・1％まで低下すれば、市中を歩いている1000人に1人がウィルスを持っているだけなので、市中感染は広がりにくい。

ダイヤモンド・プリンセス号[109]：陽性者のうち、およそ半数が無症状

クルーズ船ダイヤモンド・プリンセス号は、2020年1月20日、横浜港を出発し、鹿児島、香港、ベトナム、台湾、および沖縄に立ち寄り、2月3日に横浜港に帰港した。この航行中の1月25日に香港で下船した乗客が、1月23日から咳をみとめ、1月30日に発熱し、2月1日に新型コロナ陽性であることが確認された。そのため日本政府は、2月3日横浜港に入港したクルーズ船に対し、その乗員乗客の下船を許可しなかった。2月3日からの2日間、全乗員乗客の健康診断が検疫官により行われ、症状のある人、およびその濃厚接触者の31人から新型コロナウイルスの検査実施のために咽頭ぬぐい液が採取された。2月5日に検査結果よりPCR検査陽性者10人（陽性率32％）が確認されたことから、クルーズ船に対して同日午前7時より14日間の検疫が開始された。この時点でクルーズ船には、乗客2666人、乗員1045人、合計3711人が乗船していた。712人がPCR検査で陽性となり、そのうち13人が死亡した[110]。発症率は19・2％、致死率1・8％、死亡

率は0・35％である。しかし、半数以上はアメリカ、カナダ、オーストラリアなど海外からの乗客であり、このパーセントが必ずしも日本人に適応できるものではない。

2月19日、まだ531人の陽性者しか判明していなかったが、この時点での調査結果をみると、陽性者のうち、およそ半数（48％）が無症状であった。世代を問わず有症状、無症状の比は、半々か若干有症状のほうが多い程度であった。また興味深いことに、2月6日から14日の間、新型コロナを発症した乗客は111人いたが、そのうち同室者の20・7％がPCR検査陽性となっている。濃厚接触によるアタック率は2割だ。逆に濃厚接触でも感染しない人も8割いるということだ。この点、専門家会議の尾身茂副座長の「約80％の方は、他の人に感染させていません」という見解とも一致する。

原子力空母セオドア・ルーズベルト：陽性者の4割以上は無症状

2020年3月11日から5月18日までの10週間、原子力空母セオドア・ルーズベルトの4779人の乗員の間で新型コロナのアウトブレイクが発生した[11]。27％がPCR検査陽性になり、検査は陰性だが症状などから新型コロナ感染が強く疑われる人数を加えると、3割近くが感染した。

PCR検査が陽性になったもののうち、3割が症状あり、7割が症状なしだった。その7割の無症状者のうち半分弱がしばらくしてから発症した。潜伏期間中だったということだ。一方、無症状者の半分強は発症しなかった。いわゆるキャリア感染である。キャリア感染者は自ら検査を受けることは少ないので、濃厚接触者、あるいはクラスター発生施設関係者として全例検査を実施するな

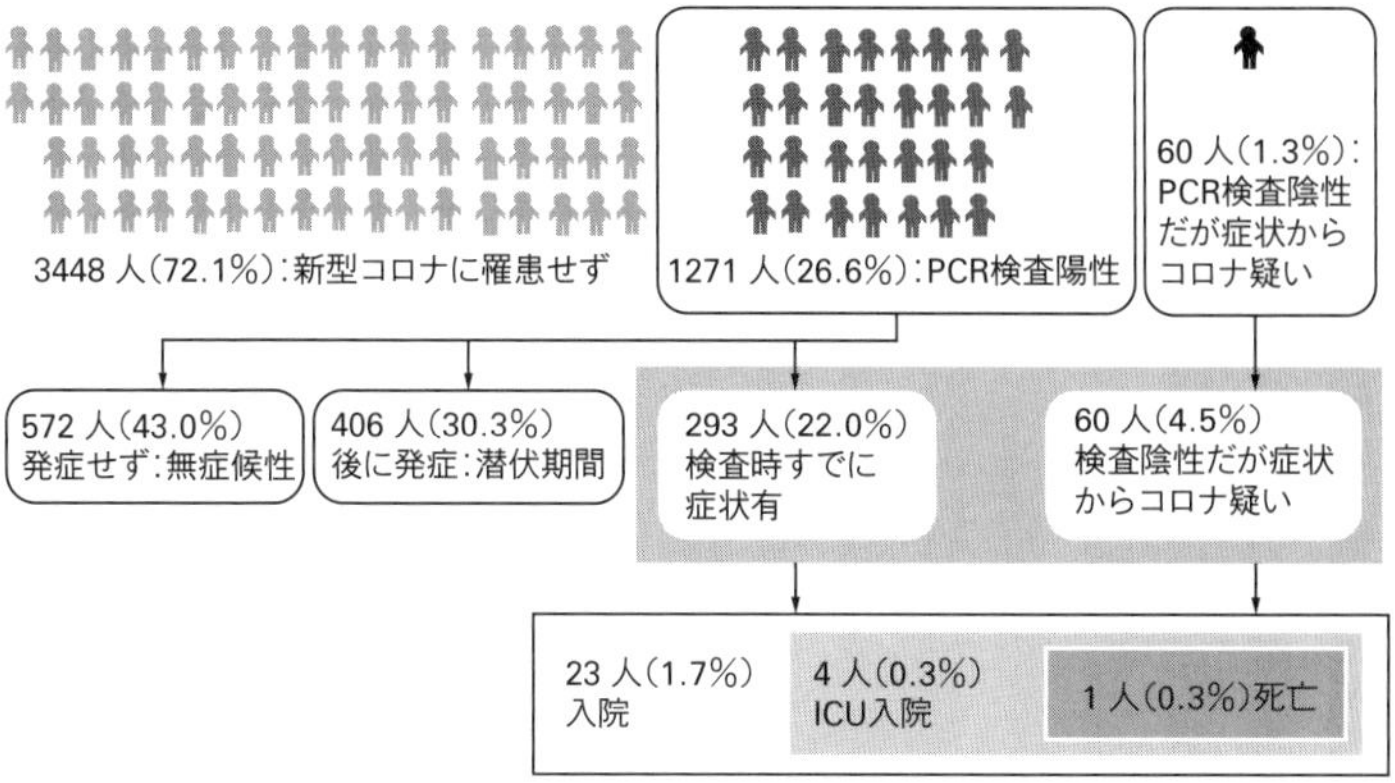

図1－33　原子力空母セオドア・ルーズベルト内の新型コロナ・アウトブレイク。4779人の乗務員（平均27歳、男性8割）の中に65歳以上は誰もいなかった。

どしないと診断がつきにくい。また症状のある乗員も発熱者はわずかに13％しかおらず、頭痛がもっとも多い症状で68％、咳は2番目に多く60％、鼻づまり44％、味覚・嗅覚の異常は42％であった。他も咽頭痛、筋肉関節痛といった普通の風邪とまったく区別のつかない軽微な症状であった（**図1－33**）。

9割を占める水兵は狭い船内で長時間過ごす。たとえば寝る場所は窓のない船室、2段ベッドだ。働く場所も、食堂もジムも人と人とが密集しやすい。一方、1割を占める士官は窓のある個室があてがわれる。士官に比べ水兵の感染リスクは5割増しだ。

戦闘機のパイロットの感染リスクを1としたとき、甲板で任務にあたるスタッフのそれは5分の1。いかに外では感染しづらいかがわかる。一方、船底で働くエンジニア、原子力、兵器担当の感染リスクは2～3倍高い。甲板勤務と船底勤務は最大15倍のリスクの違いがあった。船底が人と人とがやっとすれ違えるくらいの狭さだとすると、いかに狭い密閉空間で密集すると感染リスクが上がるかがよくわかる。

医療スタッフは症状のある人もない人も含めて全員から検体採取を行い、症状のある人に対しては問診と診察を行っている。それでも感染はその比率からすると少なめだった。彼らは医学知識があり、しっかりと防護していたからだ。逆に防護することで感染を予防できることを示している。23人が入院し、4人がICU入院、1人が死亡した。若者が中心で、その多くは風邪程度であったとはいっても、感染が拡大すれば一部の人が死に至ることを認識する必要がある。

海兵隊新兵研修：厳しい監視下でも感染拡大をゼロにはできない

2020年5月15日からの2か月間、海兵隊に新規入隊してきた3467人の新兵を対象に厳しい監視のもと、マスクやソーシャル・ディスタンスなどにより感染をどの程度に抑えられるかを検討している（**図1－34**）。まず入隊直前の2週間は自宅で検疫する。入隊時1848人が調査に参加し、1619人が不参加であった。調査に参加したもののうち、1％が陽性でそのほとんどは無症状であったが隔離された。

そして新兵全員が厳しい監視下で14日間の検疫を受けた。マスク着用や2メートルの距離をとることは当たり前で、50人の小隊に対して6人の監視がつき、8時間交代制で個人防護が遵守されているかチェックされた。そして新型コロナを疑わせる症状が少しでもあれば隔離されたのちPCR検査を受ける仕組みであったが、このような新兵の中からは誰もPCR検査陽性者は出なかった。

調査参加者は入隊7日目と14日目に、非参加者は14日目に全員がPCR検査を受け、約2％が検

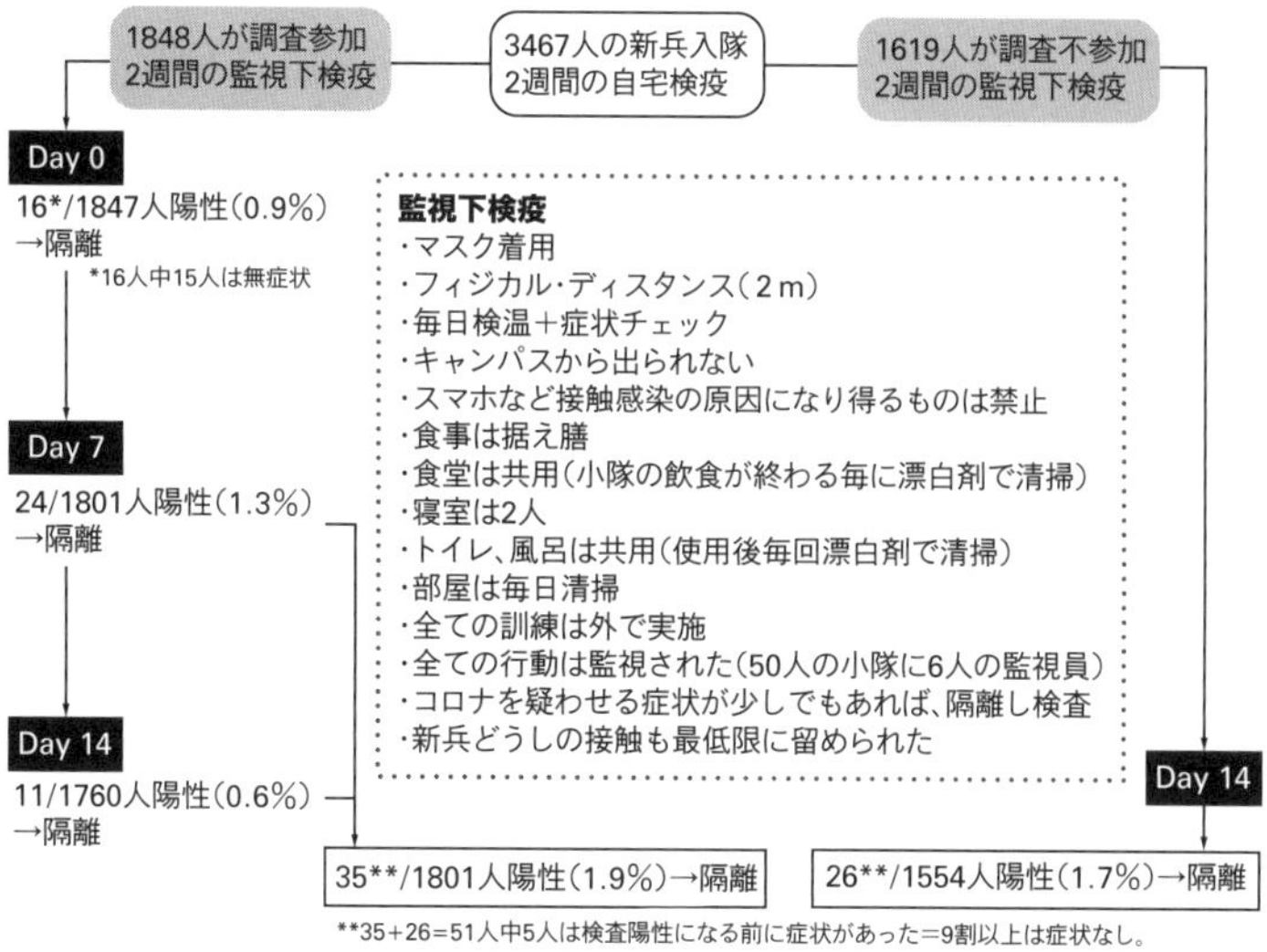

図 1-34 海兵隊新兵研修（ブートキャンプ）で、厳しい監視下でどの程度感染拡大を抑えられるかの実験を行った。日々の症状チェックから新型コロナ感染を疑い PCR 検査で診断できた人はいなかった。ルームメイトでの感染が多く、クラスターの発生は同じ小隊内であった。

査陽性であったが、ほとんどのものは無症状であった。少なくとも以下のシナリオが考えられる：入隊したときにはすでに感染していたが、しばらくしてウイルスが増えPCR検査が陽性になった、あるいは、入隊時のPCR検査が偽陰性であり、のちに陽性になった。上記陽性者から二次感染した。このようにどんなに厳しい個人でできる感染対策を実施しても、集団生活においては感染拡大をゼロにすることはできない。マスク、手洗い、距離をとる、毎日の検温など、どんなに注意していても罹ってしまうことはあり得るということだ。よって感染患者を非難するべきではない。

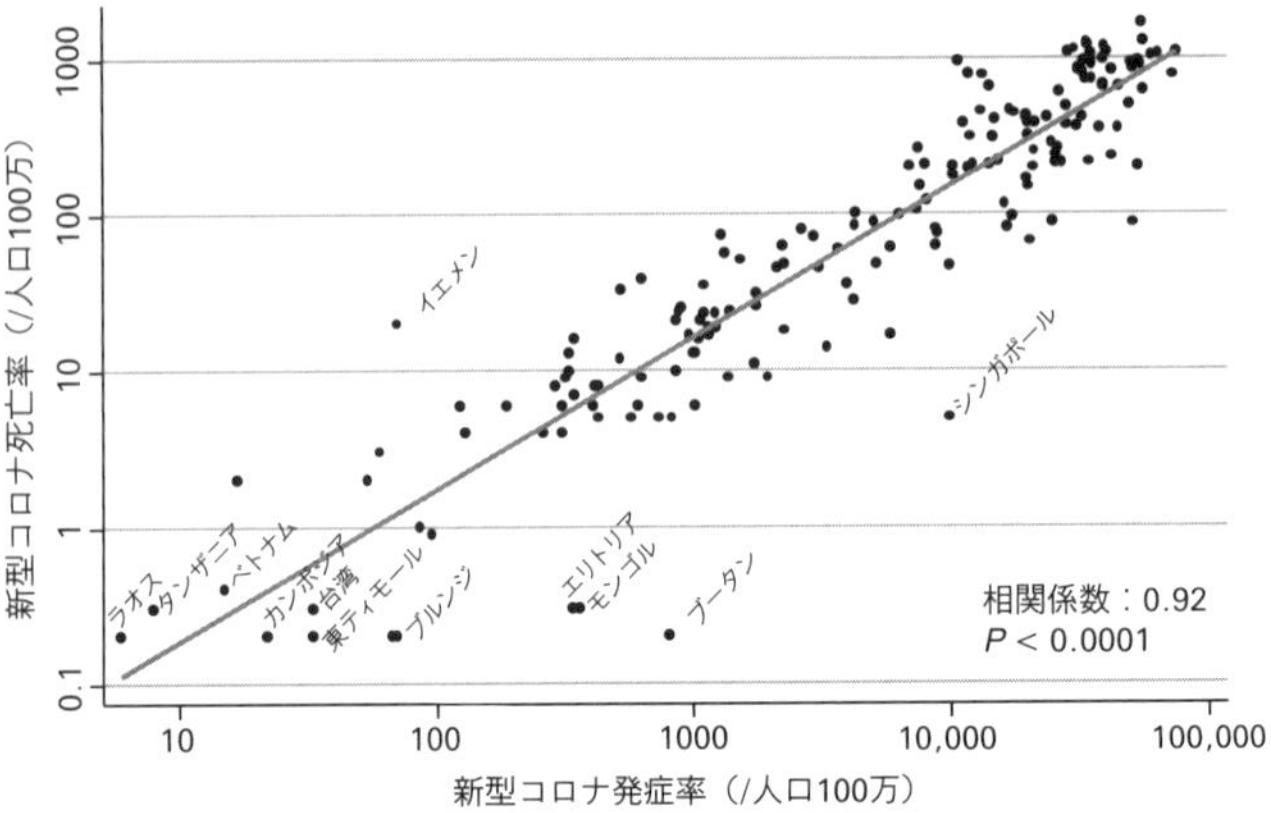

図１-35　発症率と死亡率の関係を示す散布図

保育園児の感染リスク：濃厚接触しても感染リスクはきわめて低い

２０２０年７月から10月にかけて、東京都港区内の保育園において職員ないしは園児がＰＣＲ検査陽性となった園が10施設あった[112]。陽性者が職員の場合は園内でマスクを外して会話、あるいは会食した場合、園児の場合は同じクラスの園児や、おんぶなど近距離で接触した職員を濃厚接触者とした。その結果、職員18名、園児61名が濃厚接触者と判断された。そのうち職員18名、園児46名が検査を受けたが、職員１名のみが陽性だっただけであった。この職員は昼食時に職員から感染したと推定された。また陽性であった園児も家庭内での感染であった。よって、十分な感染予防対策を行うことにより、園児がマスクをしていなくとも、保育園内での園児への感染リスクは低いと思われた。

患者数を減らすことが死亡率を減らすことにつながる

いろいろなデータを示したことで読者を混乱させて

しまったかもしれない。そこで最後にもっとも重要なグラフ、177か国の発症率と死亡率の関係を示したい（**図1－35**）。両者は相関係数0・92できわめて強い相関を示した。頻度は多くはないが患者の一定割合が重症化し、その中の一部が死亡する。この事実を踏まえれば当然予想はできるが、臨床医学において相関係数が0・9を超えることはめったにない。ということはどこの国においても、患者数を減らす努力をすることが最終的には死亡者数を減らすことになる。

第2章
感染症数理モデルから考える新型コロナ対策
——人流を減らす、十分な換気、PCR検査陽性率を下げる

ピカソは、「芸術は私たちに真実を気づかせてくれる嘘である」といった。感染症数理モデルも複雑な感染症拡大と収束のメカニズムを私たちに簡単に理解させてくれる嘘である。感染症対策は実効再生産数（1人の感染者が平均何人に感染させるか）を1未満に抑えることである。実効再生産数は「1回当たりの感染率：p」「1日に1人が接触する人数：n」「他者に感染させ得る日数：d」という三つの因子の積で決まる。

「p」を小さくすることは「3密」を避け、マスクや手洗いが該当する。「n」はまさにソーシャル・ディスタンスをとることで、テレワークの実施などにより人との接触回数や時間を減らすことである。人流をパラメータにできるかもしれない。「d」についてはPCR検査を徹底的に実施し、新型コロナに感染している人を早期に診断・発見し、早期に隔離することができれば下げることができる。

よって、緊急事態宣言を出して人流を止めることが感染拡大を止める唯一の方法ではない。「p」

「n」「d」の三つの積で決まるので、さまざまな場面で工夫すれば感染拡大阻止と経済活動維持のバランスを取ることは不可能ではない。以下、もう少しくわしく解説したい。

1　感染症数理モデルの基本：私たちに真実を気づかせてくれる嘘

基本再生産数 R_0

まずは感染が広がる様子をもっとも単純なモデルで説明する。ある新興感染症に罹患した生徒が、その感染症にまったく免疫を持たない小学生クラスに入ってきたとしよう（**図2－1**）。

このように、ある感染症に対して免疫を持たず感染・発症し得る人をsusceptible（S）と呼び、図では白で表現した。単純化のため、この感染症は熱を伴い、発熱している期間だけ感染させることができると仮定する。

感染症を他者（S）に感染させ得る状態をinfectious（I）と呼ぶ。図では灰色で示した。よってこの単純モデルでは患者＝感染者（I）と設定している。そして解熱したら感染させないし、免疫を持つので再感染することもないと仮定した。このような状態を免疫〔resistant（R）〕と呼び、黒で表した。これは数理モデルの中でももっとも単純なものでSIRモデルと呼ばれる。

最初の患者〔インデックス・ケース（患者①）〕は隣の席の生徒1人（患者②）にうつした。この生徒はさらに2人に感染させた。そのうち1人（患者③）は誰にも感染させていないが、もう1人（患者④）は別の1人（患者⑤）に感染をうつしている。そして感染は1週間のうちに**図2－1A**のように広がった。

39人中10人が感染しているので発症率は25・6%だ。次に、個々の感染者が平均で何人に感染させたかを計算する。患者⑦〜⑩はまだ発症したばかりで、この先、何人に感染させるかはわからない。そうすると、感染の機会は全部で6回。それぞれの機会に何人に感染させたかを数えて合計する。

(1+2+0+1+3+2)/6=1.5

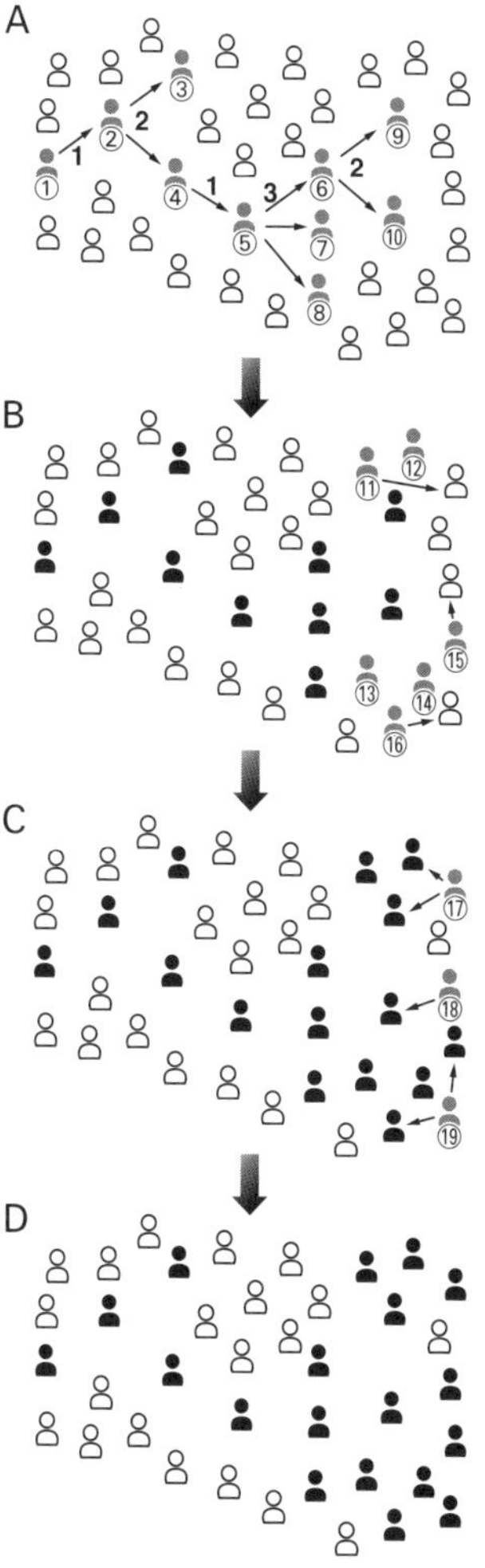

図2-1　感染拡大のイメージ。最初の1週間での感染伝播（A)、次の1週間での感染拡大（B)、3週目の1週間での感染状況（C)、4週目（D)。

この1・5は基本再生産数（R_0：アール・ノウと発音）と呼ばれる。このR_0の定義は以下だ。

「ある感染者がその感染症にまったく免疫を持たない集団（S）に入ったとき、感染性期間に直接感染させる平均の人数」

R_0が大きければ感染性は強い。麻疹、百日咳などでのR_0は10〜20を超える。風疹、水痘、流行性耳下腺炎（おたふくかぜ）では5〜10。一方、インフルエンザ、SARS、エボラ出血熱などでは2〜3程度だ。新型コロナはおよそ2・68と計算された[1]。

$R_0<1$：その感染症は最終的に収束するであろう。
$R_0=1$：その感染症はその地域に留まり風土病（地方病）となるであろう。
$R_0>1$：その感染症は流行するであろう。

$R_0=1$・5なので感染は拡大するはずだ。では、翌週以降のクラスがどうなったかをみてみよう。第2週、さらに6人の患者が発生した（**図2－1B**）。

第3週にはさらに3人が発症した。しかし、この3人は誰にも感染させなかったためこの感染症は終息した。まだSは残っているが、RがIに対してあたかも壁のように立ちはだかり感染をブロックしているかのようにみえる（**図2－1C**）。これを「集団免疫」という。

まだ感染していない人を残しつつ感染拡大は停止した（**図2－1D**）。

発症人数も10人、6人、3人、0人と減っていった。免疫（R）が増えるにしたがって集団免疫が高まり、感染者数が減少するのだ。最終的にはかなりの数のSを残したまま、この感染症は終息した。別にウイルスの感染力が弱まったり、人々が手洗いうがいを徹底したりしたから感染症が終息したわけではない。そのメカニズムをもう少し詳細にみていきたい。

R_0は定義上「すべてがSのときの感染力」である。よって第2週、免疫が出現した時点でもはや基本再生産数（R_0）とは呼べない。時間tのときのRを$R(t)$と呼べば、$R(t)=R_0\times S/N$（Nは合計人数）で表される。$R(t)$がいわゆる実効再生産数と呼ばれるものだ。

なぜなら、Iの感染性はまだR_0であるが、それはIがSと接触したときの話である。では、IがSと接触する確率は？　それはS/Nである。よって$R(t)=R_0\times S/N$であり、ということは$R_0>R(t)$となる。R_0が一番大きく、時間を追うごとに$R(t)$は小さくなり、やがて$R(t)<1$となり感染症は終息する。

第2週、$N=39$、$S=23$、$R(2)=1.5\times 23/39=0.88$、第3週、$N=39$、$S=20$、$R(3)=1.5\times 20/39=0.77$。$R(t)$は1未満なので、やがて感染症は終息する。全員が感染せずに感染症が終息するのはこれが理由である。ウイルスの感染性が弱まったわけではない。一方、マスク、手洗いなどの感染対策が取られなくとも収束する。

そのため、R_0は、流行の極初期、まだ免疫を獲得した生徒数を無視し得るほど少ない状況で測定できる（どのくらいまでを初期と呼ぶのかの定義もないが、患者数が指数関数的に増加する時期のデータをとることが多い）。新型コロナではR_0は2・6とされていた。インフルエンザと同じ程度の感染力である。

実効再生産数 R(t)

感染症対策の目標はR(t)を少なくとも1未満、できれば0・5など、なるべく小さくすることである。最初の患者が発症してから、この患者から二次感染した患者が発症するまでの平均日数を5日とする。対策によりR(t)を0・5に維持できれば、5日ごとに1日に発生する患者数は半減する。たとえば、1日1000人発症していたものが、5日後には500人、10日後には250人、15日後には125人、20日後には62・5人、25日後には31人、30日＝1か月後には15人……という具合だ。R_0およびR(t)は病原微生物の特徴、宿主（人）の免疫状態や基礎疾患など、人の行動に影響を受ける。別の角度からみると、①1回当たりの感染率、②1日1人が接触する人数、③他者に感染させ得る日数の積で決まる。

①1回当たりの感染率：人との距離を2メートル程度とる、マスク、手洗い、換気を十分実施し、会話するときも密接にならないように、また人数をなるべく減らして密集を避ける、いわゆる「3密」を避けることで減らすことができる。これは1回の「接触の質」と言える。

すでに多くの日本人にはマスク、手洗い、ウェブ会議などが定着した。一方、忘れがちなのが「換気」である。もしも人流、距離、手洗い、マスクといった新しい生活様式が同じなのに患者数が増えるとすれば、換気不足を考えるべきだ。暑い夏には窓を閉め切ってクーラーをつけるし、寒い冬にはやはり窓を閉め切って暖房を入れる。換気の話はあとでまた触れることにする。

②1日1人が接触する人数：在宅勤務やウェブ会議を行うなど、いわゆる社会的距離（ソーシャ

ル・ディスタンス）をとることにより下げられる。これは接触の回数、すなわち「接触の量」である。よってRを下げるためには接触の「質」と「量」を下げることが重要だ。たとえばテレワークで人との接触機会を減らしても、夜の接待を伴う店に行って濃厚接触してしまえば元も子もない。

人との接触を完全に断ち切って誰とも会わないようにして、②がゼロの状態を最低14日（最大潜伏期間）、できれば安全圏を見込んで14日×2のおよそ1か月維持すれば、R(*t*)もゼロになり、感染症は終息に向かう。実際、2020年の4月、5月に海外で実施されたロックダウンでかなりの患者数の減少をみた。しかし、この方法は大きな経済ダメージを伴う。また1回ならばともかくとして、何度も繰り返せば人々は疲弊し、政府の指示に従えなくなるであろう。

グーグルが人流データを提供している。小売・娯楽施設、職場、乗換駅、在宅、公園、食料品店・薬局の「人流」をみることで接触回数の代用とできる。

③他者に感染させ得る日数：PCR検査で患者を早期に診断して早期に隔離することにより、この日数を短くすることができる。潜伏期間中にある人を含め患者全員を他者にウイルスを感染させる前にPCR検査で診断し隔離できれば、R(*t*)はゼロになり感染は終息に向かう。ただ新型コロナでは発症の2～3日前から感染力を有し、発症しても普通の風邪と区別がつきにくい難点がある。そのため、これをゼロにすることは不可能だろう。しかし、PCR検査を徹底的かつ効率的に実施することで、「PCR検査陽性率」は下がり、最終的にはR(*t*)を減らすことにもつながる。

R(*t*)は①②③の積で決まる。75%の人との接触を減らすことができれば、2・6のR_0を2.6×(1−0.75)＝0.65（＝R(*t*)）にまで下げることができるので、感染者数は減少に向かう。一方、人と会うとき換気やマスクなどに気を遣うことによって、接触の質が改善され同様の効果を得ることができる。

さらに積であることから、ウェブ会議を使いながら人との接触を半分に減らしつつも、人と対面せざるを得ない場合には換気に気を配るなどして感染リスクを半分に下げられれば、7割以上人との接触を減らせなくとも2.6×0.5×0.5＝0.65（＝R(*t*)）となり、同じ効果を得ることができる。

人と対面するのが仕事で接触機会を減らせない場合には、換気やマスク、アクリル板の設置など、徹底的な感染対策を実施すればよい。それでも感染することはある。そんなときは、すぐにPCR検査を受けられるシステムが重要である。

人流を減らす、十分な換気、徹底的なPCR検査で陽性率を下げる、この三つを状況に応じてバランスよく実施すれば、社会経済活動を維持しつつ感染拡大を制御できるのではないだろうか？

2　感染症数理モデルの矛盾：獲得免疫だけを考慮し自然免疫を無視している

新型コロナに対する免疫：「新型」＝「誰も免疫を持っていない」か

感染症数理モデルでは基本再生産数（R_0）を、ある感染者がその感染症にまったく免疫を持たない集団に入ったとき、感染性期間に直接感染させる平均と定義している。そして新型コロナは新たに発生した感染症なので、「誰も免疫を持っていない」と単純に考えてこの数理モデルにあてはめている。しかし、「誰も免疫を持っていない」という前提条件に問題はないのだろうか？

3月19日の記者会見で専門家会議の尾身副座長は「約80％の方は、他の人に感染させていません」といった。その理由を、たとえば残り20％の感染者が非常に社交的で、大声でしゃべるなど人に感染させやすい特性を持っていたと説明することもできるかもしれない。

SARSの際には、1人で20〜30人以上に感染させる患者（スーパースプレッダー）がいた。平均のR_0が2だとすると、ほとんどの人は誰にも感染させていなかったことになる。実際、そうであった。しかし、これはパンデミック初期、医師らがSARSという新しい感染症であると認識する前に生じた現象だ。患者を普通の肺炎と診断し、大部屋に入院させた。同じ病棟の患者や医療スタッフに感染が広がったのである。しかし、SARSという新しい感染症であることに気づいてからは個室に入院させ管理したので、スーパースプレッダーはいなくなった。

ダイヤモンド・プリンセス号のアウトブレイクにおいても、PCR検査が陽性になった人たちの8割は同室者に感染させていない。同室者は夫婦や家族で寝食を共にするなど典型的な濃厚接触者でもある被感染者側の要素は考えられないだろうか？。

新型コロナに感染した妊婦から生まれた新生児は、同室で直接母乳を与えても大抵感染しない。抗体など新型コロナウイルスに対して免疫を獲得していない状況でも、罹らない人が結構いる。この現象は、被感染者側に感染しにくい特性があると考えるほうが自然ではないだろうか？

6月初旬の日本人の新型コロナに対する抗体保有率は、東京都：0・10％、大阪府：0・17％、宮城県：0・03％だった。12月に行われた抗体検査でも、東京：0・91％、大阪：0・58％、愛知：0・54％となり、いつの間にか感染した人も含め感染者の割合は増えたものの、1％に満たない。したがって、1年たっても獲得免疫をほとんどの日本人が持っていない。つまり獲得免疫がないのに8割の人が感染しないのだ。そこで濃厚接触しても感染しないメカニズムとして、「交叉免疫」と「自然免疫」を考えた。

交叉免疫：似たウイルスに対する免疫が機能する

2009年にH1N1タイプの新型インフルエンザがパンデミックとなった。通常の季節性インフルエンザ（おおむね香港型のH3N2）であれば、高齢者のほうが重症化しやすい。しかし、2009年のときはむしろ若い人のほうが罹りやすかった。

その理由として、「30歳以下はほとんど交叉免疫を持っていなかったが、60歳以上は逆に多くが交叉免疫を持っていた」(2)ことが挙げられる。これは1970年代、H1N1タイプのソ連風邪が流行したのが要因と考えた。ソ連風邪に対する免疫を持っている人は、まったく同じではないにせよH1N1タイプの2009年に流行った新型インフルエンザにも交叉免疫を発揮して罹りにくかったと推測される。

コロナウイルス感染は、子どもの風邪の10〜20%を占めるといわれている。子どもたちやその親、あるいは小児科医は常にコロナウイルスの感染に曝露されている。そのため、交叉免疫を持っていて新型コロナにも罹患あるいは重症化しにくいかもしれない。

インフルエンザウイルスは遺伝子の変異を起こしやすく、毎年微妙に違うので、頻繁に罹る人もいる。しかし、違うとはいっても大部分は同じなので交叉免疫が働きやすい。乳幼児や小児はまだ人生が短いのでインフルエンザに罹った回数も少なく、よって成人よりもやはり罹りやすいだろう。しかし、交叉免疫が成り立つのであれば、年を重ねれば重ねるほど諸々の感染症に罹患し免疫を獲得していくのであるから、新型コロナに乳幼児や小児がもっと罹りやすくてもよいはずだ。ところが新型コロナでは乳幼児も含めて小児では圧倒的に感染しにくいし、感染しても重症化しにくい。この点、交叉免疫だけでは説明が難しい。自然免疫は考えられないだろうか？

自然免疫：人体に備わった防御機構

私たちが暮らす環境中にはウイルスやら細菌、カビなどのさまざまな微生物が存在している。しかし、だからといって私たちはそう易々と病気になるわけではない。その理由は自然免疫があるからである。

獲得免疫は、たとえば麻疹や風疹に罹ると生涯罹らない。これは免疫がウイルス表面にある抗原を記憶し、そのウイルスが侵入してきても抗原に特異的に接着する抗体などを反応させることによって、ただちに撃退してくれるからである。

ところが、自然免疫のメカニズムがわかってきたのは比較的最近のことだ。２０１１年のノーベル生理学・医学賞は自然免疫に関する研究で、アメリカ・スクリプス研究所のブルース・ボイトラー、フランス・ストラスブールにある分子細胞生物学研究所のジュールズ・ホフマン、アメリカ・ロックフェラー大学のラルフ・スタインマンの3氏に贈られた。

感染症数理モデルの考え方は、イギリス・インペリアル大学のロイ・アンダーソン博士とアメリカ・プリンストン大学のロバート・メイ博士によって『ネイチャー』誌に掲載された論文[3][4]で発展を遂げた。よって感染症数理モデルの考え方が定着したあとに、自然免疫が発見されたことになる。

ウイルスはその設計図であるRNAかDNAを持ち、その周囲は膜で包まれたきわめて単純な構造をしている。新型コロナはRNAを持つ。人の細胞の中にもRNAは存在するが、ウイルスのRNAとは大きく異なる。そのため生体内の免疫細胞はウイルスのRNAを容易に検知することができ、他の免疫細胞にウイルスの侵入を知らせるシグナルを送る。このメカニズムは、RNAウイルスに限らずDNAウイルスや細菌などに対してもあてはまる。

獲得免疫はウイルスなどに対して特異的に働くのに対して、自然免疫はその人が初めて感染したウイルスであっても、あるいは人類にとって初めての新興感染症であっても非特異的に働き、強い炎症に至る前にウイルスを排除してくれる。自然免疫は新生児から高齢者まで基本的に全員が持っているものだ。ただし、高齢になるとこの自然免疫の反応が鈍くなる[5]。一種の老化現象だ。

「新型コロナでは獲得免疫というよりは、とくにこの自然免疫が主体となってウイルスの感染を防御し発症を抑えている」と私は仮説を立てた。自然免疫は小児で強く、逆に高齢になると反応が鈍くなると仮定すれば、小児に少なく、高齢になることで発症・重症化しやすくなることが説明しやすい。新生児がもっとも罹りにくいとすれば、なおさらであろう。新生児が感染するとしたら母からだ。母が感染するということは、少なくとも新型コロナウイルスに対する免疫を母は持たないということだ。であれば、胎盤や母乳を介して母から児へ免疫が移行するとしても、児もやはり新型コロナに対する特異的な獲得免疫を持たない。それでも新生児が罹りにくいとすれば自然免疫で説明するしかないだろう。

もしも獲得免疫が効くようなら、新型コロナに罹患し回復した人の血漿を輸注すれば症状が改善するはずだ。なぜなら抗体が十分含まれるからである。しかし、ランダム化臨床試験で効果がないことが示された[6]（のちに、抗体価の高い血漿を発症後72時間以内で軽症のうちに75歳以上の高齢者に輸注すると重症化しにくいことが示された[7]）。これらのエビデンスは、新型コロナ感染に対して、獲得免疫も一定程度役割を担うが、やはり自然免疫が主体ということを示唆している。

自然免疫に関してはまだ不明な部分が多い。しかし、自然免疫はＢＣＧなどによって強化できた[8]り、過去の感染を記憶できるという説も出ている[9]。

3　第一波感染流行曲線：緊急事態宣言と人流の変化はどう影響したか？

Never theorize before you have data. Invariably, you end up twisting facts to suit theories instead of theories to suit facts.（データを得る前に理論化してはいけない。さもなくば、あなたはファクトから理論を導き出すのではなく、ファクトを捻じ曲げて解釈し無理やり理論にあてはめることになる）

――シャーロック・ホームズ

シャーロック・ホームズの作者、コナン・ドイルは医師でもあった。私が研究者として常に肝に銘じている考え方だ。仮説と理論を混同してはいけない。研究ではしばしば仮説どおりにならないし、仮説とは逆の結果にさえなることもある。常識にとらわれず、先入観を排除する。そうしたときはじめてデータは困難を乗り越えるためのヒントを私たちに見せてくれる。

緊急事態宣言：人と人との接触機会を最低7割、極力8割削減してください

4月15日、厚生労働省のクラスター対策班の専門家の1人は、感染症数理モデルで「全く対策をしない場合、累計で約41万8000人が亡くなる」との試算を記者会見で公表した。「感染者が増えれば重症者や死者が増える」として「人との接触の8割減を1か月は徹底してほしい」と強調した(10)。

先に説明したように自然免疫を多くの人が持つのであれば、感染症数理モデルの「ある感染者がその感染症にまったく免疫を持たない集団に入ったとき」という前提条件が崩れてしまう。感染症数理モデルは複雑な感染症拡大のメカニズムを単純化できる点はよいが、これを使って死亡者数を予測するべきではないと私は思う。

しかも、緊急事態宣言を発出した4月7日も、この記者会見を行った4月15日も、すでに1日の患者発生数はかなり減少していた。このことを政府は知っていたのだろうか？　それとも、そのことを知らずにこの重大な会見を行ったのか？

緊急事態宣言前後の発症日ベースの流行曲線を検討する（**図2－2**）。1月15日に日本の第1例目が報告される(11)。その後、新型コロナは武漢からのツアー客、その人たちと接点のある日本人に限

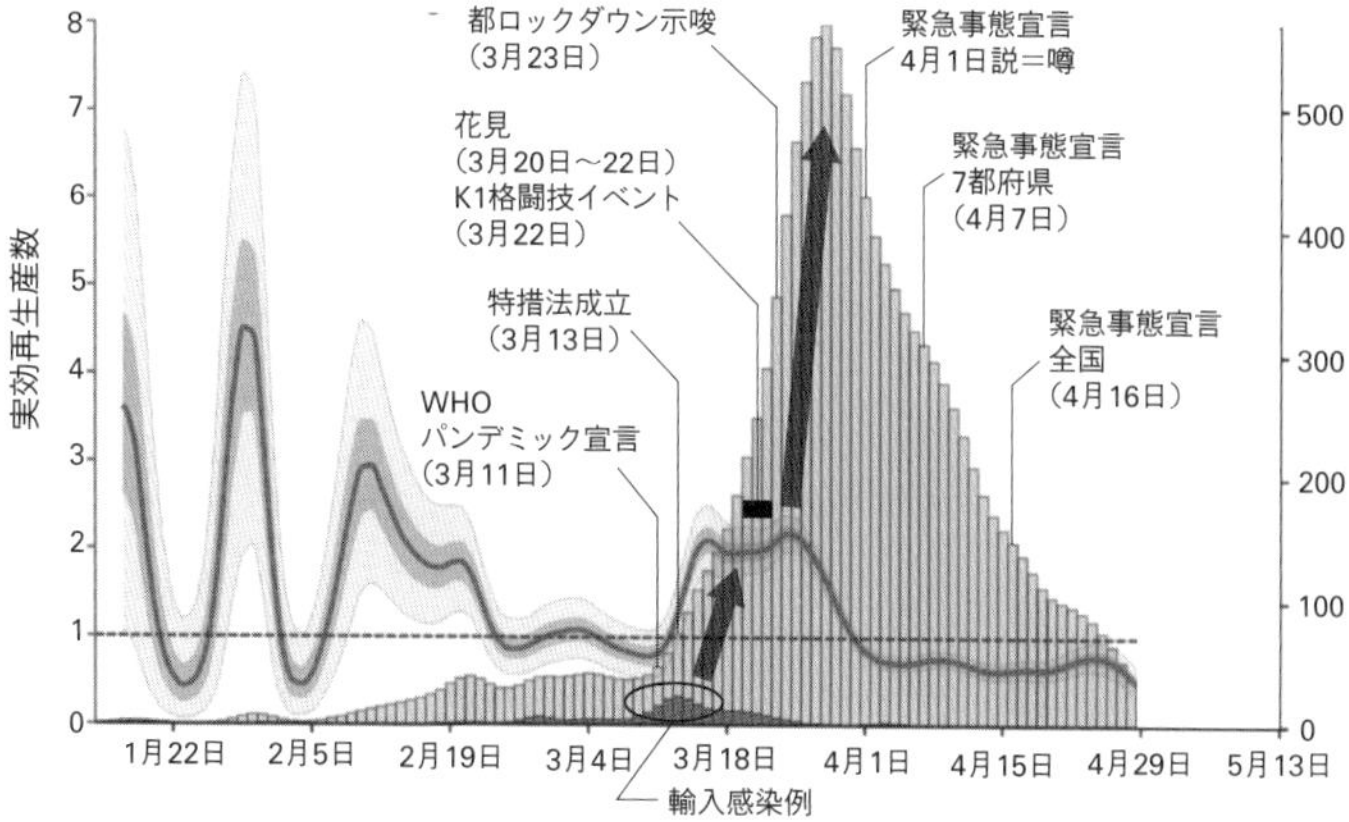

図2－2　日本の発症日による感染症流行曲線。厚労省のホームページ（https://www.mhlw.go.jp/content/10900000/000630600.pdf）の図に緊急事態宣言の日などを加えた。

られていた。それもそのはずで、1日にできるPCR検査件数が限られていたため、武漢とつながりのある人に限定して検査が実施されていたからである。そのため、武漢がロックダウンされ、ツアー客がなくなってからは、表面上日本国内は落ち着いているように見えた。

しかし、決してそうではなかった。中国以外からの観光客が、あるいは学生が春休みに海外旅行をしてウイルスを持ち込むケース、いわゆる輸入感染例が増えてきた。この輸入感染例は感染力を増したD614Gである（「はじめに」参照）。そして、春分の日の3連休、満開の桜につられて多くの人が出かけた。またK1格闘技イベントが開催されるなど、政府によるイベント自粛の要請が効いているとはとても言い難い状況だった。

その後、国内外の患者が急増し、3月11日にはWHOがパンデミック宣言、13日には特措法が成立するなど、まさに「風雲急を告げる」状態だった。そして23日の小池百合子東京都知事の「ロックダウン」発言。さらに「4月1日に緊急事態宣言が発出されるのではないか？」という噂。3月後半、人々の不安はマックスに達していた。

3月28日をピークに、それ以降患者発生数は急速に減少していった。「ロックダウン」発言があったのは3月23日。新型コロナの平均潜伏期間（感染から発症までの期間）は5日。28引く23は5でぴったり計算が合うではないか。日々の報道で患者数が急速に増える様をみて、ロックダウン発言も重なって、人々の行動は大いに変貌した。私はそう推理した。

7都府県[12]に緊急事態宣言が発出されたのは4月7日だ。発症日ベースでみたときの感染ピークから10日も経っている。この日の前後で患者数の減少スピードに大きな変化はない。ということは、緊急事態宣言の発出によって患者数が減少に転じたわけではないことを示唆している。

曲線は実効再生産数であり、これが1を下回ると、感染者数は減少に転ずることはすでに説明した。緊急事態宣言より前の3月31日から1を下回っており、緊急事態宣言が発出されたあともほぼ同じレベルである。

緊急事態宣言は最初7都府県であったが、4月16日に全国に拡大された。「まったく対策をしない場合、累計で約41万8000人が亡くなる」との試算を記者会見で公表した翌日である。これに関しても、患者発生数の低下するスピードを加速したということはなかった。また実効再生産数も1を下回っており落ち着いていていた。

緊急事態宣言が患者発生数に歯止めをかけたわけではない。人々が日々の患者報告数をチェックし、自ら行動を変えた、これが患者数減少にもっとも効果があった。私は、そのように考える。

【コラム】矛盾

令和3年1月7日、菅義偉首相は1都3県に対して2回目の緊急事態宣言を発出し、1.飲食店の20時までの時間短縮、2.テレワークによる出勤者数7割減、3.20時以降不要不急の外出の自粛、4.スポーツ観戦、コンサートなどの入場制限を要請した。[13] 飲食店に時短要請する根拠として以下の理由を述べた。

「その対象にまず挙げられるのが、飲食による感染リスクです。専門家も、東京で6割を占める経路不明の感染の原因の多くは飲食が原因であると指摘されています。今回の宣言に当たり、飲食店については20時までの時間短縮を徹底します」

感染経路が不明なのにその原因の多くが飲食であるとなぜわかるのか? 矛盾を感じた国民も多かったのではないか。仮に飲食が原因だったとしても、20時までの時短にすれば収まるのか? かえって開店時間中に客が集中すれば逆効果なのではないか? 法律で過料金を課すための根拠はどこにあるのか? その科学的根拠があまりにも希薄なのではないか? 多くの飲食店は感染拡大しないように努力している。それなのに飲食店を悪者にする物言いは〝分断〟を招くだけだ。

「最近の1都3県における感染者の半分以上が30代以下の若者のみなさんです。こうしたみなさんは、感染されても多くの場合、重い症状が出ることはありません。しかし、若い方々への感染がさらなる感染拡大につながっているという現実があります。どうかみなさんの御両親や祖父母、御家庭、友人など、世代を超えて大切な命を守るために御自身のことと捉えていただいて、行動をお願いしたい、このように思います」

30代以下が感染者の9割ならいざ知らず、半分ということは40代以上も半分ということになる。これも飲食店と同様に若者を悪者にしている。すべてではないかもしれないが、多くの若者は感染を拡大させないように気を使っている。

これを連日夜の会食をしていた首相、銀座のクラブをはしごする議員が所属する自民党が発言しても国民の心には響かない。悪役をつくって〝分断〟するのではない。困難なときだからこそ〝結束〟を呼び掛けるべきだ。日本だけに限ったことではないが[14]、国民はいい加減パンデミックで疲れている。

感染症流行曲線：実効再生産数、新規発症者数、死亡者数の順に動く

感染症疫学において流行曲線を描くことは基本中の基本である。なぜなら、今の対策が有効なのか無効なのかがわかるからだ。WHOから自治体までPCR検査陽性報告日で流行曲線をホームページなどで示している。しかし、流行曲線は報告日ベースではなく発症日ベースで描くこと、これもまた基本中の基本である。

発症してから報告されるまで数日の遅れがある。発症してからすぐにPCR検査を受け診断を受けるものもいれば、亡くなってから診断結果が返ってくる場合もある。発症日は体の反応のため純粋なパラメータである。休日でも平日でも同じように発症する。

一方、報告日には社会的なバイアスがかなり混入するため不正確だ。患者さんがいつ医療機関を

受診したか？　熱が出てすぐに受診したのか、それとも明日には解熱するだろうと思いながら7日経っても解熱しないので受診したのか？　医師がいつ疑って検査をしたか？　検査室の込み具合で結果が返ってくるまでに時間がかかったか？　週末病院や検査室が休みで検査件数が減るといった、多くの臨床医学以外の要素も入ってくる。週明け月曜、医療機関受診者が増える。その日検査した結果は水曜にわかる。自治体、そして国にデータが集約されるまでに1日かかるとして、週明け月曜の状況が木曜に反映される。1週間の中でも木曜に患者報告数がもっとも多いのはそんな理由だ。

医学において正しく診断できなければ正しく治療できない。感染症対策も同じだ。感染の流行状況を正しく診断できていないのに、適切なタイミングで適切な対策を打ち出すことはできない。またその対策がどの程度感染制御に役立ったのかもわからない。この点、きわめて重要だ。なぜなら人の命と生活の両方がかかっているからだ。

患者さんが医療機関を受診したとき、いつからどのような症状があるか問診する。そして医師が必要と判断したらPCR検査を実施する。そのためPCR検査結果が陽性だったことを伝えると同時に発症日なども一緒に報告することは可能なはずだ。新型コロナウイルス感染症対策分科会が公表したHER-SYSの発症日による流行曲線では、2021年1月5日頃がピークで、以後減少している。[15] 1都3県に緊急事態宣言が発出されたのが1月7日、7府県が追加されたのが13日だ。減少し始めるのが先で、宣言があとである。1回目のときと同じパターンだ。病院の逼迫を受けての判断かもしれない。しかし、自宅待機患者が8000人など大勢いることを考えると、あまりにも遅すぎた。1回目の緊急事態宣言が解除された5月以降、秋冬の患者数増加を見据えて各重症度

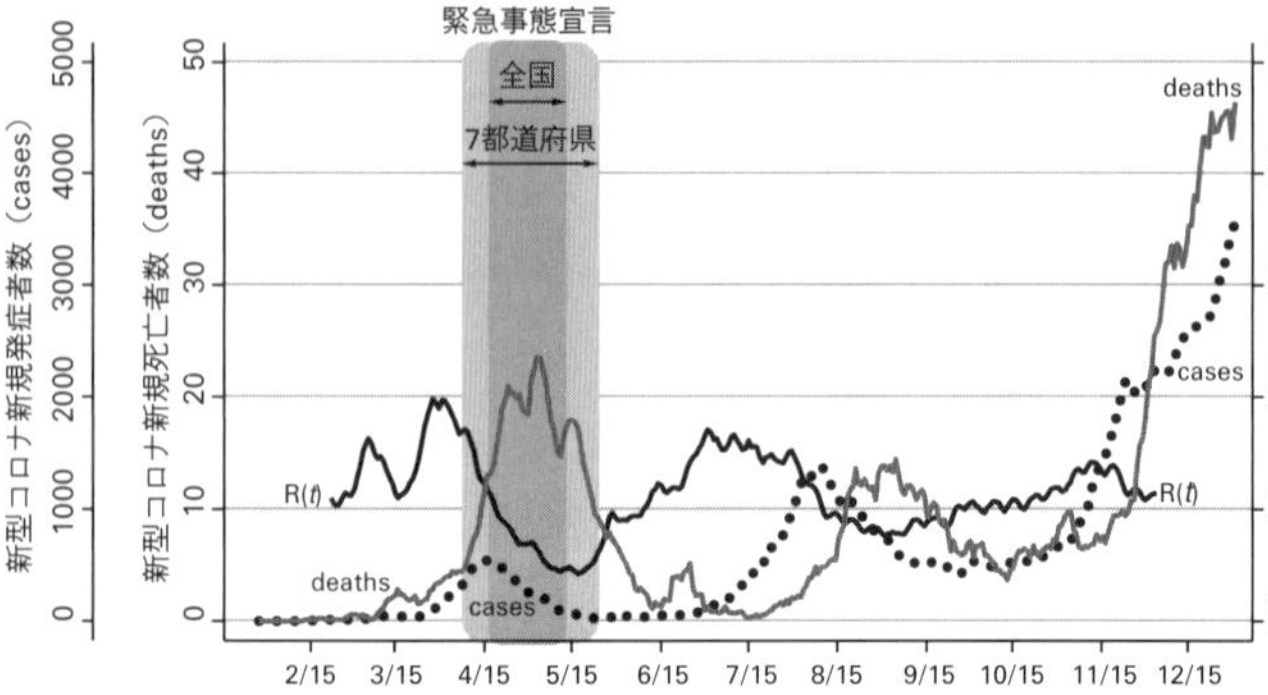

図2－3　日本の新型コロナ新規発症者数（点線）、死亡者数（灰色）、実効再生産数（実線）の関係。OurWorld（https://ourworldindata.org/coronavirus）のデータより構築。

に応じた病床数確保と、医師、看護師、保健師などの人材確保に奔走するべきだった。

実効再生産数（R(*t*)）、報告日ベースの新型コロナ新規発症者数（cases）、死亡者数（deaths）の関係を時系列で示した（**図2－3**）。最初に1人が何人に感染させるかを示す実効再生産数が上昇する。発症してから数日経ってPCR検査陽性となり報告されるため、新型コロナ新規発症者数の曲線は実効再生産数の曲線より位相が遅れる。そして診断がついて入院し、だいたい数日してから重症化、人工呼吸器で管理するも、一部の患者さんは亡くなる。そのため、新型コロナ新規発症者数の曲線より死亡者数曲線のピークはおよそ3週間前後遅れる。

実効再生産数は緊急事態宣言の発出（4月7日）前の3月28日をピークに翌日から減少し始めている。そして5月14日、緊急事態宣言の一部（39県）の解除後より増加に転じた。

一方、新型コロナ新規発症者数の曲線は緊急事態宣

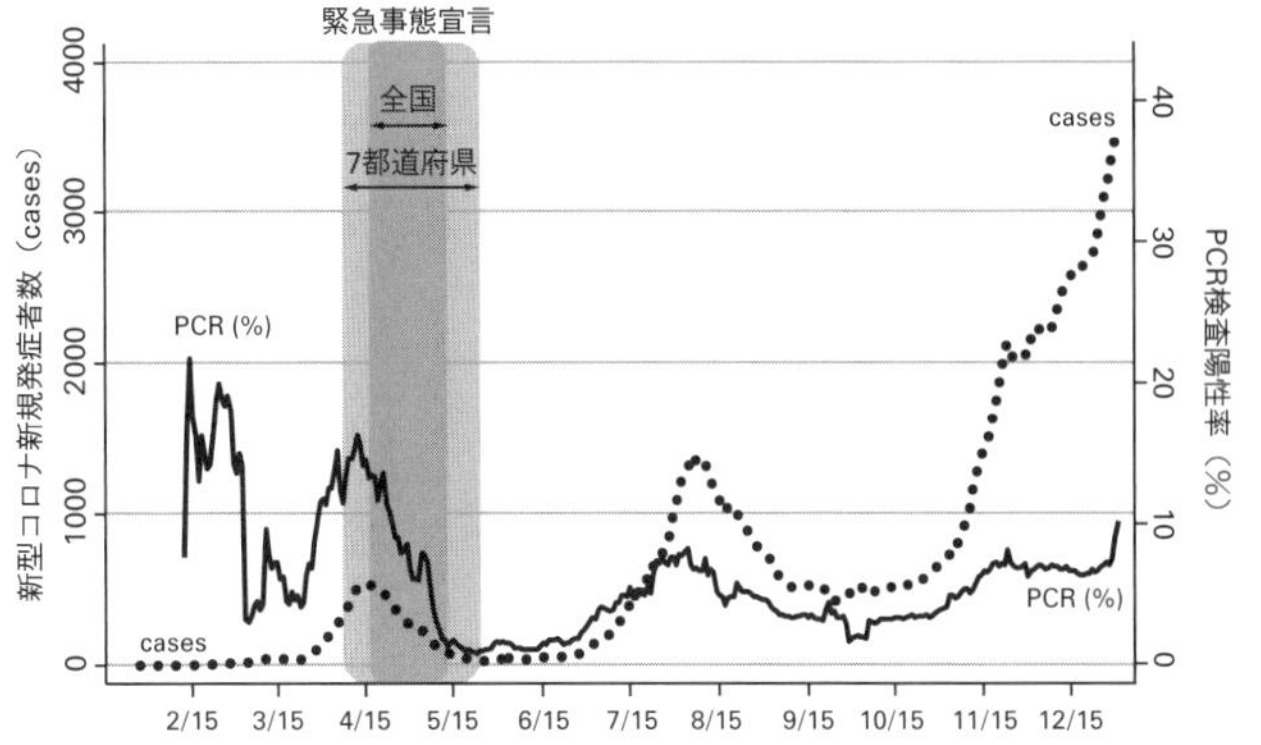

図2-4　日本のPCR検査陽性率（実線）と新型コロナ新規発症者数（点線）の関係。

言発出後から下がり始めているが、この曲線で政策の効果を判定してはいけない。先に述べたとおり、本来は発症日ベースの流行曲線で評価するべきである。このような政策実施は経済への影響がきわめて甚大なため、決断には最新かつ理にかなったデータ分析が重要だ。

夏に実効再生産数は再上昇している。しかし、この時期Go Toトラベル・キャンペーンを中止したわけではなかったが、8月中ごろには1を下回る。しかし9月後半に1を超えジリジリと上昇を続けた。しかし、12月に入って1・1〜1・2の間をフラフラしている。

PCR検査陽性率と発症者数の関係を時系列でみた（**図2-4**）。患者数のピークとPCR検査陽性率は同期しているのがよくわかる。とくに2月中はPCR検査数が限られていたため患者数が少ない割には陽性率が高い。一方、PCR検査体制が充実してくると軽症者もとらえられるようになるため、患者数は増えても陽性率はさほど上昇しない。秋冬患者数が増えてもP

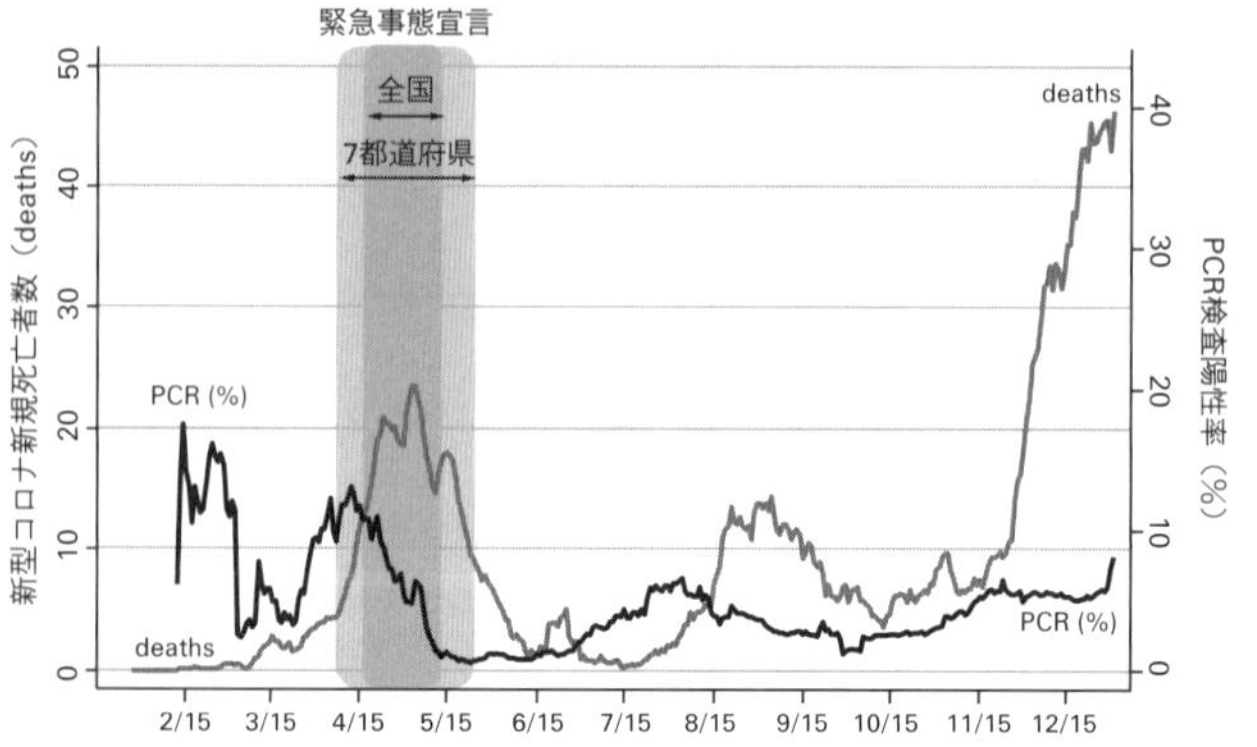

図２－５　日本のPCR検査陽性率（黒）と新型コロナ死亡者数（灰）の関係。

ＣＲ検査陽性率があまり連動していないのは、検査体制がかなり充実した証拠であろう。

次に、ＰＣＲ検査陽性率と死亡者数の関係を時系列でみた（**図２－５**）。ＰＣＲ検査陽性率のピークは死亡者数のピークより１か月程度先にくる。そして４月、ＰＣＲ検査陽性率ピークは高く、それに連動して５月の死者数のピークも高かった。一方８月、９月、ＰＣＲ検査陽性率ピークはさほど高くはなかったが、それに連動して死者数のピークも比較的低めに留まった。ところが、11月、12月はＰＣＲ検査陽性率に比して死者数が急増している。第６章とも関係するが、冬には肺炎が重症化しやすい。これは新型コロナに限った話ではない。グラフにはないが、１月３日の陽性率は30％で、１か月後の死者数は１１８名と最高値を記録した。

行動変容と流行曲線：緊急事態宣言が発出される前から人流は減っていた

人々の行動変容の感染拡大に及ぼす影響は、発症日べ

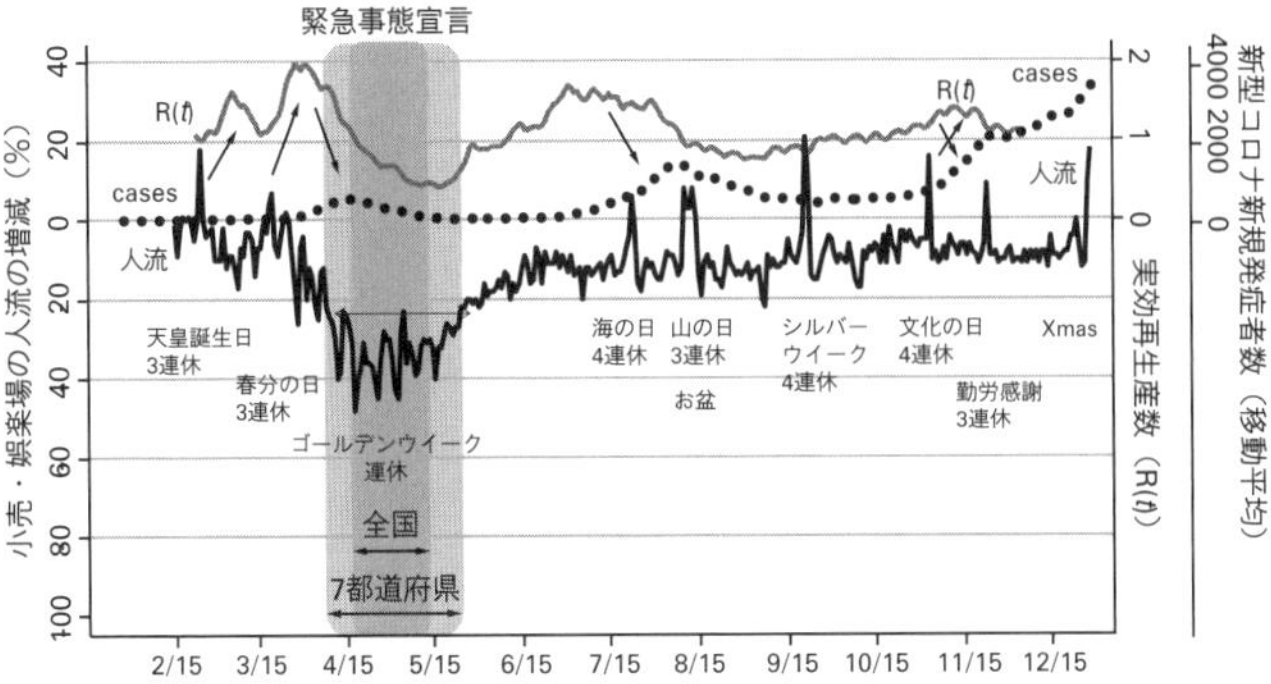

図2-6　小売・娯楽場の人流の増減と実効再生産数と新型コロナ新規発症者数の時系列変化。矢印は実効再生産数の増減と連動して患者数も増減する様子を示している。

ースの流行曲線で判断するのがよい。しかし、数値としてこれを入手できなかったため実効再生産数の変化と報告日ベースの流行曲線で代用する。人流の変化はグーグル[16]（2月15日から12月29日まで）、実効再生産数はOur World in Data[17]（1月26日から1月1日まで）の提供するデータを用いた。さらに統計ソフトStataを用いて独自にグラフ化した。

まず、小売・娯楽場の人流の増減の影響をみた（**図2-6**）。2月23日（土）、24日（日）、25日（天皇誕生日）の3連休が最初のヤマをつくった。そして3月20日（春分の日）、21日（土）、22日（日）の3連休が第二のヤマをつくった。3月28日がピークで実効再生産数が1・98に達しているが、その後より下降を開始。この下降は、緊急事態宣言が発出される4月7日の9日も前から減少に転じている。

これは国民が日々の患者報告数を意識して、緊急事態宣言発出前から行動変容を起こしたことに起因するであろう。そして小売・娯楽場への人流は4月18日にマイナス48と底をつく。ゴールデンウィーク中、4月29日（昭和の日）はマイナス30％、30日（木）もマイナス30％、5月1日（金）はマイナス35％、2日（土）はマイナス43％、3日（日）マイナス45％、4日（みどりの日）マイナス28％、5日（こどもの日）マイナス23％、6日（振替休日）マイナス36％と、8日間の平均はマイナス34％であった。これにより5月17日に実効再生産数が0・43で最低値を記録した。

その後ジリジリと上昇し、緊急事態宣言を解除される25日、実効再生産数は0・66となっていた。しかし、PCR検査陽性者数は21人と最低値を記録した。実効再生産数は6月9日に1を超え、7月1日に1・71でピークに達しているが、7月中は1・5前後で高止まり状態が続き、患者数も高めであったが、8月10日に1を切り、お盆の8月15日には0・95、8月31日には0・77と第二の底をうつ。しかし、秋以降ふたたびジリジリと上昇に転じ、シルバーウィークの4連休を経て9月25日に1を超える。文化の日の3連休を経て11月20日の実効再生産数は1・48であった。勤労感謝の3連休でさらに上昇した可能性はあるだろう。

3月、4月の人流の減少は感染拡大阻止につながった。少し遅れて実効再生産数も低下し始めているからである。緊急事態宣言が解除されると、急速に人流がマイナス10％前後まで戻った。このことが6月から7月にかけての実効再生産数の増加、ひいては7月、8月の患者数増加につながった。大阪府は6月30日に通天閣、東京都は7月2日にレインボーブリッジを患者数増加の警告として赤く照らし出した。しかし、その後人流ベースラインは微減程度で、Go Toトラベル・キャンペーンも継続された。ブレーキとアクセルを同時に踏んだ格好だ。ところが、実効再生産数の減少、続けて起こる患者数の減少というよい結果につながった。この現象は、人流、すなわち「接触の量」が大きく減少しなくとも、換気の徹底、手洗い、マスクの励行など「接触の質」を改善し、PCR検査体制の充実により患者数の増加を抑えることができることを証明している。

ところが9月より実効再生産数は徐々に増加し、11月になると患者数も増加した。9月以降人流のベースラインも徐々に増えたことは見逃せない。そして連休には夏までの反動か、大勢が秋の旅行を楽しんだ。Go Toトラベル・キャンペーンもこれを後押ししただろう。ダイエットもそうだが、生活習慣を大きく変える、楽しいことを断つのはだいたい3か月、せいぜい半年が限界である。ましてや飲食店や娯楽に関係した事業を展開する店舗は生活がかかっているので、1~2か月間が休業の限界なのではないか? 都市部で家賃の高い場所、自転車操業状態なら1か月でも厳しい。国民の我慢の限界も十分考慮に入れ、短期と中長期の対策は異なるアプローチであるべきである。

11月、12月と患者数が増え始め、北海道をはじめとする病院でクラスターが発生するようになった。これらのことが連日ニュースになると、12月に入り、小売・娯楽の人流は微減し、ほぼ1割減で安定した。その結果、実効再生産数が1・1程度で安定、患者数は高止まり+微増状態である。この状態が長引けば医療は崩壊する。

人流の増減と流行曲線

小売・娯楽場以外の場面での、人流の増減と実効再生産数の推移と流行曲線はどうなっているであろうか。①食料品店・薬局、②公園、③乗換駅、④職場、⑤在宅率の五つでみることにしよう。

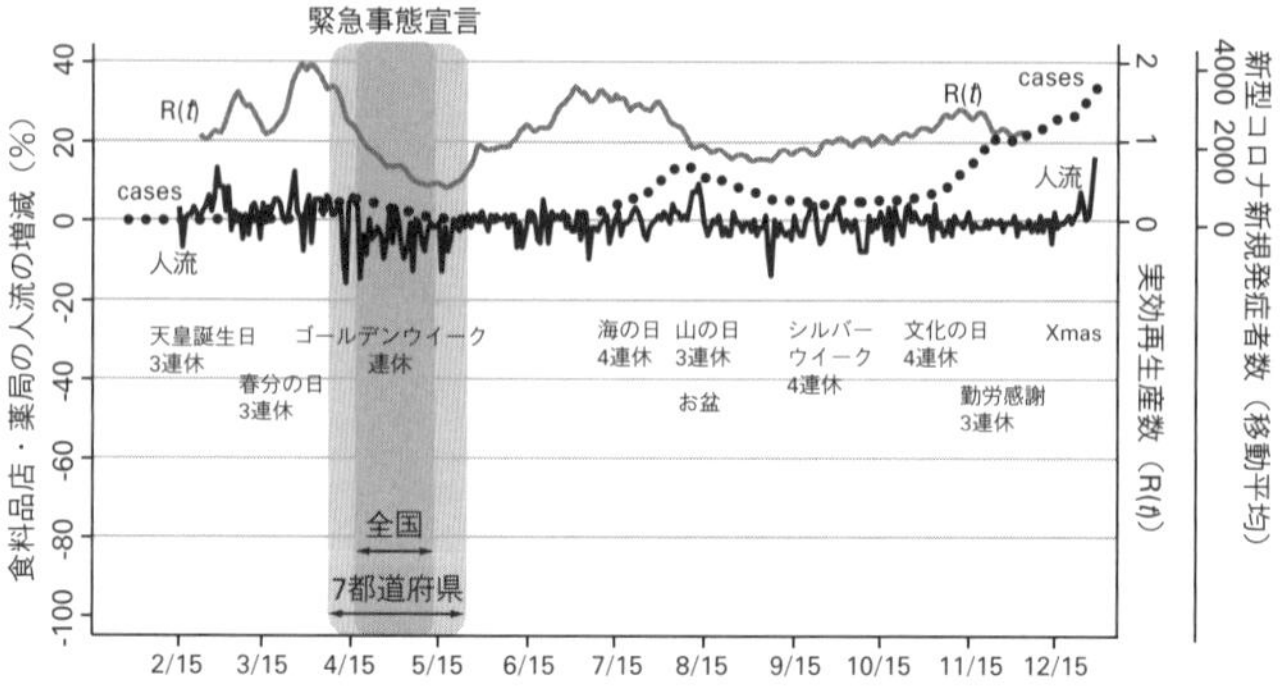

図２－７　食料品店・薬局の人流の増減と実行再生産数と新型コロナ新規発症者数の時系列変化。

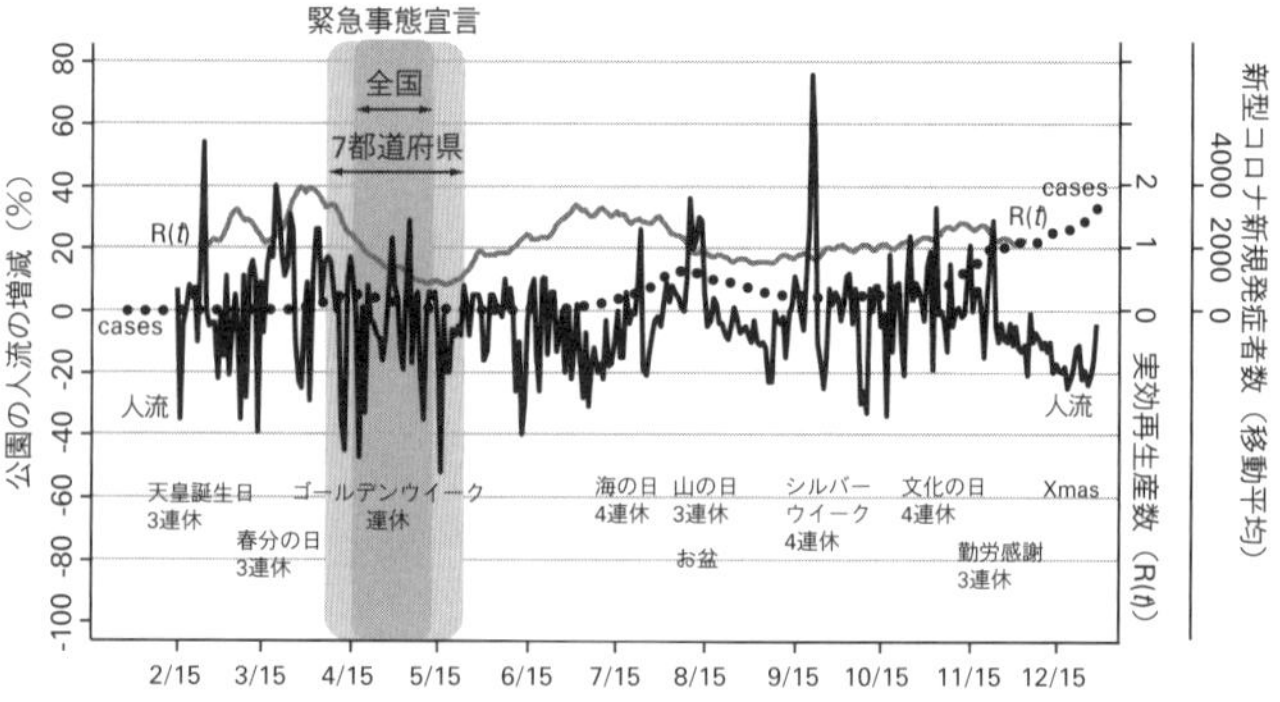

図２－８　公園の人流の増減と実行再生産数と新型コロナ新規発症者数の時系列変化。

①食料品店・薬局（**図２－７**）：日本では食料品店・薬局での買い物に関して、とくに自粛を要請しなかったので、人流の変化はほとんどみられなかった。唯一、小池都知事のロックダウン発言直後に食料品店・薬局に人が買いだめに走ったためか、一過性の増加をみた。それとは関係なしに感染は拡大したり縮小したりしている。よって、食料品店・薬局を制限

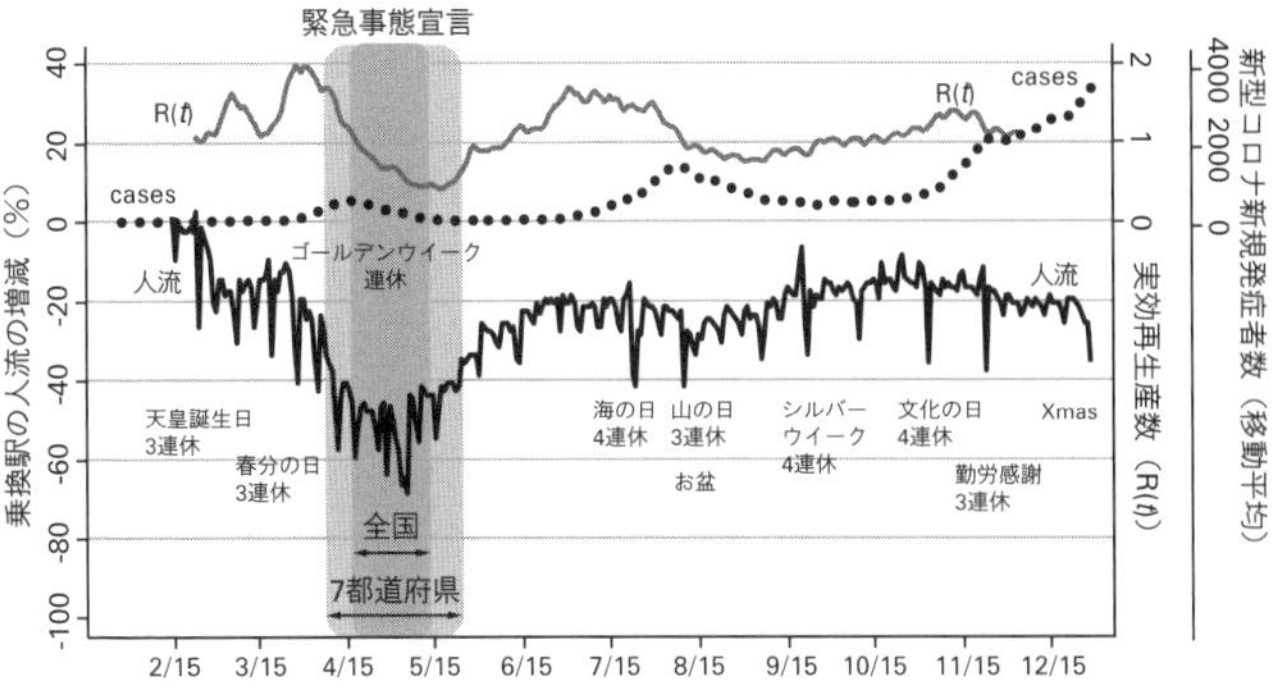

図2－9　乗換駅の人流の増減と新型コロナ新規発症者数の時系列変化。

することは無意味であろう。

②**公園**（**図2－8**）：日によって人流の振れ幅が大きい。これは天気などにもよるのではないか？　雨が降れば人流が減るだろうし、快晴の休日には公園の人流が増える。天皇誕生日や春分の日3連休のあとは感染が増えているが、このころはまだマスクをしていない人もいたし、花見のときは飲食がつきものだ。外とはいえ感染リスクは上がったのだろう。一方、夏の山の日3連休とお盆、シルバーウィーク4連休のあとは感染拡大していない。やはり外の公園で、飲食を伴わないものであれば感染は拡大しないと考えてよいのではないか？

③**乗換駅**（**図2－9**）：乗換駅の減少は安倍首相が「学校一斉休校」を発表してから始まった。共稼ぎ家庭では親のどちらかできるほうが子どもの面倒をみるため、急遽テレワークなどに切り替えたのではないか？　このタイミングで乗換駅の人流が減少している。3月後半、人流は少しずつ戻りつつあったが、小池都知事のロックダウン発言があり、冷や水をあびせられたような形で人流はさらに下がっ

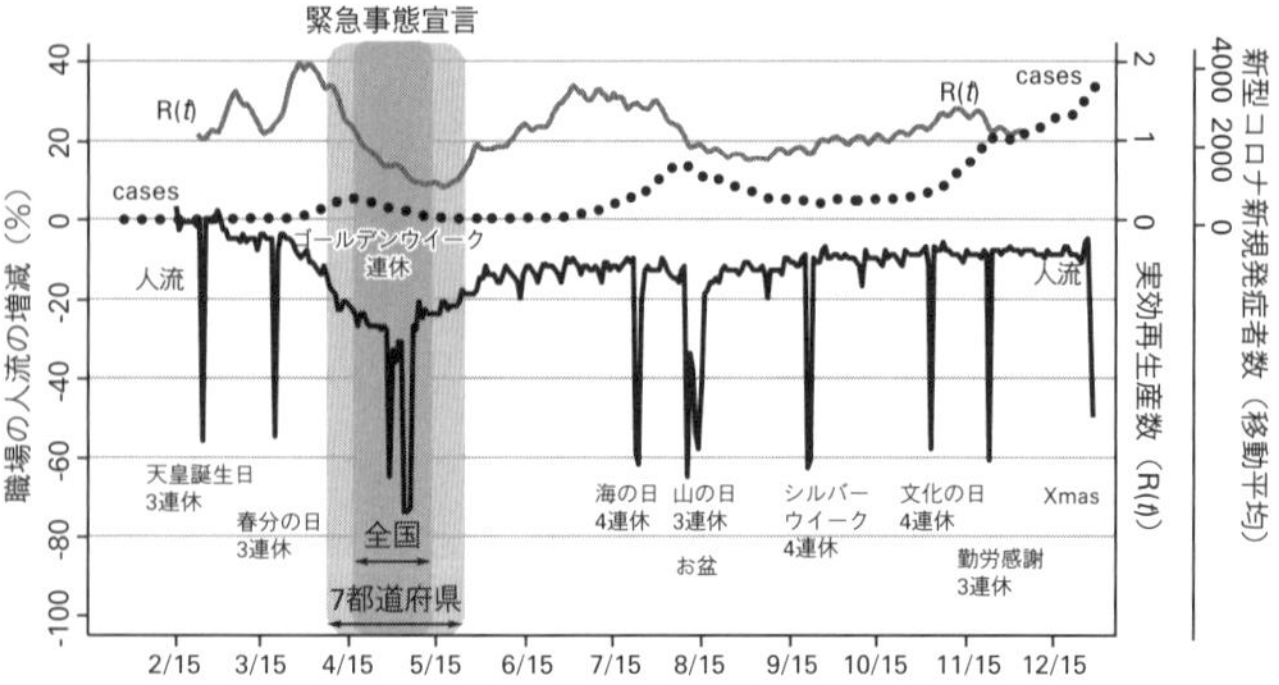

図２−10　職場の人流の増減と新型コロナ新規発症者数の時系列変化。

ていった。それと並行して、あるいは数日遅れで実効再生産数も低下し始めている。緊急事態宣言が発出される前のことだ。ゴールデンウィークのころ底をつき、緊急事態宣言が解除される前から徐々に増えていった。９月以降は２割減で安定しているが、基線はわずかに増減している。それに実効再生産数も連動しているように見える。乗換駅人流の変化はその後の感染状況を占ううえでよいパラメータとなるであろう。

④**職場**（**図２−10**）：連休時は職場にくる人の数が激減するが、普段は週末も含めて職場に足を運ぶ人が多いのには驚いた。全体的に職場出勤が１割程度しか減っていない。乗換駅と同様に職場の人流が６月以降ほぼ安定しているのに、感染はアップダウンしており、出社することが感染拡大に悪影響しているとは考えにくい。これは、会社側でもこまめな換気やウェブ会議にするなど、社内で工夫している結果なのではないかと思われる。

⑤**在宅**（**図２−11**）：職場に出社する割合が減るのと同期して在宅が増えている。そして緊急事態宣言が発出される前から在宅率が増え始め、ゴールデンウィーク中がピークとなり、

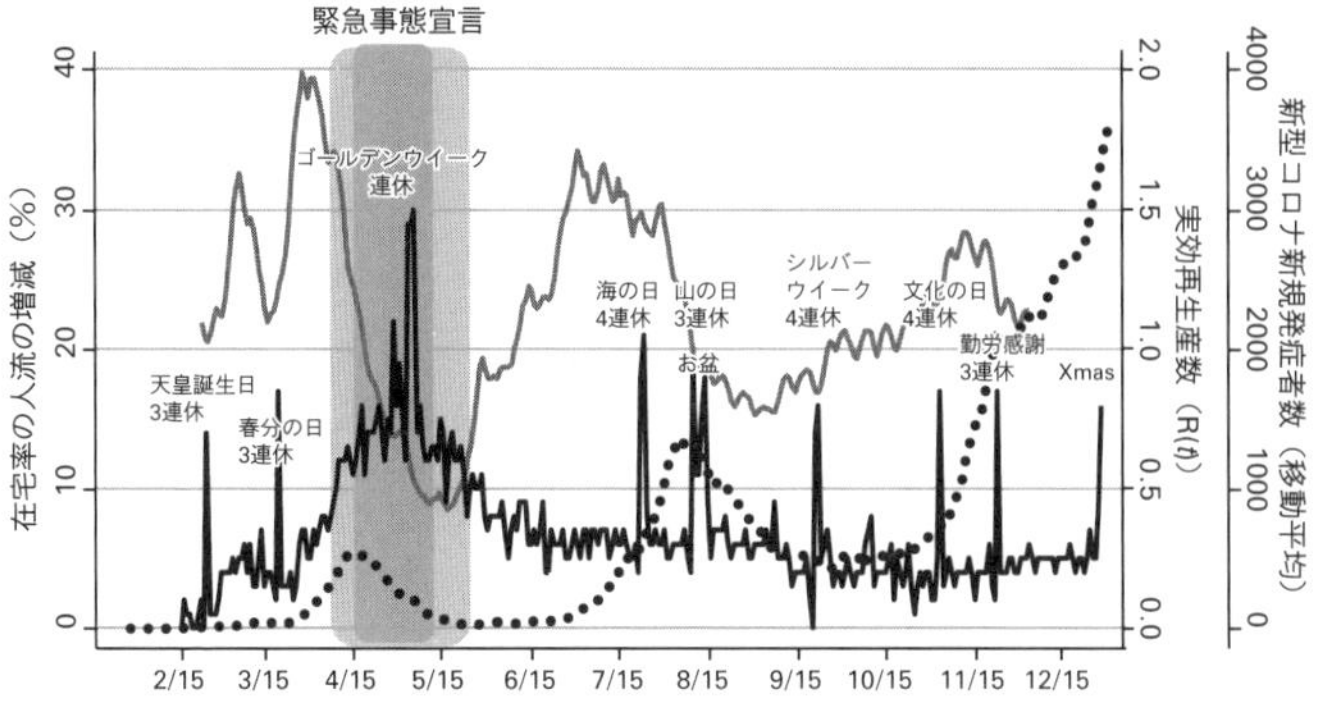

図 2-11　在宅の増減と新型コロナ新規発症者数の時系列変化。

解除される前から減り始めている。連休中は在宅率が上がるが、夏以降、在宅率は5％増し程度で安定している。最近の感染増減にはあまり寄与していない。

10か月半の行動変容と感染の関係をみてきた。ゴールデンウィーク中、職場への出勤が瞬間的に7割以上減少した。しかし、中央値でみると小売・娯楽、乗換駅が1割、職場が2割減った程度であった。

緊急事態宣言中も政府の「最低7割、極力8割削減を1か月」という要請には、はるかに及ばなかった。しかし、緊急事態宣言前から国民の行動変容は始まっていた。そして、感染拡大は欧米諸国に比べればよくコントロールされていた。

また夏から秋にかけては人流がほとんど変化していないにもかかわらず、一時感染拡大傾向を見せるも収束していった。人流が変わっていないのに感染が収束傾向を示したということは、換気やウェブ会議、マスク、手洗いの徹底など「接触の質」を変えることにより感染拡大に歯止めをかけたとみるべきだろう。さらに、PCR検査や抗原検査が民間企業も含め広く実施されるようになったこともあるだろう。

感染拡大を制御したのは政府ではなく国民の自助努力だったと私はみている。しかしすでに国民の忍耐も限界だ。2021年の緊急事態宣言でも「テレワーク7割」という政府の要請がまた出されたが、人流や在宅率が初回ほど減っていない。しかし、それにもかかわらず日々の感染者数は減っている。2020年はGoToキャンペーンが実施されアクセルが踏まれた状況であったがこれが停止されたことで、また連日医療の逼迫状況が報道される中で、国民の意識はアクセルからブレーキに変化した。この意識の変化が国民の行動変容につながり、良い方向に導いたのであろう。

4　感染流行曲線の推移：換気が影響した？

秋まではタクシーに乗車すると窓は開いていた。しかし、12月に入ってからは閉め切りのタクシーが増えたのに気づく。手洗い、マスク、距離を置いて並ぶといった新しい生活は、国民の間に定着したと思う。換気はサービスを提供する側の意識であるが、あまり重要視していないように個人的には感じられる。

換気といえば「コラム　ニンニク臭の原理」を思い出していただきたい（第1章参照）。私は第三波のきっかけは、寒くなってきて皆窓を閉め切っているのが原因の一つなのではないかと考えている。

ボストンで4年半ほど生活したときに驚いたことがある。冬は最高気温が零下のことも多い街だ。

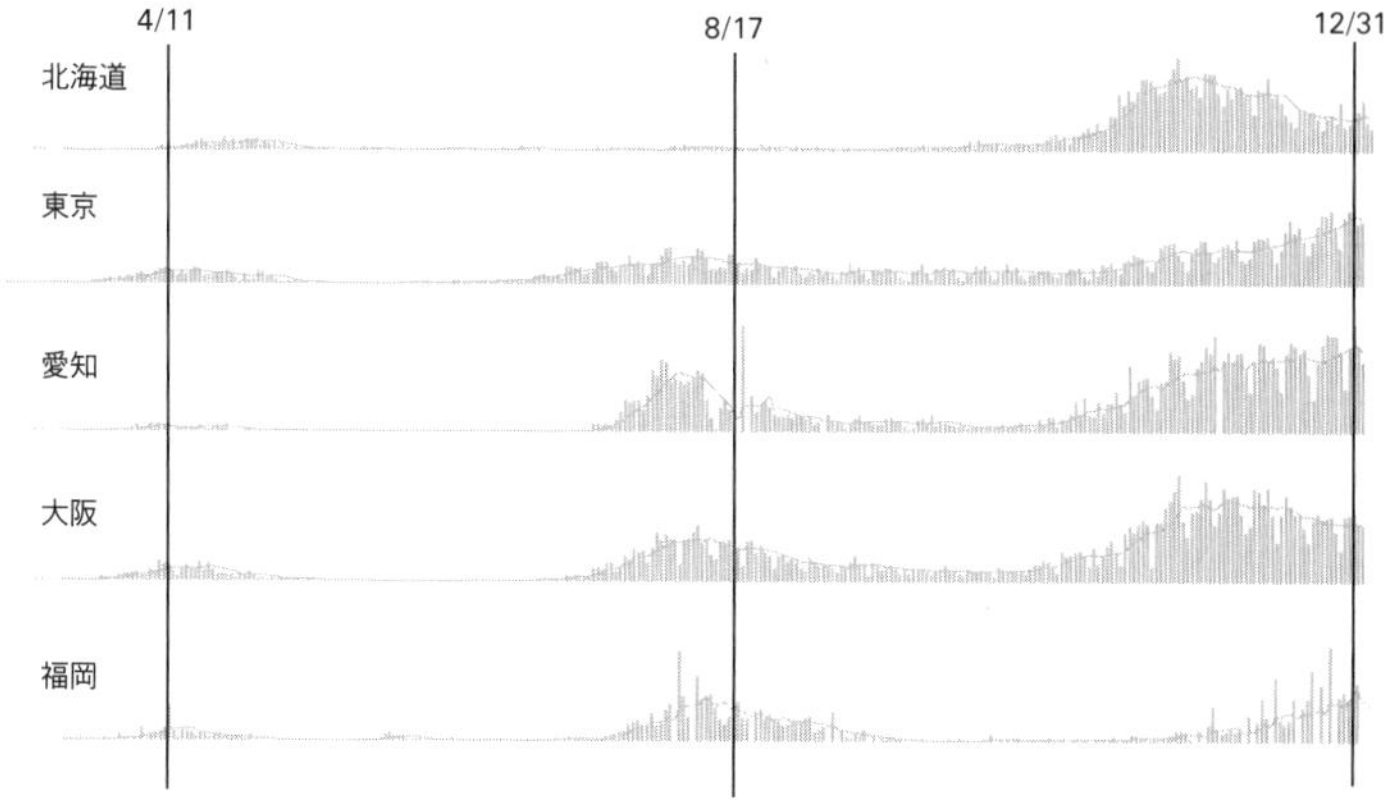

図2-12　繁華街を持つ5都道府県の流行曲線。東洋経済オンライン「新型コロナウイルス国内感染の状況」制作：荻原和樹（https://toyokeizai.net/sp/visual/tko/covid19/）のグラフを独自に組み合わせて作成。

極寒の地なので建物の窓は二重窓で気密性が高い。一方、建物の中は暖房が十分効いている。そこで何に驚いたかというと、建物の中ではTシャツと短パンなど夏の恰好で薄着なのだ。「寒い土地の人は寒がりだ」というパラドクスの発見だった。

日本の5都道府県：北海道は第二波がなく福岡は第三波が遅れた

北海道には札幌―すすきの、東京には新宿―歌舞伎町、愛知には名古屋―栄、大阪―ミナミ、福岡―中洲と繁華街がある。このような繁華街を抱える都市では感染の火が常にくすぶり、コロナ根絶を難しくしている。

上記繁華街を持つ5都道府県の流行曲線を示す（**図2-12**）。東京、愛知、大阪では春の第一波、夏の第二波、秋冬の第三波が見られているが、北海道は第二波がなく福岡は第三波が遅れて始まった。

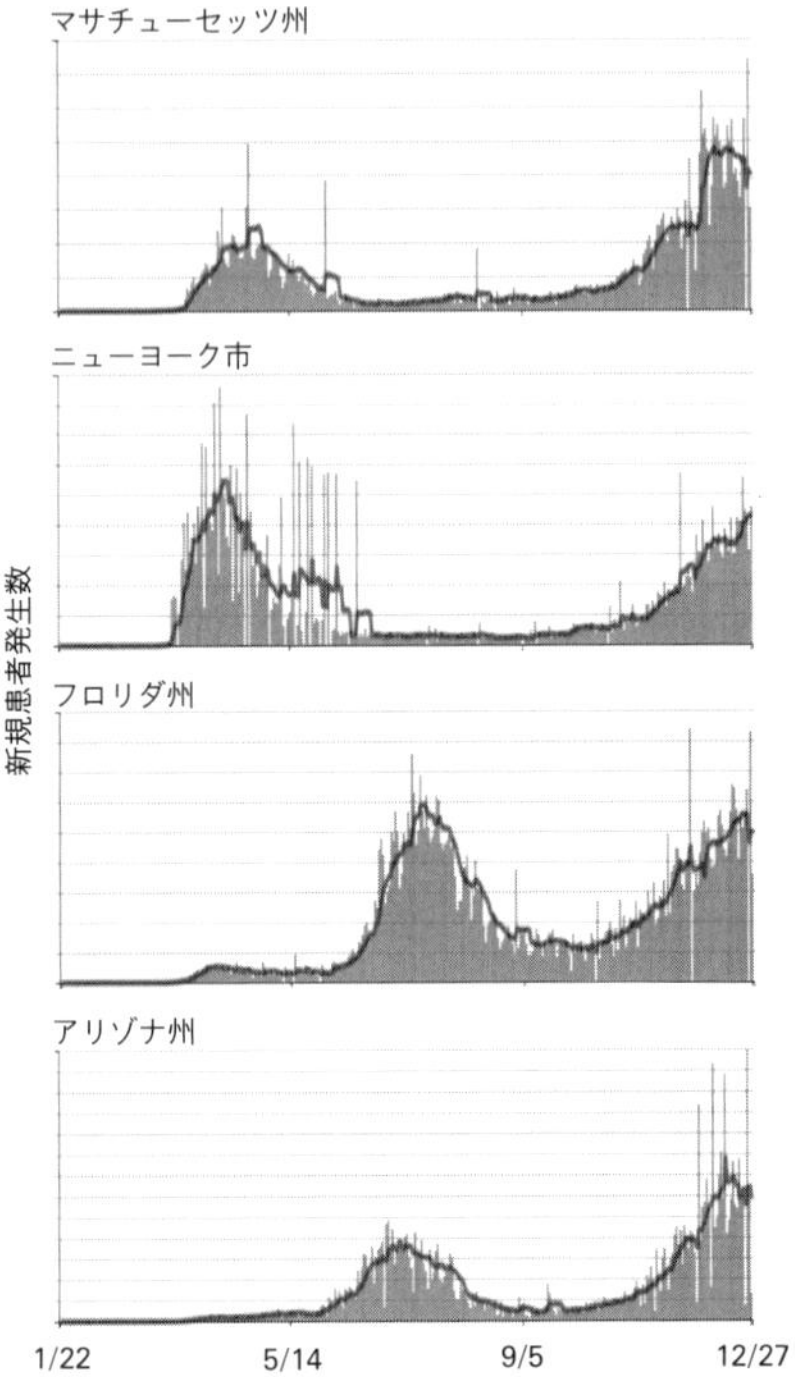

図 2−13 アメリカ北部、南部の流行曲線。CDC ホームページ（https://covid.cdc.gov/covid-data-tracker/#trends_dailytrendscases）よりグラフを組み合わせて独自に作成。

北海道では夏は涼しいので、窓を閉め切ってクーラーをつける必要はない。逆に冬は一番先に寒くなり窓を閉め切って暖房を入れる。一方、福岡では夏暑いので窓を閉め切ってクーラーを入れる。逆に12月でもまだ比較的暖かいので窓を閉め切って暖房をつける必要がない。東京、愛知、大阪では窓を閉めて夏はクーラー、冬は暖房を入れる。

人々の人流が変わらない、マスクや手洗いも習慣になった、できる人はテレワークをしてソーシャル・ディスタンスをとっているのに第三波がきた。だとしたら、やはり換気が他の条件よりも際立って重要なのではないだろうか？

もちろん気温や湿度など気象条件の影響もあり得る。しかし、インフルエンザとは違って夏にも流行している。またインド、ブラジルのような熱帯地域でも流行する。南アフリカは変異株が発生したということもあって、夏でも患者数が急増している。このような状況を鑑みると、気象条件の直接的な影響よりは、窓を閉め切って冷暖房を入れるといった間接的な影響が大きいのではないかと考えた。

アメリカでも冬は寒く夏は涼しいマサチューセッツ州とニューヨーク市、逆に夏暑いフロリダ州とアリゾナ州を選んで流行曲線を比較した（**図2－13**）。前2者では春と秋冬にピークがあるが、後2者では夏と秋冬にピークがある。やはりアメリカ北部と南部の流行季節の違いは、日本の状況と同じメカニズムで説明できるのではないだろうか？　すなわち、北部では春まだ寒いので窓を閉めて暖房を入れ、夏は逆に涼しいので窓を閉め切ってクーラーを入れる必要がない。逆に南部では春は適温で窓を開けていても寒くないが、夏は暑いので窓を閉め切ってクーラーを入れ、冬は暖房を入れるのではないか？　日々の生活の中で何気なく行っている換気が、じつは感染流行に重大な影響を与えているのではないだろうか？

【コラム】シンガポール・タントクセン病院は換気を徹底させてＳＡＲＳを封じ込めた

私がなぜ換気の徹底を重視するかという点について説明したい。ＳＡＲＳは２００３年、香港を発端に中国やベトナム、シンガポール、台湾などの国々に広がった。新型コロナと違って市中感染はなく、院内感染が中心であった。

2012年、シンガポールがどのようにSARSを封じ込めたのかを知るために、とくにもっとも多くのSARS患者を受け入れたタントクセン病院に行った。丘の上に立つホテルのように立派でゴージャスな病院であった。そこでしばらく担当者を待ったが「そこではない」という。坂を下って5分くらい歩いたところに、伝染病センターはあった。

平屋の古い病院が1棟、それ以外はプレハブやコンテナハウスが置かれていた。アメリカのモーテルや震災時の仮設住宅のようなイメージだ（**図2-14上段**）。しかし、SARS患者をここで診るようにして院内感染を制御することに成功したというのだ。外廊下でとても病院とは思えない。コンテナハウスは日本からの

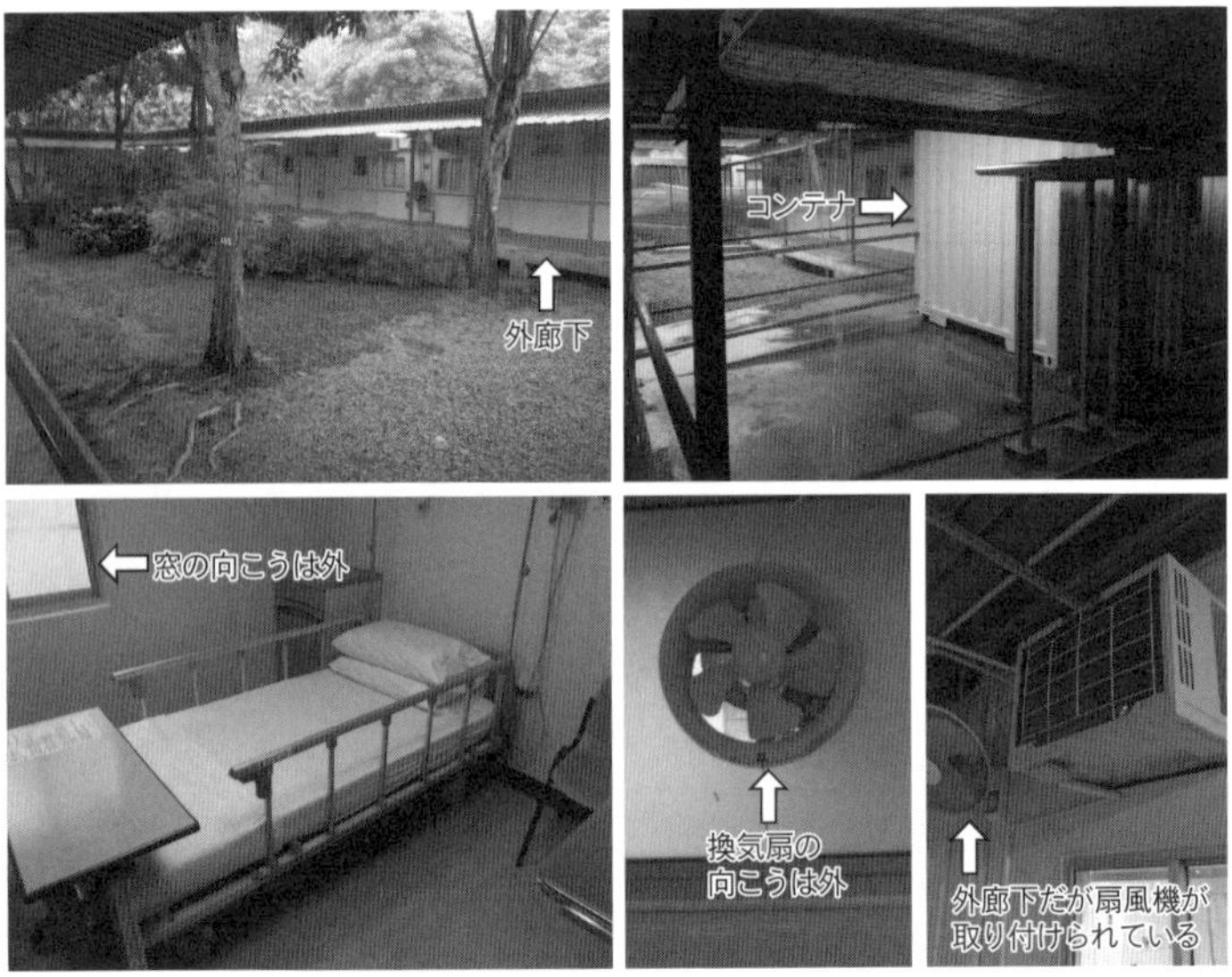
外廊下
コンテナ
窓の向こうは外
換気扇の
向こうは外
外廊下だが扇風機が
取り付けられている

図2-14　シンガポール・タントクセン病院の伝染病センター。

寄贈だそうだ。

部屋にはトイレとシャワーが完備されていた。またファンがついていて、窓を開ければ外なので2方向から風を入れることができ換気は完璧である（**図2－14下段**）。クーラー用に室外機も取り付けられていた。

本書執筆中の12月初旬、北海道旭川市で吉田病院と旭川厚生病院の院内クラスターが発生し医療体制を圧迫している。厚労省の発表では院内クラスターの発生が10月に31件だったが、11月には105件と3倍以上に増加している。この調子だと12月はさらに増えるかもしれない。

病院では診察のとき脱衣するため窓も閉め切っていることが多い。シンガポールのタントクセン病院でも126人の大規模な院内クラスターが発生した。大勢の医療関係者も犠牲になった。おそらく阿鼻叫喚の状態であったろう。そのとき下した結論が「換気」であり、外廊下につながる病棟の新設であったのだ。

シンガポール政府は、またいつかSARSは発生するだろう、そのときには同じ轍《てつ》は踏まないようにと、タントクセン病院の隣に330床の国立感染症センターを建築した[18]。2019年5月にこのレガシーは完成した。新型コロナが発生する半年前だ。神の導きかと思えるくらい絶妙のタイミングで間に合ったのだ。今回のパンデミックでは、シンガポールは新型コロナ対策でもっとも死亡率を低く抑えている国の一つとなった。

5都道府県の行動変容：Go To トラベルが感染を拡大させたのか？

東京大学などの研究チームはおよそ2万8000人を対象に、新型コロナへの感染が疑われる嗅覚や味覚の異常、発熱や頭痛などといった症状があったかを調査した。その結果、Go To トラベルを利用した人は、利用しなかった人に比べ、統計上、「有症率の差」がおよそ2倍になり、Go To トラベルが感染拡大に寄与している可能性があると分析した(19)。

これに対して、西村康稔経済再生担当大臣は「これが大事な点だと思うんですけど、症状だけを聞いてますので、新型コロナの症状を持つ人が必ずしも新型コロナに感染しているわけではない。つまり、PCR検査を受けたわけではないということで、症状だけ聞いてるわけですね」などと限界点を強調した。

確かに疫学的にこの研究は問題がある。嗅覚や味覚の異常、発熱や頭痛は主観的な症状で本人にしかわからない。Go To トラベルを利用した人は利用しなかった人に比べて「自分は新型コロナに罹るリスクが高いのではないか」と不安を感じている。このような人に質問すれば、普段気にならない程度の症状もGo To トラベルを利用したあとでは、本当は新型コロナに罹ったわけではないのに、あたかも罹ってしまったときのような症状を自覚することがある。

◆北海道：Go To トラベルだけではなく、気候との相乗効果だろう

北海道は全国に先駆け知事が緊急事態宣言を発出するなど、新型コロナ対応に積極的に取り組んできた。しかし、北海道は自然が豊かで食事もおいしく人気の観光地だ。連休中、Go To トラベル

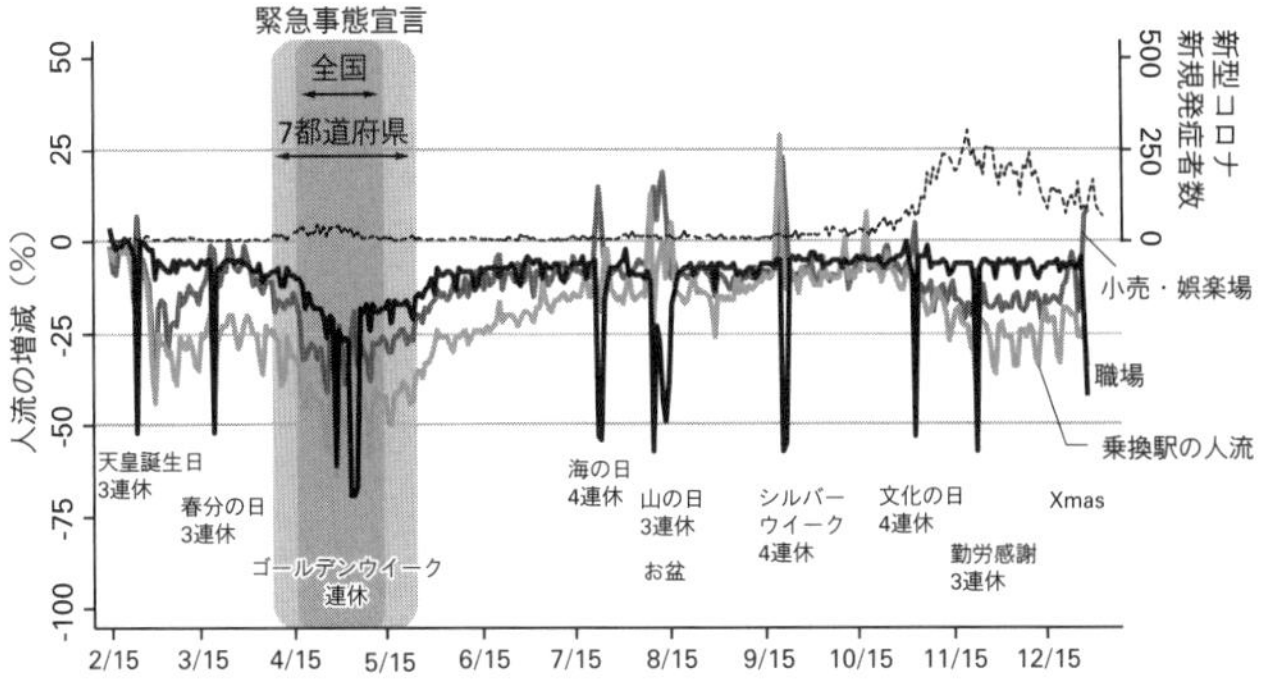

図2−15　北海道における人流の増減と患者数の関係：小売・娯楽場（濃灰）、乗換駅（薄灰）、職場（黒）。

を使って北海道を訪れた人も多かったに違いない。北海道における小売・娯楽場、乗換駅、職場の三つの人流が増減後しばらくしてから感染者数も増えるのだろうか？　この仮説にこたえるべく時系列グラフを作成した（**図2−15**）。

2月23日（日）：天皇誕生日
2月24日（月）：振替休日で29％減少
2月26日（水）：政府、全国的なスポーツ、文化イベント等の2週間の中止、延期または規模縮小などの対応を要請
2月27日（木）：政府、3月2日からの小中高校等の臨時休校を要請
2月28日（金）：北海道知事が緊急事態宣言。道民に週末の外出自粛を要請

前の連休では29％減だったのに対して、知事の呼びかけ以降、週末32％減（土曜）、45％減（日曜）と大幅に乗換駅の人流が減少したことより、知事の緊急事態宣言は人流を減らすという点で有効だったと評価できる。

緊急事態宣言発出後乗換駅の人流も急速に減少し、ゴールデンウィーク中はボトムに達した。しかし、解除される前から徐々に増え始め、7月に入ると減少率は20%未満となった。山の日やお盆の連休では人流が増えた。しかし、その後少なくとも1か月、感染者数は増えていない。夏の北海道では窓を閉め切ってクーラーをつける必要がないため、換気は十分だったと仮定できる。人流が増えても換気さえしていれば、それがただちに患者増につながるわけではないことを示唆している。

一方、シルバーウィークの敬老・秋分4連休は、9月20日にプラス29%など多くの人が乗換駅を利用した。その後、患者数は徐々に増えている。しかし、ピークの振幅が際立っていた割には、その後の患者数が増えたわけではなかった。この日の札幌の最高気温は24・4℃、最低気温も15℃で比較的暖かい日だった。よってまだ窓を閉めて暖房を入れる必要もなかったであろう。

さらに9月27日：マイナス7%、10月4日：マイナス4%、11日：プラス1%、18日：プラス8%と、週末ごとに人出が漸増していった。10月18日の最高気温は18・2℃、最低気温も7・6℃で、窓を開けっぱなしにしておくと寒く感じられたであろう。窓を閉めれば3密が形成されやすくなる。これらの連続したプラスピークが11月以降の患者数増加につながったものと思われる。

また気温とともに湿度も下がってきているはずで、このような条件はウイルスの感染拡大を加速させた可能性もある。秋の人流増と気温・湿度低下の相乗効果により11月の流行をつくり出したものと考察した。

さらに秋冬では日射量が減るので、体内のビタミンD濃度が低下してくる。私も参画している国際共同研究で、体内のビタミンD不足が急性気道感染症のリスクを高めることが報告されている。[20]

ビタミンDサプリメントが新型コロナの発症リスクを下げる可能性は観察研究で示されたが[21]、因果関係を証明するための二重盲検ランダム化プラセボ比較試験の結果はまだ発表されていない（現在CORONAVIT として進行中：5000人が対象で2021年中には結果が出る見込み[22]）。そのため、新型コロナのリスクを下げるか否かは今後の研究結果を待たなくてはならないが、インフルエンザから肺炎までの急性気道感染症の発症予防になるので、1日1000IUなど、適切な用量のサプリメントを摂ることも一つの予防策である。

7月から10月にかけては首都圏、関西圏よりも北海道では患者数が少なかった。大勢が Go To トラベルを使って北海道を旅行した可能性はある。しかし夏は流行が発生せず、秋冬に流行したとすると、Go To トラベルだけが患者増の誘因ではなく、Go To トラベルと気候の相乗効果だろう。

裏を返せば、観光地として受け入れる側も旅行する側も、双方が十分換気をするなど3密対策を徹底すれば、Go To トラベルが必ずしも〝悪〟というわけではないだろう。もちろんタイムマシーンでこの時間に戻って Go To トラベルを中止したときの患者数の推移と比べてみないと、因果関係については憶測の域を出ない。

10月後半より人流は減り始め、11月3日（文化の日）や23日からの3連休ではむしろ人流は大きく下振れしている。11月7日北海道知事・札幌市長共同記者会見を行っているが、それ以前より人流は減り始めていた。11月後半になって、患者数は減少傾向にある。人流の減少が感染拡大のブレーキ役として機能するまでにおよそ1か月かかると思ったほうがよさそうだ。患者数が増えて病院や高齢者施設でクラスターが発生してからでは遅すぎる。

職場の人流は一定であるが、11月に入って小売・娯楽、乗換駅の人流が減少し始めた。12月には乗換駅の人流が25％程度減少している。12月に入ってからの患者数減少はその効果と思われる。よって8割減までいかなくとも25％減で患者数を減らす効果があることが予想された。

◆東京：平日は経済活動をしつつも週末は遠出をせずに近所で過ごす

2月26日（水）：政府、全国的なスポーツ、文化イベントなどの2週間の中止、延期または規模縮小などの対応を要請
2月27日（木）：政府、3月2日からの小中高校などの臨時休校を要請
3月23日（月）：小池都知事「事態の今後の推移によりましては、都市の封鎖、いわゆるロックダウンなど、強力な措置を取らざるを得ない状況が出てくる可能性があります」と発言
3月25日（水）：感染爆発（オーバーシュート）の重大局面として夜間・週末の外出自粛を要請

東京における小売・娯楽場、乗換駅、職場の人流の増減とPCR検査陽性者数の関係を示した（**図2－16**）。

10％減を下回ることのなかった乗換駅利用率が、一斉休校開始により一気に23％減となる。一方、3月23日の小池都知事のロックダウン発言直後、乗換駅にはほとんど影響していない。しかし、その後非常に早いペースで乗換駅の人流は減少していった。とくに週末の減少率は著しい。緊急事態宣言発出前より人流は急減し始めていた点、注目に値する。

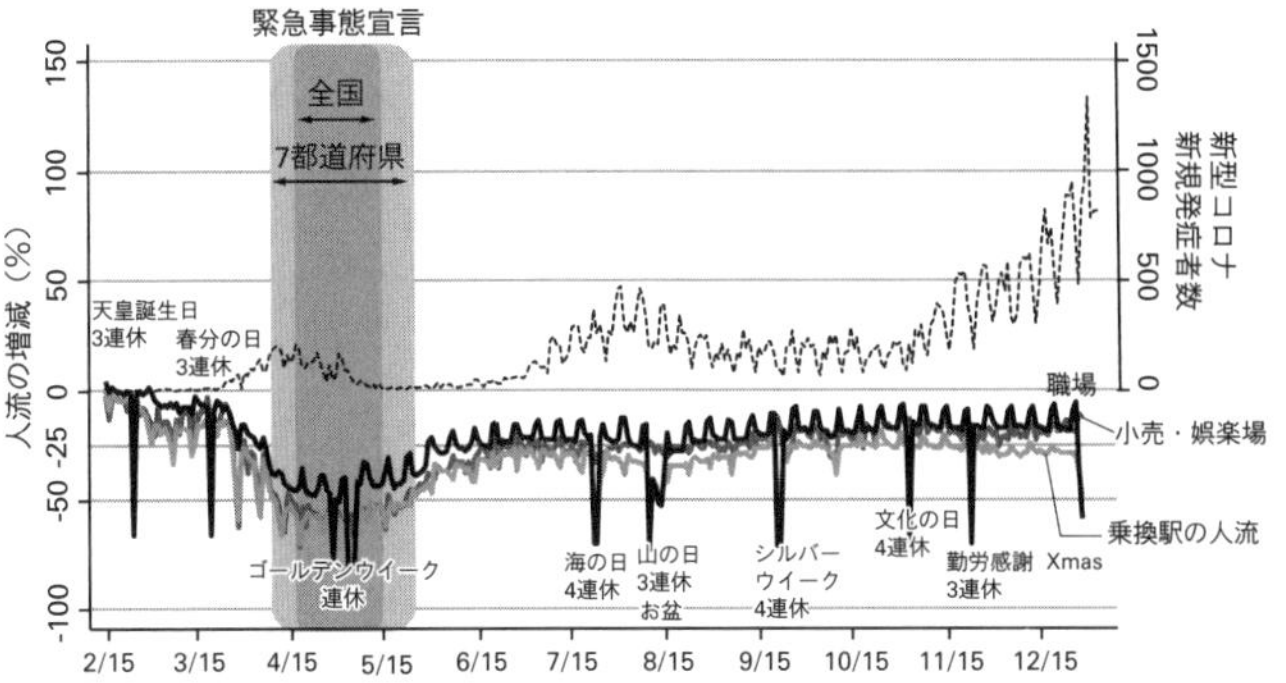

図 2-16　東京における人流の増減と患者数の関係：小売・娯楽場（濃灰）、乗換駅（薄灰）、職場（黒）。

発出後の5月連休中がボトム（5月6日：マイナス78％）で、その後徐々に増加している。興味深いことに、そのペースは緊急事態宣言発出前後、あるいは解除前後で変化がない。このことは、緊急事態宣言が人々の行動変容を強く促したわけではなかったことを示唆している。つまり、第一波を鎮めたのは、緊急事態宣言ではなく、国民の自助努力による行動変容であったといえる。

解除後、6月より第二波とも呼べる感染者の再増加を認めた。しかし、第二波においては緊急事態宣言を発出せずとも、また人の移動の大きな変化がないにもかかわらず、7月末をピークに患者数の減少をみている。患者数に影響するのが1か月前の行動変容だとすると、「海の日四連休」「山の日三連休とお盆」が、8月後半から9月にかけての患者数を減らしたと思われる。

しかし、その後人流はわずかに増えたものの、職場、小売・娯楽、乗換駅の減少率はほぼ一定である。このあたりの〝緩み〟が秋冬の第三波をつくり出しているとすれば、それは減少率という「接触の量」の問題よりは、3密に注

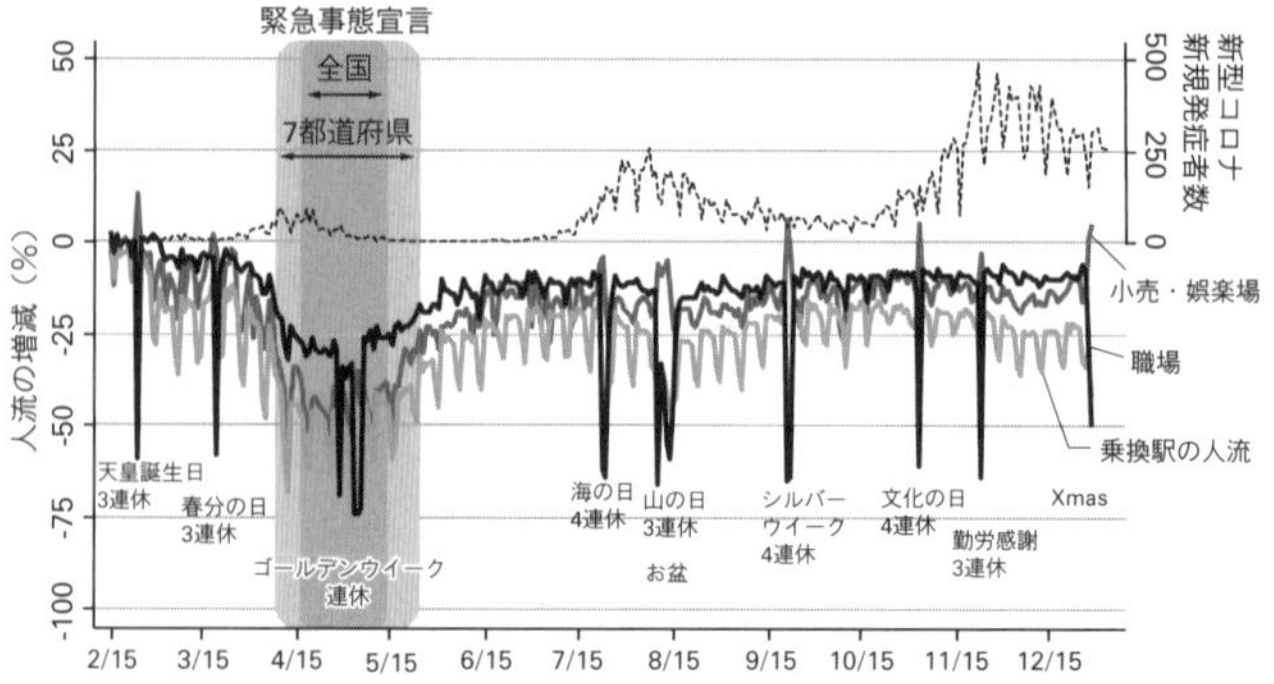

図 2-17 大阪における人流の増減と患者数の関係：小売・娯楽場（濃灰）、乗換駅（薄灰）、職場（黒）。

意を払わない、飲食の機会が増えたといった「接触の質」の問題かもしれない。

北海道と東京の違いをみると、職場や乗換駅の人流減少は同程度であるが、東京の小売・娯楽の減少は北海道に比べてわずかに及ばない。改善するとしたらこの部分であろう。

◆大阪：平日の人流を2割以上、休日の人流を4割以上減らす

大阪は東京とおおよそ似たパターンを示した（**図2-17**）。小中高臨時休校要請で人流がぐっと減った。その後横ばいだが、3月末より人流は急速に減少し始める。これは緊急事態宣言発出前からである。そしてゴールデンウィーク期間中がボトムで、解除前から増加に転じた。

7月の人流増加が、7月後半から8月にかけての患者増につながったものと思われる。海の日、山の日は大きく人流が減少しているが、これが10月をボトムとする沈静化につながった。

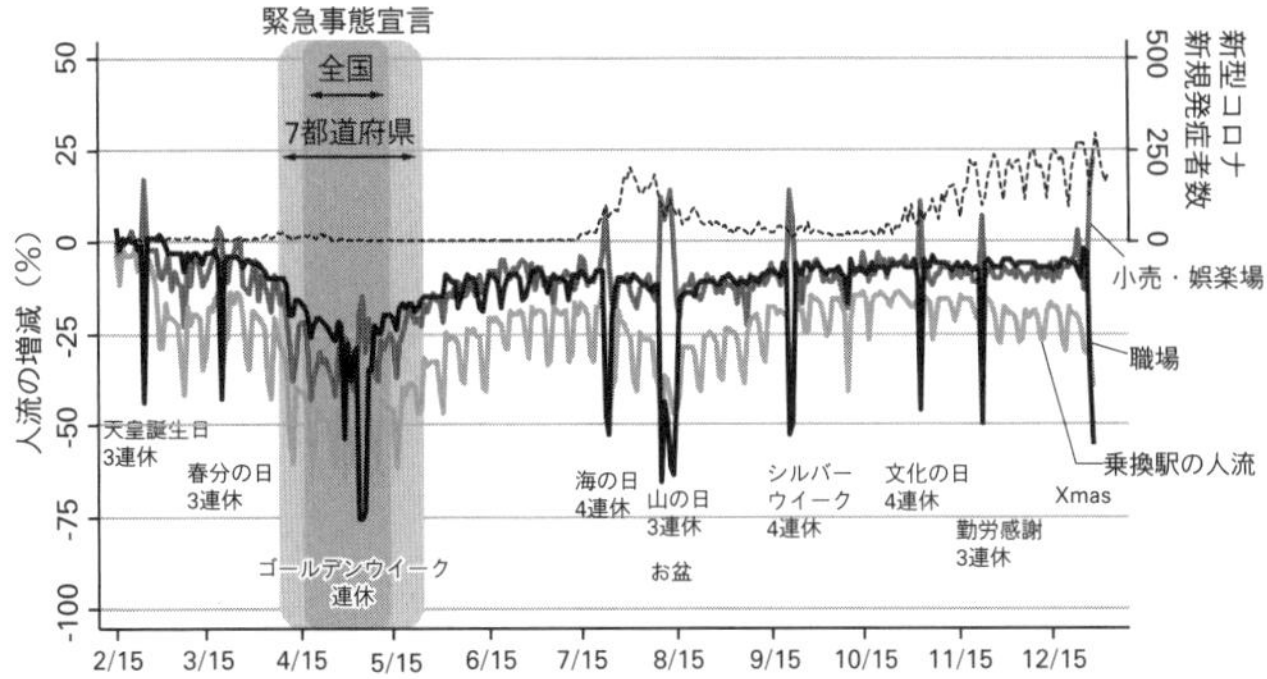

図 2-18 愛知における人流の増減と患者数の関係：小売・娯楽場（濃灰)、乗換駅（薄灰)、職場（黒)。患者数は増え続けている。東京と同様に小売・娯楽場における人流減少率が不十分かもしれない。

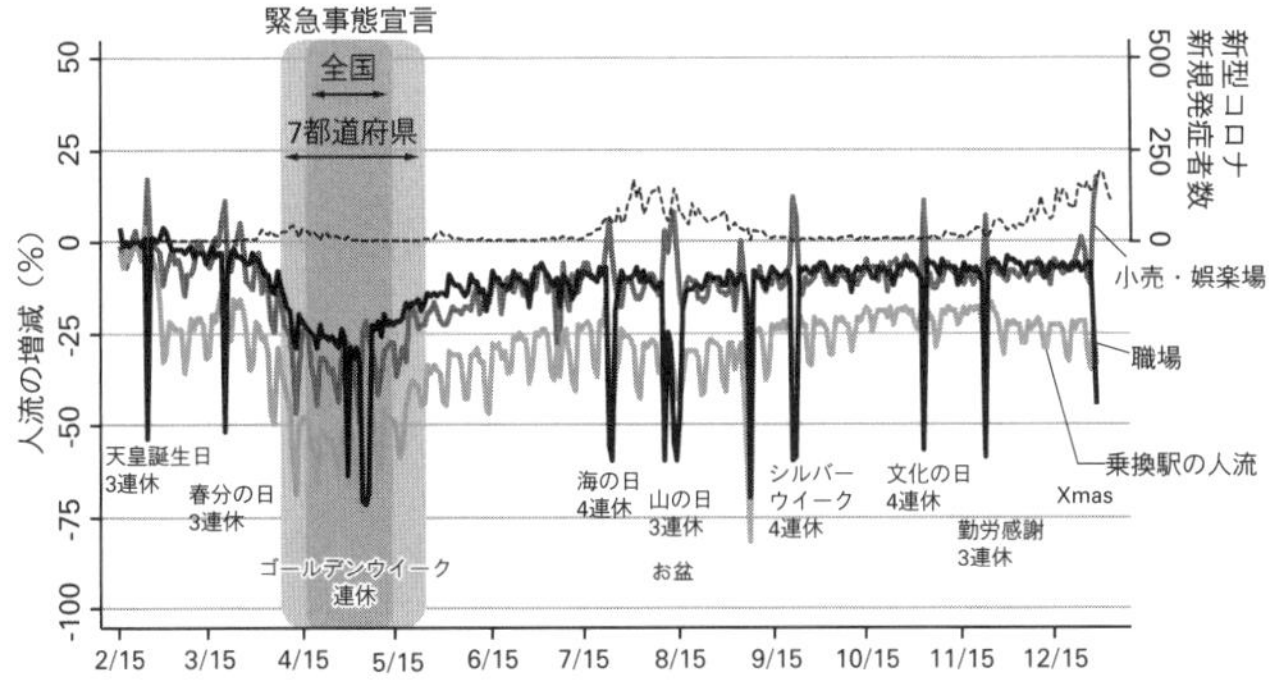

図 2-19 福岡における人流の増減と患者数の関係：小売・娯楽場（濃灰)、乗換駅（薄灰)、職場（黒)。9月6日から7日にかけての台風10号接近の際、瞬間的ではあるが乗換駅の利用は80%以上減少している。このグーグルのシステムが感度よく人流の変化をとらえているのがよくわかる。患者数は増え続けている。東京と同様に小売・娯楽場における人流減少率が不十分かもしれない。

しかし、9月に入ってから徐々に人流が増え、10月の人流増が11月の患者増につながった。20％減を割り込む日々が続くと、その1か月後にツケが回る。11月後半より緩やかにベースラインは減少しているが、患者数の軽度減少傾向につながっているかもしれない。平日の人流を2割以上、休日の人流を4割以上減らすというのが閾値のように思われる。

愛知（**図2－18**）、福岡（**図2－19**）も基本的に同様の結果であった。

5　対策の比較：同じ地域、同じ政策、しかし異なる結果はなぜ起こる？

アジアの優等生台湾との比較：台湾は島国であることを利用して、出入国管理を徹底した

台湾は中国がくしゃみをすれば、その飛沫をもろに浴びる位置にある。2019年には中国から年間270万人の観光客が訪れていた。2003年のSARSパンデミックを経験していた台湾は第二のSARSを常に警戒していたし、何かシグナルがあればすぐに動ける準備をしていたのである。

2019年12月31日、WHOが武漢での原因不明の肺炎アウトブレイクを伝えるや否や、台湾人事務官が、武漢の空港で飛行機出発前に発熱や咳などの肺炎症状の乗客が搭乗していないか確かめに現地に行っている[23]。この対応は世界でもっとも早かった。

1月5日、14日以内に武漢に立ち寄った人で咳や発熱などの症状がある疑い例に対してはSARS、MERSを含む26のウイルス・スクリーニング検査を始めた。まだ新型コロナであることがわかっていない段階である。さらに症状のある人は自宅での検疫が実施された。

1月20日、中国で孤発例がある（感染経路が不明）という情報を受けた。SARSのときは、ほとんど全員の患者について誰からどこで感染したかを同定できている。しかし、感染経路が不明なケースがあるということは、症状のない人から感染する可能性を示唆している（中国当局が潜伏期間中の感染があることを発表したのは1月26日のことだ）。台湾政府はSARS以上の悪い事態を予感した。日本の1例目は1月15日であったが、中国武漢で感染したケースで、日本の市中感染ではなかった。そのため、日本政府はこの時点で武漢の肺炎は〝対岸の火事〟の認識でしかなかった。

そこで台湾疾病対策センター（CDC）は中央流行疫情指揮センター（Central Epidemic Command Center：CECC）を立ち上げた。ここは厚労省だけではなく、国交省、経産省、文科省、環境省、他の省庁を束ねて、新たに浮上した公衆衛生上の危機に対応する部署で、SARSの経験を受けて翌年からシステムに組み入れられた。予定どおりの対応である。台湾政府は国で発生例が出る前から、平時のモードから危機管理モードに切り替えたのだ。

1月20日から、CECC（陳時中氏が指揮官）は空海路の国境管理、患者の早期発見、検疫方法など、少なくとも124のアクションを実施した。とくに武漢などの感染流行地域からの入国者は14日間自宅隔離されたが、スマホの位置情報で厳密にコントロールされ、違反すれば罰金で処罰された。

2月14日、入国検疫システムを電子化した。具体的には搭乗前あるいは台湾入国時にQRコードを読み込みながら、健康情報をウェブベースで入力するのである。台湾の医療機関はこの入国者の情報にアクセスできるようになった。

ＣＥＣＣはマスクの値段設定や在庫コントロールにも役割を演じた。台湾２３００万の人口に対して、1月20日の時点で、４４００万の外科用マスク、１９０万のN95マスク、１１００の陰圧個室を備えていた。唐鳳（オードリー・タン）氏がＩＴ担当政務委員としてマスク在庫の可視化、フェイクニュース摘発など、ＩＴを活用した政策の提言を、短期間で実現している。

記者会見は連日行われた。副総統は高名な疫学者、陳建仁氏であったのだ。アメリカのジョンズ・ホプキンス大学公共衛生大学院で博士号を取得。大学教員時にはB型肝炎や小児麻痺、肺癌、鼻咽頭癌などの研究に力を注ぐなど純粋な疫学者であった。ＳＡＲＳ流行の際には行政院衛生署署長としてトップダウン方式の明確な対応と強いリーダーシップで感染拡大防止に尽力した。

このような経緯から陳建仁氏は国民から大いに信頼される存在であった。総統室から毎日記者会見を行い、インターネットでも確認できた。このことが人々の心に安寧をもたらした。台湾成功のカギは、政府と国民相互の信頼関係がベースにあったことは見逃せない。

陳建仁氏が5月に引退してからは、内科医で同じく疫学者の頼清徳氏が副総統を引き継いだ。また、陳其邁氏も同じく内科医で疫学者であるが、行政院副院長を務め、省庁間調整と指揮、医学的見地からの助言を行った。台湾ＣＤＣ署長の周志浩氏も疫学者である。このように台湾の強さは、疫学者が政府の中枢に入り陣頭指揮をとった点にある。

初期のころはいつ、どのような場面でマスクを着用するべきか、手洗いの重要性などを国民にわかりやすく解説。日々変化する感染状況についても正確かつ丁寧に説明することにより、人々に安心感を与えた。２月24日時点の世論調査では、国民の80％の支持を得ていた。海外に比べ日本の内閣支持率は低い。危機発生時、もっとも重要なのは国民と政府の間の相互信頼関係である。

ダイヤモンド・プリンセス号が横浜港に戻る前、台湾にも寄港していた。大勢の乗員乗客が感染していたことがわかり、台湾国民もパニックになりかけた。しかしツアー客と接触のあった人たちに14日間の自宅検疫をしてもらい、事なきを得た。先手の予防策である。

このような台湾政府の積極的な対応は、どのような結果をもたらしたのだろうか？　同じ東アジアの島国である日本と対比しながら検証してみることにする。

まず結果を示す（**図2-20**）。台湾では3月終わりから4月初旬、わずかに患者発生、死亡者発生をみたものの、それ以降ほとんど何も発生せず静かであった。12月に入って若干の患者数発生をみ

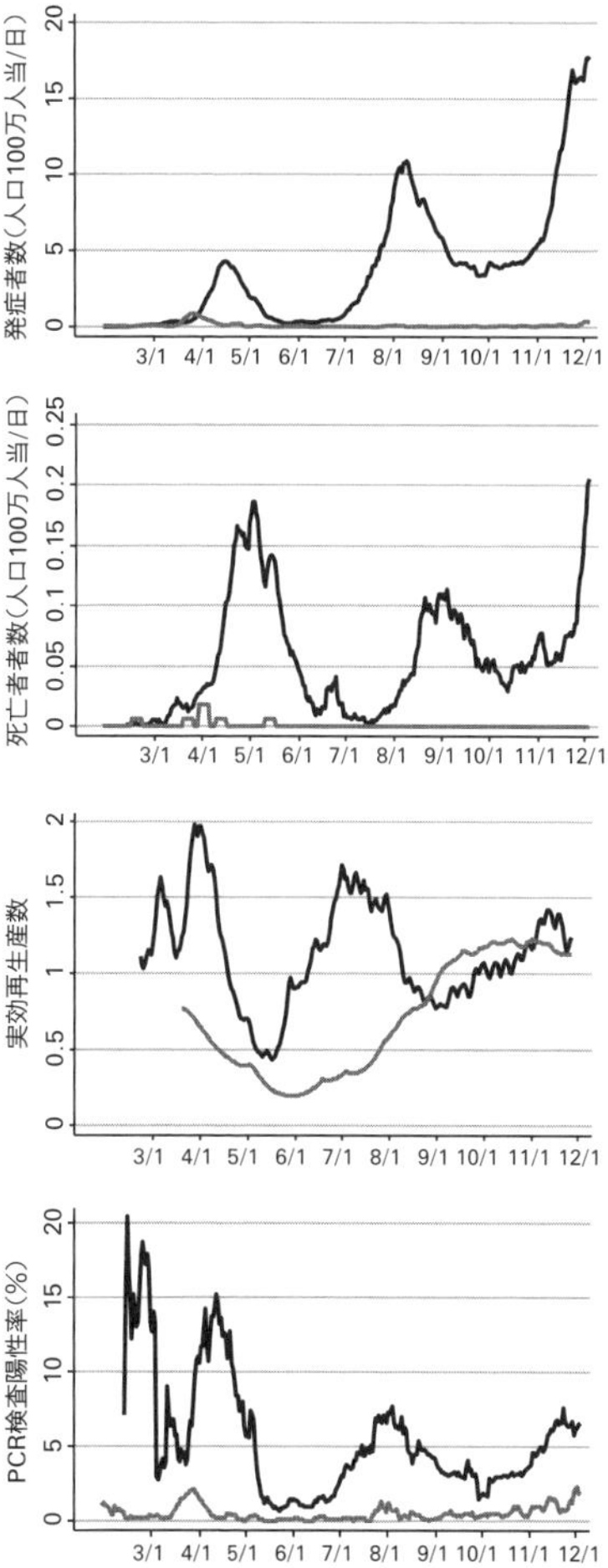

図2-20　日本（黒）と台湾（灰）の発症者数、死亡者数、実効再生産数、PCR検査陽性率の比較。

るが日本と比べるとほぼゼロに等しい。

12月の日本は第三波の真っ最中である。発症者数、死亡者数も今後どうなるかわからない。実効再生産数はわずかに減少傾向にあるが、10月中旬より1以上が持続しているため患者数は増えるはず。PCR検査陽性率も11月に入って5%を超えた状態が続いており、今後も死亡率が増え続けることが予想される。

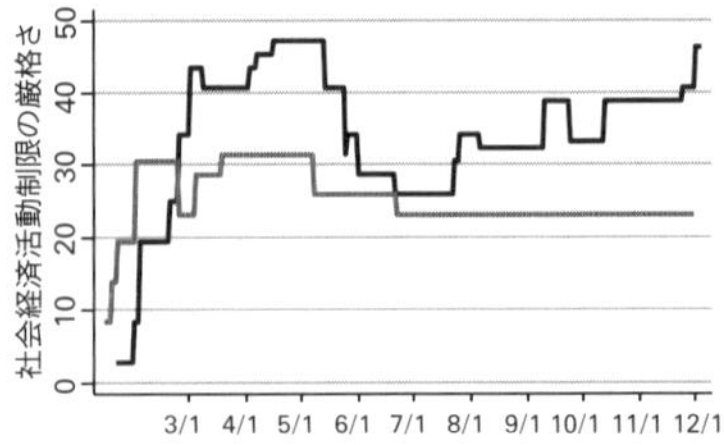

図2-21 政府による社会経済活動制限の厳格さ（GSI）の比較。日本（黒）、台湾（灰）。

オックスフォード大学は、政府の新型コロナ対策のうち、①学校閉鎖、②職場閉鎖、③イベントの中止、④集会の禁止、⑤交通機関の閉鎖、⑥自宅待機、⑦情報開示、⑧国内移動制限、⑨国際旅行（移動）の制限の九つを合算して、0~100点で評価した（Government Stringency Index：GSI）[24]。0点はまったく対策をしていない状態で、100点はもっとも厳しい政策がとられたことを示している。

日本、台湾のGSIの時系列グラフを示した（**図2-21**）。台湾は初期厳しい対策をとったが、3月以降は逆に日本政府のほうが常に厳しい対策をとっている点に注目していただきたい。つまり台湾政府は日本よりも緩い要請しかしていないのである。危機管理においては、初動で厳しい対策をとり、以後状況をみながら少しずつ緩めるのが基本である。日本の危機管理は逐次投入だ。第二次世界大戦の失敗を想起させる。

人流の増減はどうであったか（**図2-22**）。グーグルの公開しているCOVID-19コミュニティ・モビリティ・レポート[25]よりデータを抽出し、図に示した。小売・娯楽に関して日本は日によって40％以上減っているが、台湾ではせいぜい20％である。乗換駅の人流も日本では60％以上低下した日もあるが、台湾では20％程度である。台湾では職場にくる数、在宅の数に大きな変動はない。一方、日本は緊急事態宣言中職場にくる人が減り、在宅の人が増えている。食料品・薬局、公園の人出は日本も台湾も大きな変わりはない。

日本の緊急事態宣言は欧米のものと比べると強制力を伴わない要請レベルなので緩やかなもので、ソフトロックダウンと呼ばれている。その日本に比べて、台湾はさらに緩やかなものであった。それでいて、日本に比べ台湾の発症者数、死亡者数は極端に少ない。このことは、人流を減らすこと

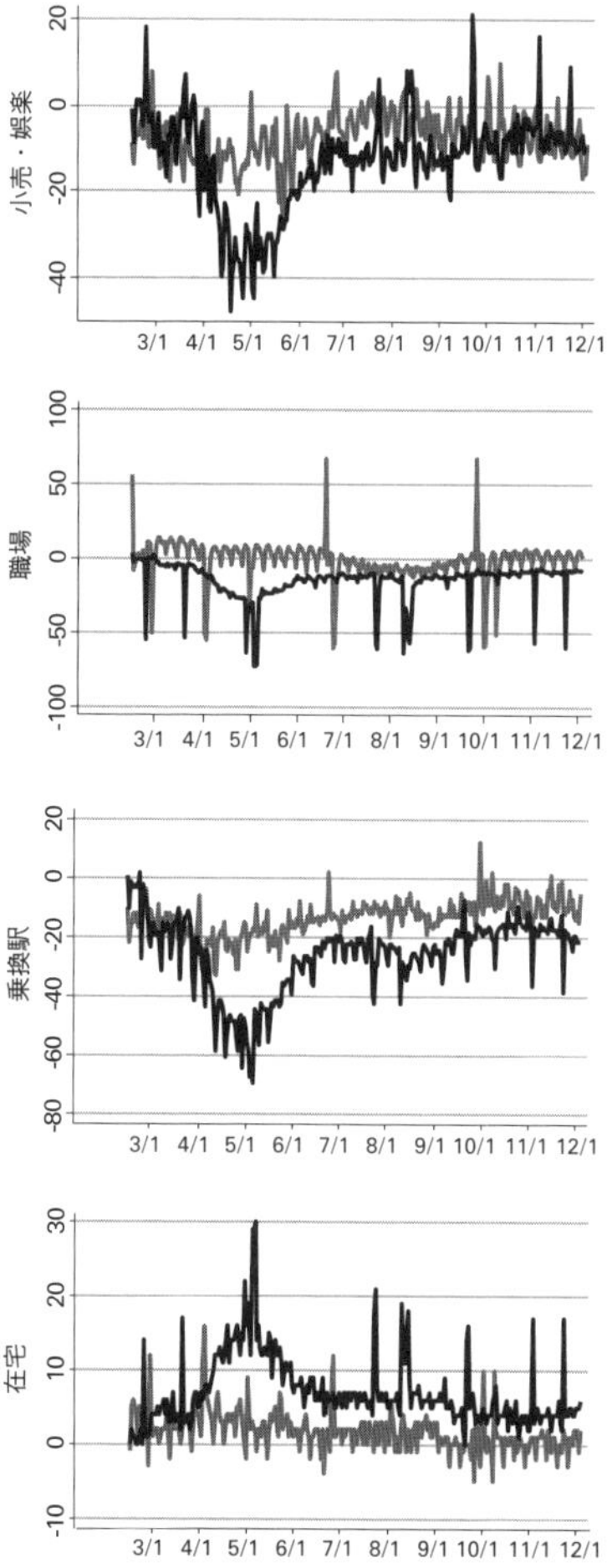

図 2-22 日本（黒）と台湾（灰）の人流変化の対比。

が感染を制御する唯一の方法ではないことを示唆している。

しかし、台湾は島国であることを利用して、出入国管理を徹底し、海外からの入国をスマホの位置情報を使いながら厳格に管理したことが、少なくとも初期に奏功したものと思われる。日本は出入国の検疫が緩く、この辺が国内に市中感染を生む要因になったのであろう。いったん国内に感染が定着すると、なかなかその火を消すのは難しい。

台湾国民の流行を食い止めようとする意識は高かった。SARSのときの苦い経験があり、この日のために備えてきた。その結果、国民1人1人が新型コロナに関する十分な知識と良識を持ち、法律やルールを遵守し、人流を減らさずとも効果的に感染をほとんど封じ込めることができたのである。[26]

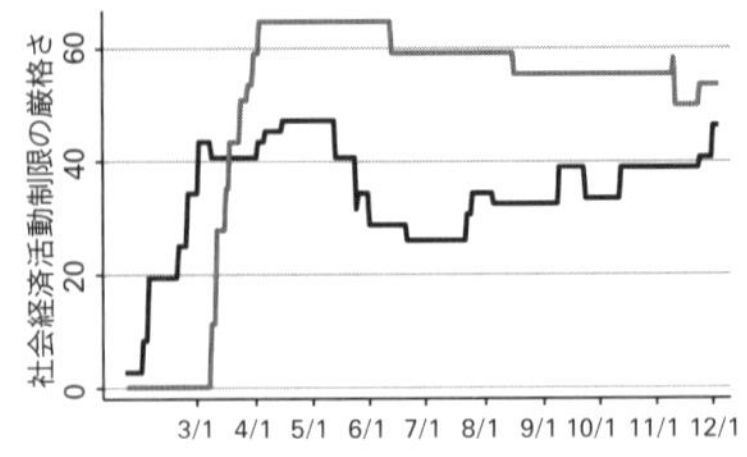

図2−23　社会経済活動制限の厳格さ（GSI）の日本（黒）とスウェーデン（灰）との対比。

日本とスウェーデンの比較：同じソフトロックダウンで著しく異なる結果だったのはなぜか

スウェーデンは、強制的なロックダウン政策を採用せず、国民の自主性に任せる緩やかな新型コロナ対策を採用した（第1章参照）。日本もスウェーデン同様、強制的なロックダウンはできない。そこで、日本とスウェーデンの政府の社会経済活動制限の厳格さ（GSI）（**図2−23**）、人流の増減（**図2−24**）、発症率・死亡率の時系列変化（**図2−25**）を比較してみた。

日本では安倍首相が大規模イベントの自粛、小中高の休校を要請するなどの対策を2月よりとり始めた。一方、スウェーデン政府は3月に入ってから社会経済活動制限を開始した。そして、その厳しさ（GSI）は日本以上である。スウェーデン政府は何もしていないように報道されているが、日本と同等ないしそれ以上は自粛を要請している。

4月から5月の日本で緊急事態宣言が発令されている時期は、日本のほうがスウェーデンより人流は減少していた。しかし逆に、10月末からはスウェーデンのほうで人流が減少している。このスウェーデンの行動変容は患者数が増え始めたあとに生じている。ということは、患者数が増えたことにより人々の行動が変容したと考えるべきだ。

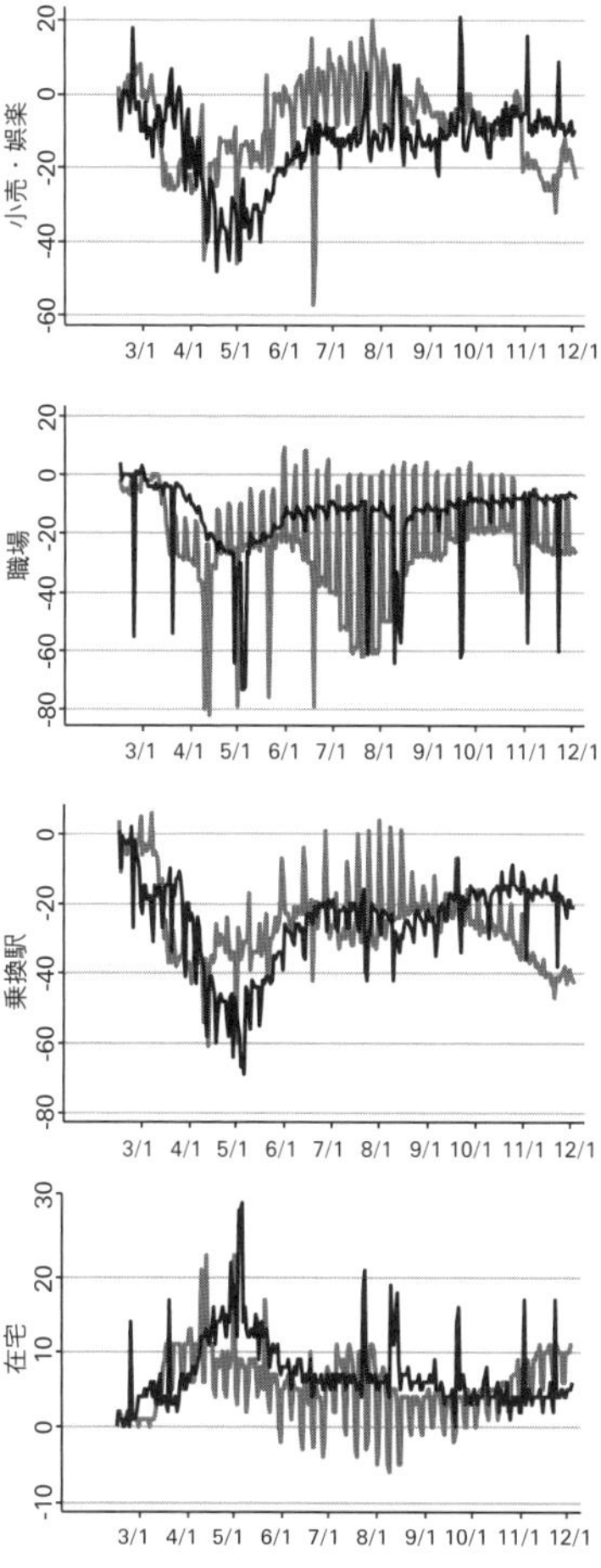

図 2-24 日本（黒）とスウェーデン（灰）の人流時系列変化の対比。

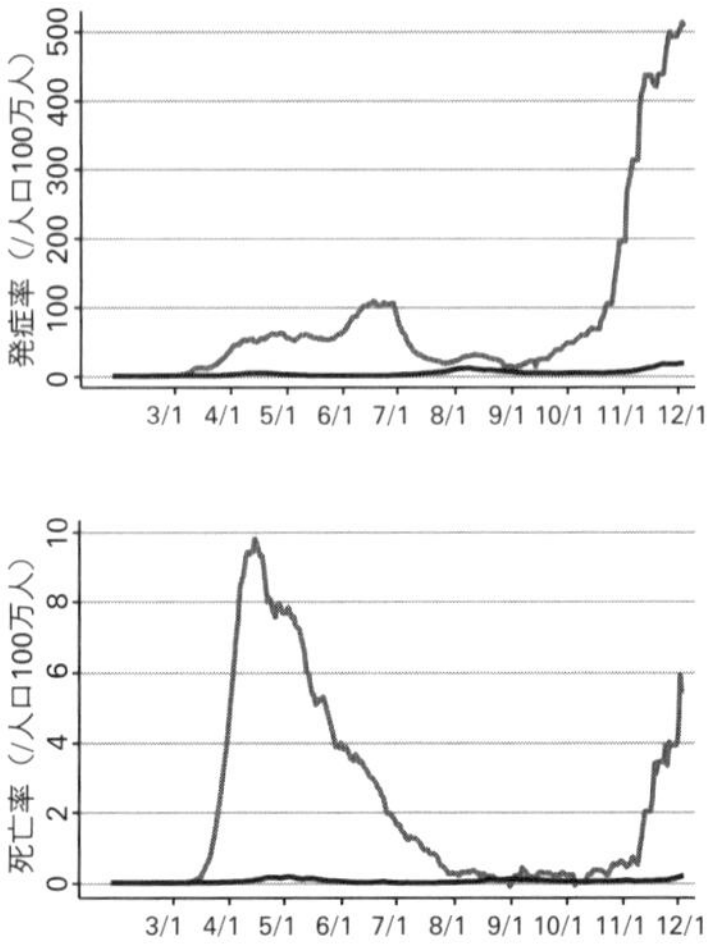

図2-25 日本（黒）とスウェーデン（灰）の発症率、死亡率の対比。

両国の人流増減が総じてほぼ同じ、あるいは社会経済活動制限の厳格さでみるとスウェーデンのほうが日本より厳しい対策をとっているにもかかわらず、スウェーデンのほうが発症率、死亡率共に著しい。このことは、ソフトロックダウンがハードなものに比べて必ずしも悪いのではないことを示唆している（**図2-25**）。

スウェーデンの死亡率が、他の北欧諸国と比べて高いことの背景には、死者の多くが、市町村が管轄する介護施設に居住する要介護度の重い高齢者であったことがある。感染防止対策が不十分な環境下にあった移民出身のパート介護者などが、施設での勤務を行っていたため、クラスターが発生したという構造的な問題があった。

また、高い死亡率の底流には、平時においても、患者の治療にあたる医師が「その患者の予後」を考えたうえで、必要な治療を決めることに対する国民的コンセンサスが形成されていることがある。新型コロナにおいても同じ視点に立ち、70歳以上の高齢者に集中治療を行うかは医師の裁量に任されている。

こうした現状を踏まえれば、ロックダウンしなかったことが死者数に直結しているとは、必ずしもいえない。一方、日本の高齢者施設では早期より見舞いの制限や、スタッフも感染リスクの高い場所へ行かないよう指導があったりしたようである。

日本の高齢者施設では秋から始まるノロウイルス対策、冬に始まるインフルエンザ対策で、それぞれ接触感染、飛沫感染の両方の演習を毎年実施しているようなものである。このことが日本の死亡率を下げた大きな要因だったのではないだろうか？　しかし、介護を必要とする高齢者に感染が拡大した場合、この人たちに最大限のリソースを割こうとすれば、通常医療にシワ寄せがくる。これは、旭川で現実となった。

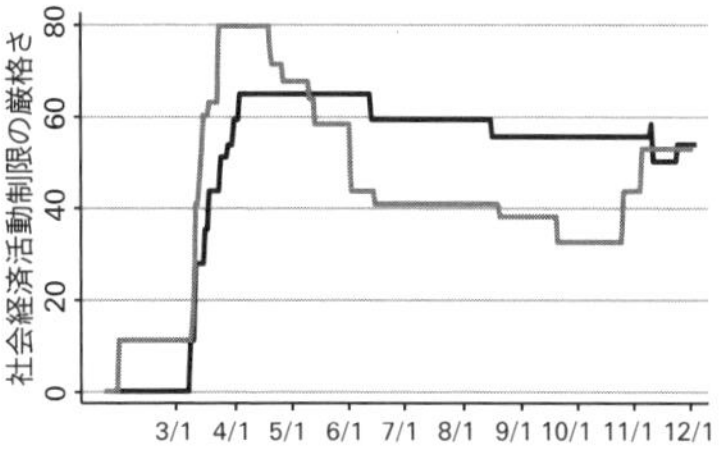

図2-26　社会経済活動制限の厳格さ（GSI）のスウェーデン（黒）とノルウェー（灰）との対比。

スウェーデンとノルウェーの比較：隣国なのになぜ異なる結果なのか

日本とスウェーデンの間では遺伝背景が異なることで比較しにくい。だとしたら、隣国ノルウェーと比較してみたらどうであろうか？　両国、ゲルマン系が中心である。社会経済活動制限の厳格さに関しては、同等かスウェーデンのほうが総じて厳格だ（**図2-26**）。

人流の増減（**図2-27**）でみると、4月はノルウェーでの人流減少が強いが、それ以降はほとんど同じ時系列変化を示している。

政府による社会経済活動制限の厳格さや人流の増減がほぼ同じ

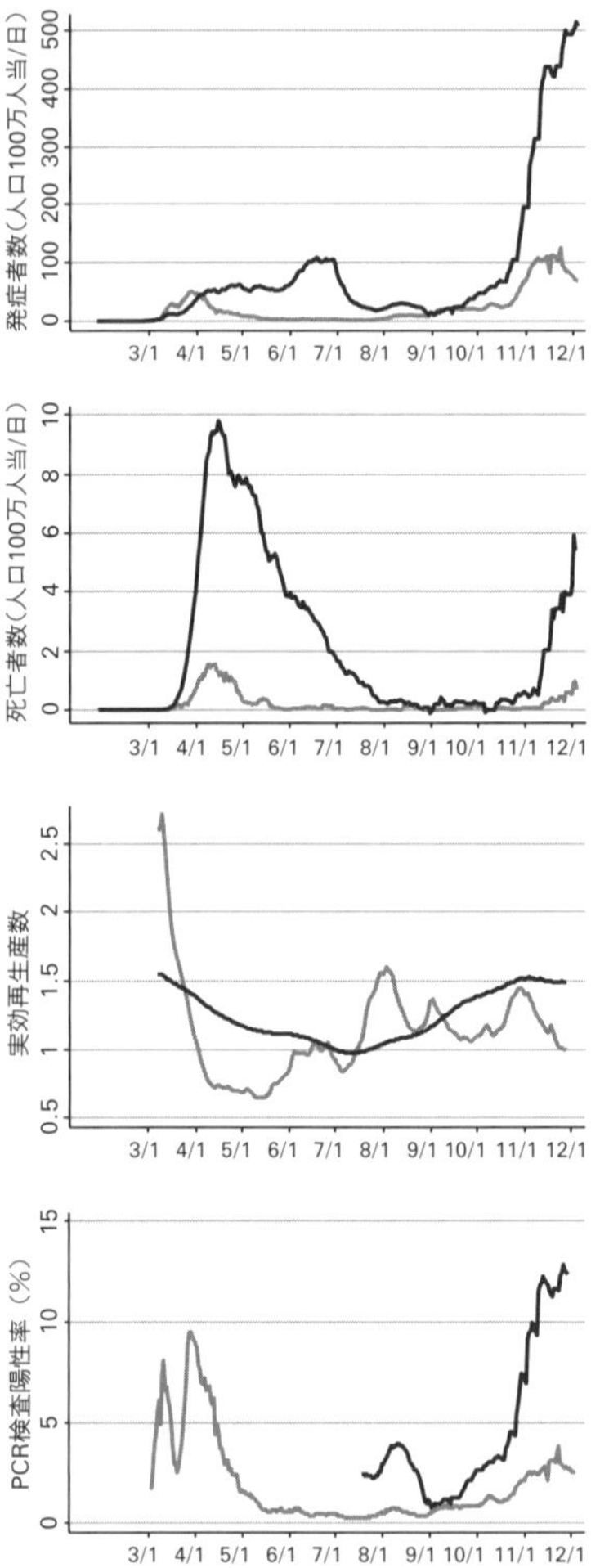

図 2-28 発症者数、死亡者数、実効再生産、PCR 検査陽性率の時系列変化のスウェーデン（黒）とノルウェー（灰）との対比。

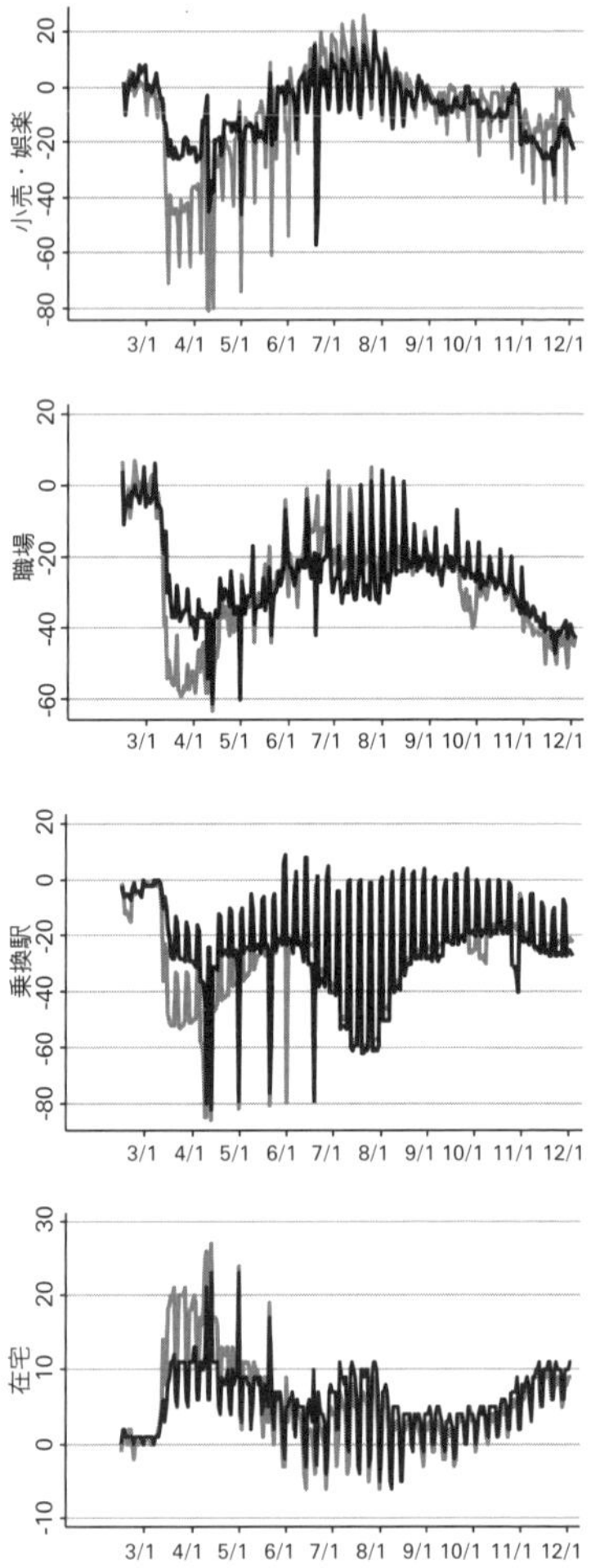

図 2-27 人流時系列変化のスウェーデン（黒）とノルウェー（灰）との対比。

であるにもかかわらず、発症率、死亡率に大きな違いが見られる（**図2－28**）。4月、ノルウェーのほうでより人流が抑制されていたが、両国の発症率に大きな差はみられなかった。異なるのは死亡率である。これは先に示したように高齢者に対する医療の考え方の違いかもしれない。

実効再生産数の平均値は大差ないが、スウェーデンのほうが連続して高いことが多く、これが第二波につながったのであろう。一方、PCR検査陽性率はノルウェーのほうが低く抑えられている。ノルウェーでは効率的にPCR検査が実施され、陽性率を抑えることができた点も死亡率を減らせた理由かもしれない。

他、ノルウェーとスウェーデンの諸々の指標を比較してみた。65歳以上の高齢化率はそれぞれ17%と20%。スウェーデンの死亡率が高いことと矛盾はしないが、この因子だけでは説明できない。ノルウェーの失業率が3・9%であるのに対してスウェーデンのそれは6・3%であった。移民も前者で2万8000人、後者で4万人。人口、人口密度、そして都市化率もスウェーデンのほうが高い。GDPはスウェーデンのほうが高いが、国民1人当たりにするとノルウェーのほうが高い。私は北欧を訪れたことがない。しかし、スウェーデンのほうが都会的だが移民が多く、貧富の差がノルウェーより大きいかもしれない。新型コロナは都会の貧しい層に巣食う傾向があると考えれば、スウェーデンの発症率、死亡率が高いのも理解できる。

日本においても首都圏、大阪などの都会では発症数も多く、死亡率も高い。一方、地方の人口の少ない県ではその逆である。この原理をスウェーデンとノルウェーにあてはめれば、ありえることであろう。

あとはＢＣＧ接種に関する国の政策も大きく異なった。スウェーデンは１９７５年にＢＣＧ接種プログラムを停止した。一方、ノルウェーでは１９９５年まで継続され、２００９年までかけて徐々に停止していった。ＢＣＧ予防接種により国民の多くで自然免疫が強化され、獲得免疫（抗体上昇など）は得られていなくとも、集団免疫として機能した可能性がある。ＢＣＧ仮説については、次章で検証しよう。

第3章　なぜ新型コロナ死亡率は国によって数十倍以上違うのか？

２０１９年末、新型コロナの流行は中国武漢から始まった。2月、東〜東南アジア地域に拡散。この地域でＳＡＲＳの悪夢が再現されるかと思いきや、感染流行の場は、ヨーロッパ、北米、南米に移っていった。日本をはじめとする東アジア・太平洋地域の国々は、欧米諸国に一気に追い抜かれた格好だ。最初の新型コロナケースから約1年。蓋を開けてみると東アジア・太平洋地域においては新型コロナ発症率・死亡率は他の地域と比べて著しく低くなっていた。死亡率でみると数十倍以上違うのだ。同じ病気で死亡率が国や地域によってこんなに違う病気を私は知らない。

なぜだろう？　誰もが持つ疑問だ。この〝なぜ〟がみえてくると、どう対応したらよいかもみえてくるはずだ。人々の安心材料になるかもしれない。２０２０年12月30日、世界で約８０００万余人の感染者と１８０万人の死者が確認された(1)。本章では、国連やＷＨＯの公開データをもとに、解析対象国を人口30万人以上の世界１７７か国に絞り分析を加え、仮説を醸成することにする。

1　感染症の地域差

日本の新型コロナ死亡率はG20の中では低いほうだが、東アジア・太平洋地域では高い

人口100万人当たりの新型コロナ発症率、死亡率（以下「発症率」「死亡率」と呼ぶことにする）に大きな差を認める。日本は12月30日現在、人口100万人当たりの発症率は1767人、死亡率は26人で、177か国中低いほうから数えてそれぞれ、64位、63位だ。

世界では死亡率が日本（26人）に比べ40倍以上ある国が12あった〔ベルギー（64倍）、スロベニア（49倍）、ボスニア・ヘルツェゴビナ（47倍）、イタリア（47倍）、北マケドニア（46倍）、ペルー（44倍）、スペイン（42倍）、モンテネグロ（41倍）、ブルガリア（41倍）、チェコ（41倍）、イギリス（40倍）、アメリカ（40倍）〕。同じ病名でありながら、しかも医療が進んだ国でありながら、国によって数十倍以上も死亡率の違う事例を私は知らない。

G20の中で日本（26人）は、中国（3人）、韓国（17

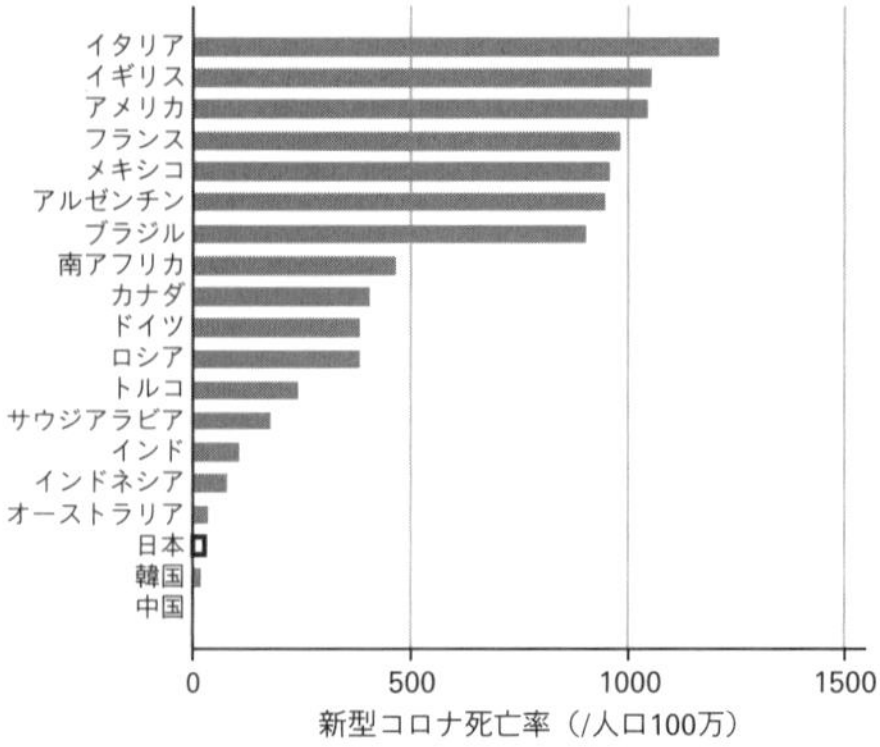

図3－1　G20各国の人口100万人当たりの新型コロナ死亡率。

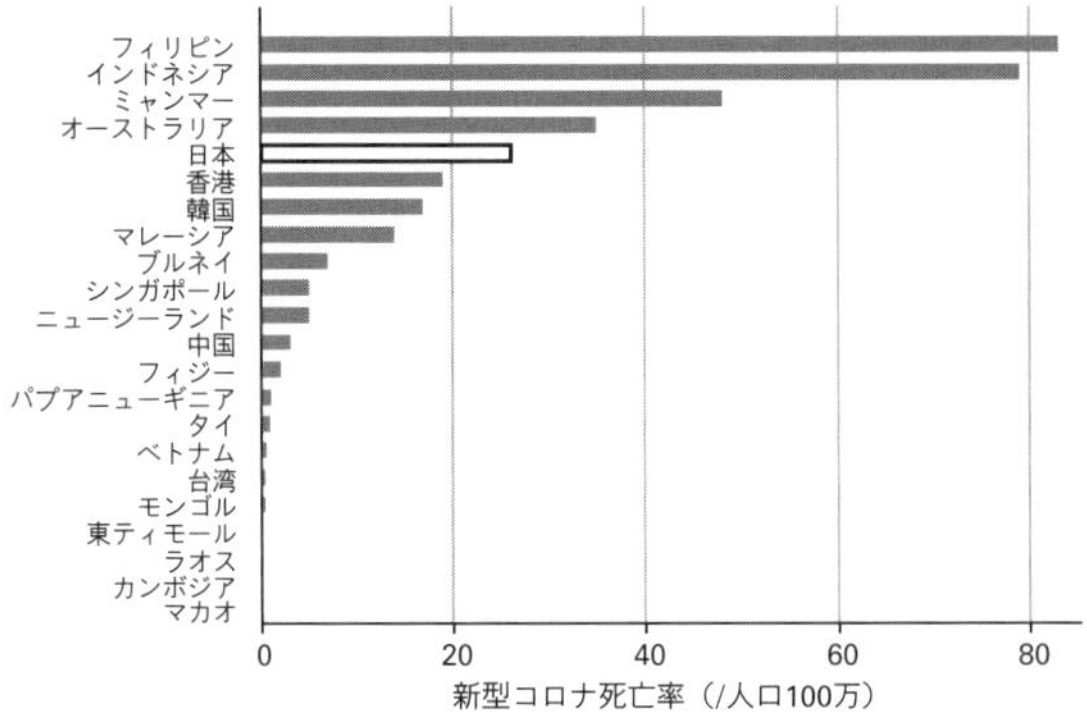

図3−2　東アジア・太平洋地域各国の人口100万人当たりの新型コロナ死亡率。

人）に次いで低いほうから3番目の死亡率だった（**図3−1**）。G7の中で日本の死亡率はもっとも低い［イタリア（1209人）、イギリス（1051人）、アメリカ（1044人）、フランス（981人）、カナダ（406人）、ドイツ（383人）］。よってG20やG7の中で日本は優等生である。

世界銀行は世界を東アジア・太平洋、ヨーロッパ・中央アジア、ラテンアメリカ・カリブ、中東・北アフリカ、北アメリカ（カナダ、アメリカ）、南アジア、サハラ以南アフリカの七つの地域に分けている。

日本は東アジア・太平洋地域に属するが、この中では逆にフィリピン、インドネシア、オーストラリア、ミャンマーに次いで22か国中5番目に多い（**図3−2**）。マカオ、ラオス、カンボジア、東ティモールの5か国からは新型コロナによる死亡例の報告がまだ1例もない。これらの国々は低位中所得国、低所得国に分類されている。

日本は先進国の中では死亡率が低いが、東アジア・太平洋地域では高い。

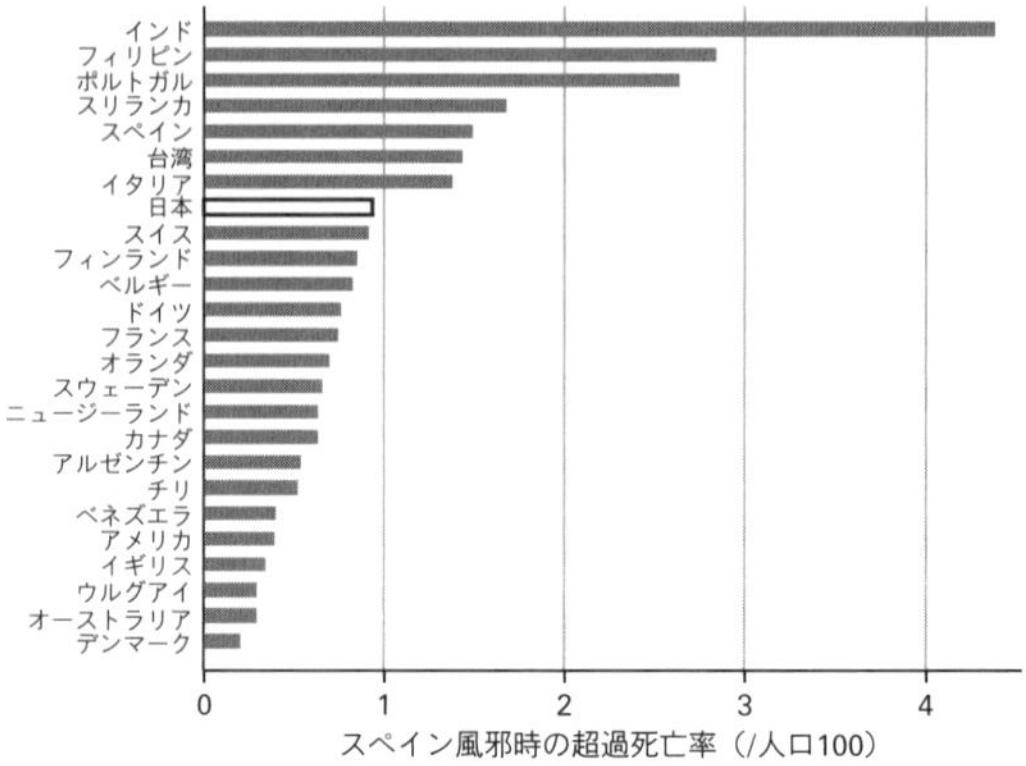

図３－３　1918年スペイン風邪時の超過死亡。

スペイン風邪は新興国で多くの犠牲が出たが、新型コロナでは高所得国で死亡率が高い

１９１８年にパンデミックとなった新型インフルエンザ、いわゆる悪名高きスペイン風邪では、世界で数千万人が死亡したとされている。ハーバード大学の研究グループは１９１８年のスペイン風邪流行時の超過死亡率*を計算した（**図３－３**[2]）。そしてスペイン風邪が２００４年に再興したら６２００万人が死亡し、その96％は新興国で発生すると予測したのである。

ところが今回の新型コロナでは、この関係がまったくといってよいぐらい逆転している。スペイン風邪のときはどちらかというと欧米諸国で死亡率が低く、アジアで高かった。たとえばインドの死亡率は４・39％、イギリスのそれは０・34％であり、その比は13倍である。ところが今回の新型コロナではイギリスの死亡率はインドの８・４倍であったのだ。

２００８年５月25日の日本経済新聞「蘇れ　医療」の連載に、１０２歳のスペイン風邪経験者のインタビュー

が載っていた。「村人がバタバタと倒れた。たった1人の医者もすぐ寝込んだ。重症者は戸板に乗せられ隔離病棟へ。誰一人戻ってこなかった。3日に1度はお葬式。でも、伝染を恐れ参列者はいない。貧しく栄養状態の悪い人から犠牲になった」という。

大正10年内務省衛生局による報告書「流行性感冒」によると、スペイン風邪に日本人2380万人以上が罹患し、38万8000人以上が死亡したとある。当時の日本人口の4割が罹患し、0・7%が亡くなった。隣人、友人、親戚などいつ自分が感染するかわからない恐怖。そしてスペイン風邪は20～30代の死亡率が高く、社会経済に与えたインパクトもきわめて大きかったであろう。

証言によると、スペイン風邪では栄養状態の悪い人から病気になっていった。大概の感染症は国民の栄養状態が悪く、非衛生的で、医療レベルが低いだけではなく医療へのアクセスが悪いことにより重症化しやすいし、死亡率も高くなる。(5) 逆に国民所得が高ければ通常は改善される。気管支肺炎による死亡割合を世界銀行の所得レベル群別で示したが、**(6) それでも歴然として、所得が低い国で

＊インフルエンザや新型コロナにおいては自宅での突然死、心筋梗塞で死亡したと思われていた患者さんが、じつは感染したことがきっかけで心筋梗塞を発症したといったことも起こり得る。そこで最近5年間などの同時期と比較して、すべての原因による死亡数がどれくらい増えているかを計算する、これが超過死亡である。大概はインフルエンザなど感染が大流行すると超過死亡も認められる傾向にある。(3) 新型コロナによる超過死亡はアメリカやヨーロッパ諸国では明らかに増えているが、日本ではさほど増えてはいない。(4)

＊＊世界銀行は国民1人当たりの所得高で四つのグループに分けている。低所得国（1035ドル以下）、下位中所得国（1036～4045ドル）、上位中所得国（4046～1万2535ドル）、高所得国（1万2536ドル以上）。

あればあるほど死亡率も高くなった（**図3－4上**）。

一方、新型コロナはどうであろうか？ 経済四つのグループで新型コロナの発症率（**図3－4中**）と死亡率（**図3－4下**）を比較してみた。発症率は明らかに低所得国、下位中所得国、上位中所得国、高所得国の順に高くなる傾向にあった。

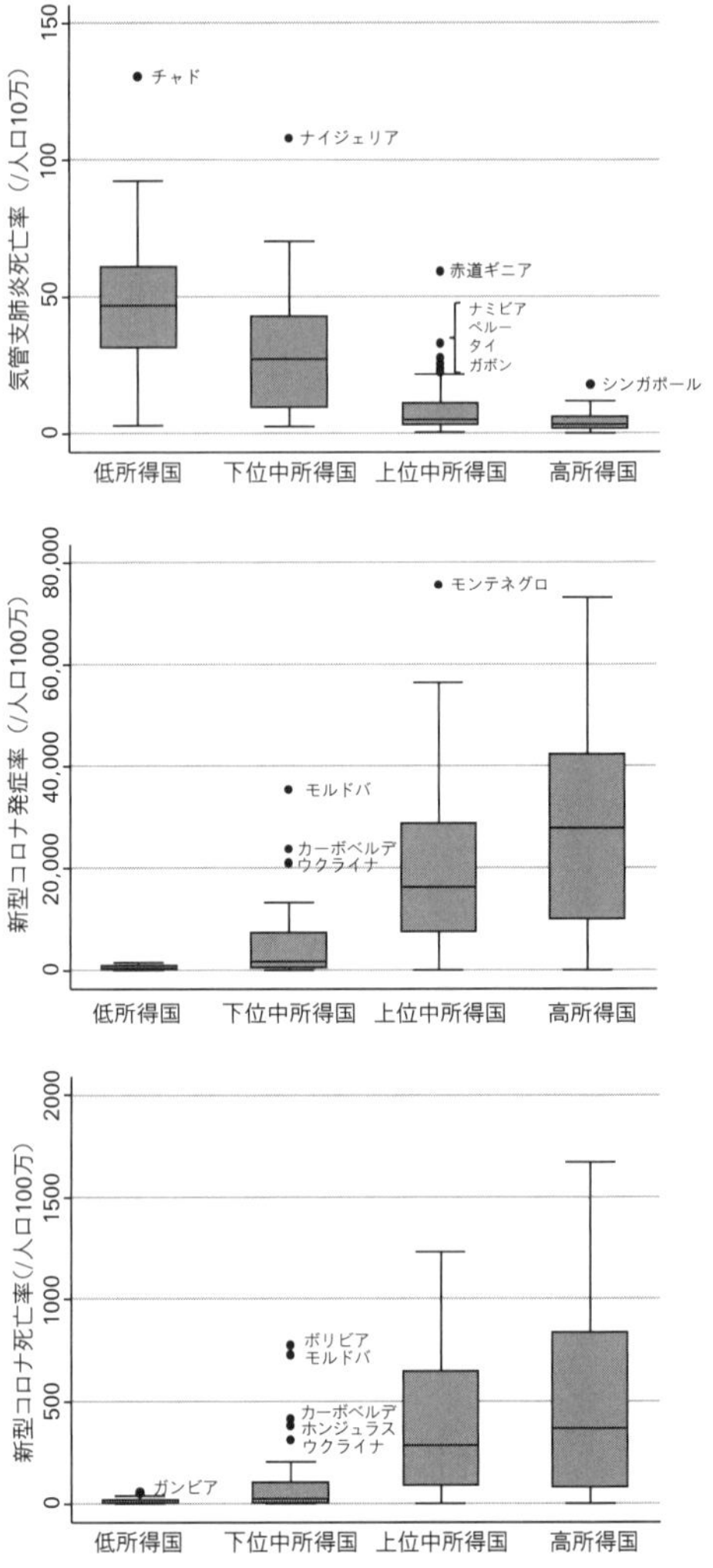

図3－4　各国所得水準群と、人口10万人当たりの気管支肺炎死亡率（上）、人口100万人当たりの新型コロナ発症率（中）、人口100万人当たりの新型コロナ死亡率（下）。

一方、死亡率においても発症率と類似のトレンドを示したが、上位中所得国と高所得国の間に統計学的に有意な差はなかった。上位中所得国の中ではとくに、ペルー、アルゼンチン、ブラジル、メキシコ、エクアドル、コロンビアといった中南米、そして北マケドニア、ボスニア・ヘルツェゴビナ、モンテネグロといった中央アジアが新型コロナの死亡率を押し上げている。上記現象から、入院患者の致死率が高所得国に比べ上位中所得国で高いことが示唆される。これは重症患者の救命率が上位中所得国に比べ高所得国で高いせいかもしれない。高所得国では医療レベルが高く、人々の医療へのアクセスもよいためであろう。

2　国民所得がアップするとなぜ死亡率が上がるのか？

都市化率もアップするから

新型コロナは都会で流行しやすい。日本では東京を含む首都圏や大阪を含む関西圏が、アメリカではニューヨーク、イタリアではミラノ、イギリスではロンドンなどが感染爆発の中心地となっている。人口密集地域では感染の連鎖が途切れにくく、常に感染がくすぶり、きっかけがあれば感染爆発あるいは流行する。

都会では気密性の高いオフィスタワーが林立し、そこで長時間の会議を持てば感染確率は上がる。活動的なビジネスマンであればあるほど、不特定多数の人々と会議や飲食する機会も多くなる。都会にはバーやレストランが多く、多人数での飲食の機会が増える。都会の労働者は狭いアパートで

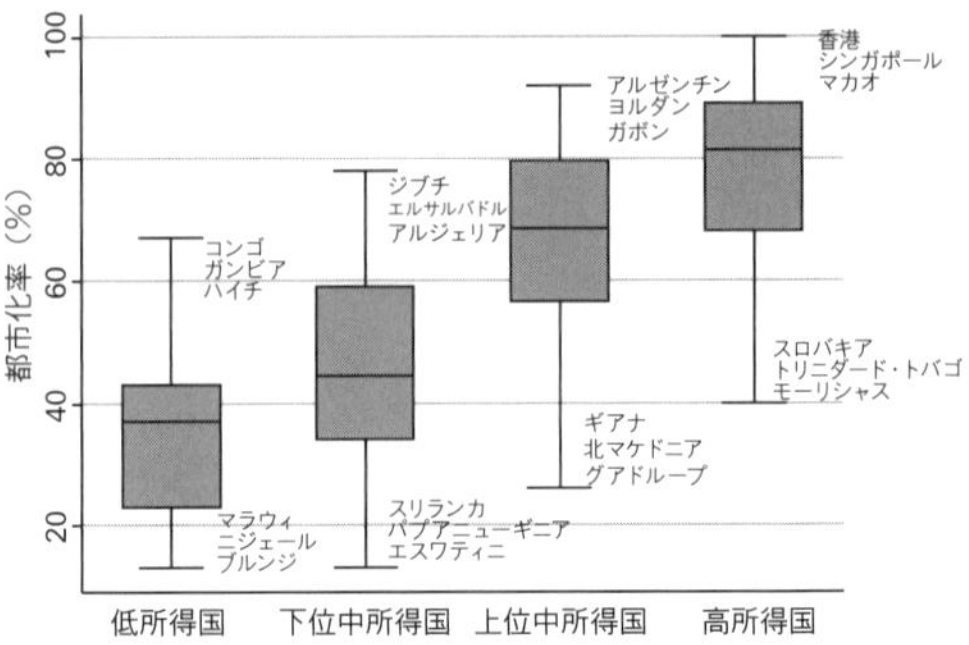

図3－5　各国所得水準群と都市化率。

密集して暮らす。また、多民族国家ではマイノリティはスラム街アパートに密集して住む傾向にある。ボストンのホームレスが暮らす施設でPCR検査を実施したところ36%が陽性であった[7]。都会には接待を伴う夜の店など歓楽街が隣接する。新型コロナの半数近くは無症状のうちに感染させるため、活動的な人は自覚症状のないまま感染を拡大させてしまう。歌舞伎町を歓楽街として持つ東京新宿区でも、7月、夜間の接客業含む飲食業で1230人を検査して陽性者が494人であり、陽性率は40・2%ときわめて高かった。また無職・フリーターなどでも30・4%、会社員など17・5%、学生15・4%、合計で28・2%が陽性であった[8]。

　都市化、すなわちその国の人口の多くが都市に住むことにより、3密条件の揃った環境下において人と人との接触機会も増す。これらの条件は新型コロナウイルスが人から人に感染を広めるには最適の環境だ。

　各国所得水準群と都市化率の関係をみてみると、所得水準が上がれば上がるほど、都市化率が上がるのがわかる（**図3－5**）。逆に都市化率が上がることにより、そこで暮らす人々のビジネスチャンスが生まれ、所得が上がるのかもしれない。いずれにしても、都市化率―国民所得―新型コロナ感染拡大は切っても切れない関係だ。

高齢化率もアップするから

国民所得が増すとその国の暮らしが豊かになる。栄養状態もよくなるし、生活環境は衛生的になる。医療も充実し、寿命が長くなり、高齢化率も高くなる。一方、新型コロナは高齢者で死亡率が高くなる。よって所得が高い国々では高齢者が多いので新型コロナの死亡率は高くなる。

国民1人当たりの所得が上がれば上がるほど、平均寿命も延びるし、高齢化率も増加する（**図3−6**）。

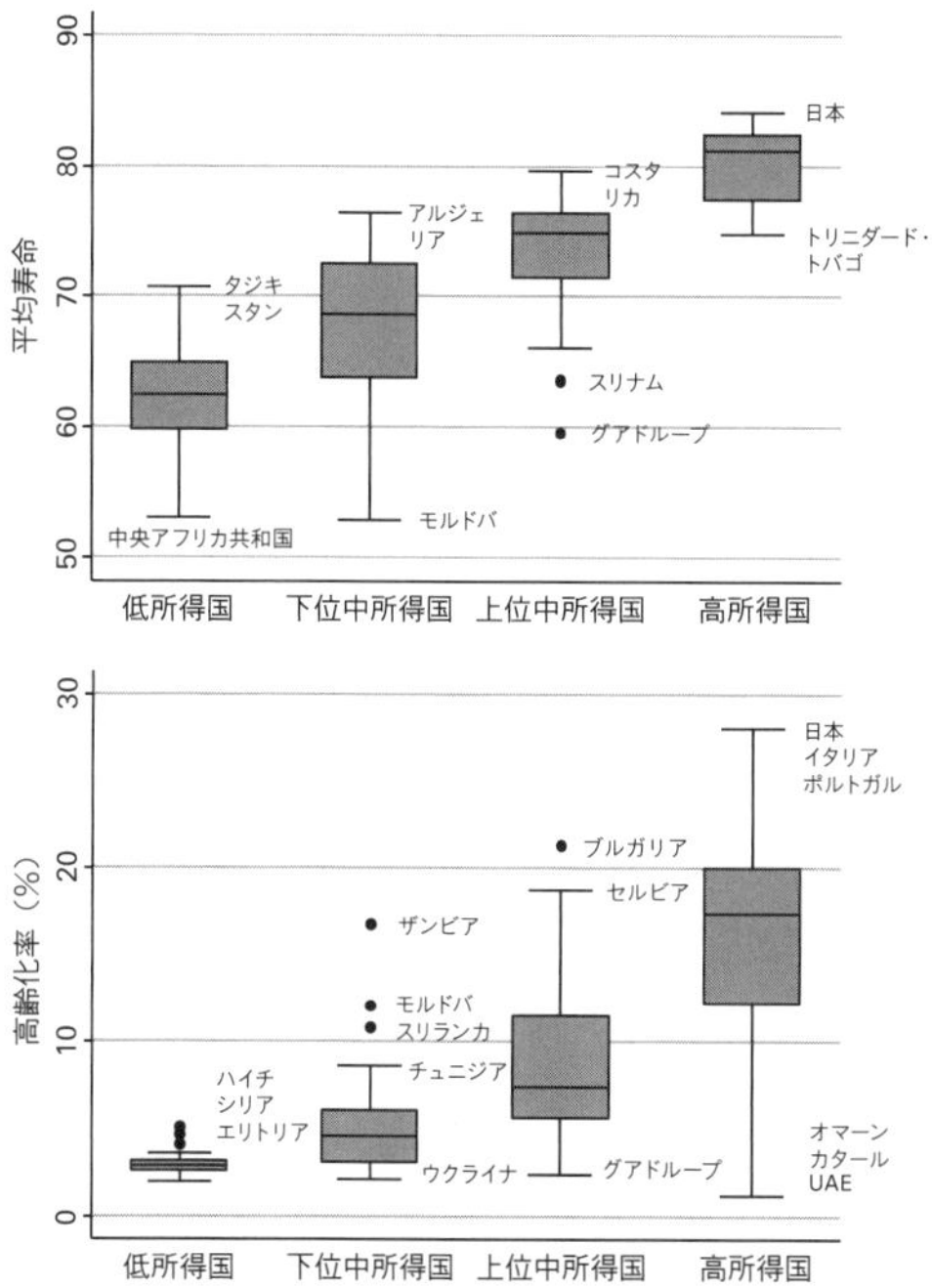

図3−6　各国所得水準群と、平均寿命（上）、高齢化率（65歳以上の人口に占める割合）（下）。

肥満率もアップするから

1日1ドルで暮らしていた人が、20ドルになったらどうするか？ まずは腹いっぱい食べるであろう。とくに安くて高カロリーなものを選ぶかもしれない。その結果、かえって肥満が増えてしまうこともある。一方、1日200ドルの収入があればどうするか？ 健康によい食品を選ぶようになる。高所得国だけではなく、上位中所得国でも肥満が多いのはそのためだ。肥満は新型コロナの死亡リスクを押し上げる点、すでに述べた。

肥満の程度は体重を身長の二乗で割ったＢＭＩを用いるのが一般的である。正常範囲は18・5から25であり、25から30を過体重、30〜40を肥満、40以上を病的肥満と呼ぶ。各国所得水準群における三つの肥満レベルを比較してみた（**図3－7**）。いずれにおいても、所得が増えると肥満の頻度

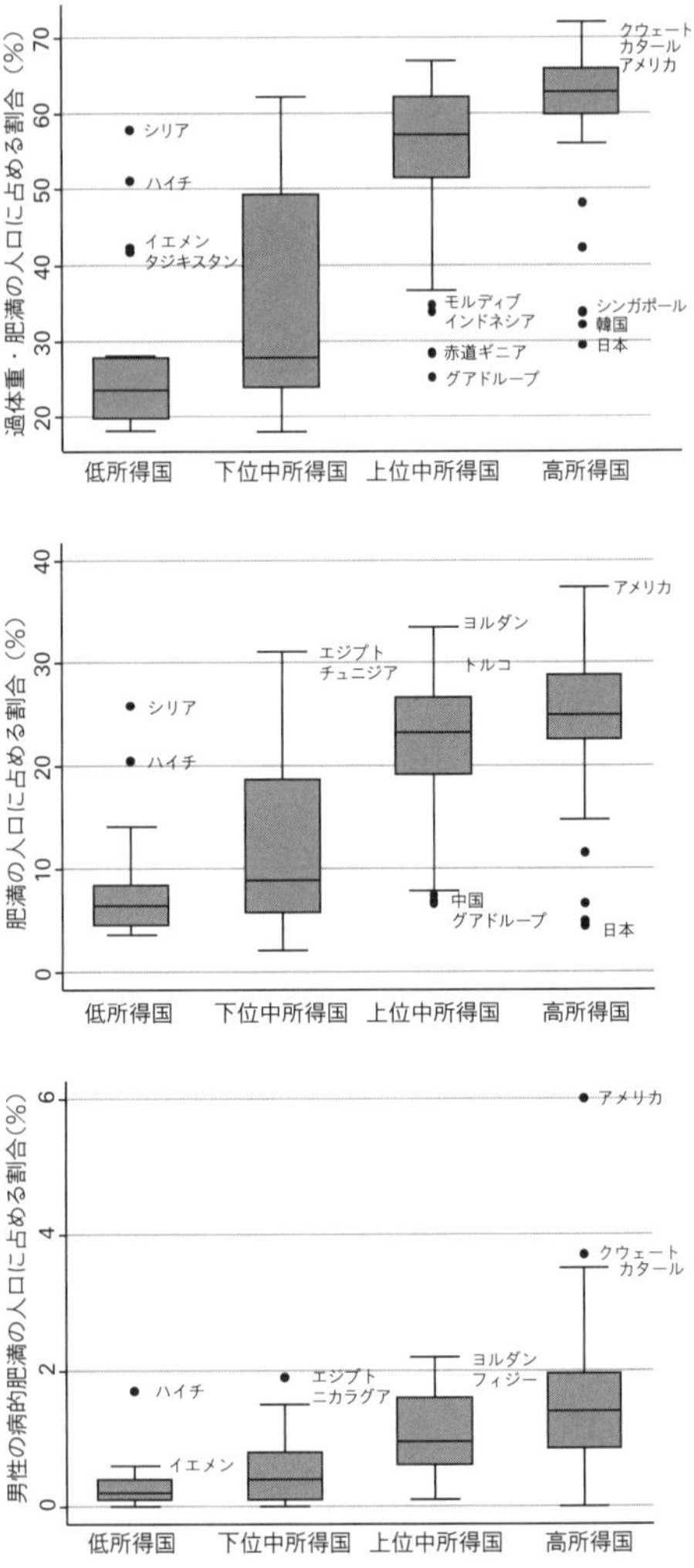

図3－7　各国所得水準群と、BMI 25 kg/m² 以上の過体重・肥満が人口に占める割合（上）、BMI 30 kg/m² 以上の肥満が人口に占める割合（中）、BMI 40 kg/m² 以上の病的肥満（男性）が人口に占める割合（下）。

を増す傾向にあった。

高脂血症、糖尿病、高血圧の罹患率もアップするから

肥満が増えれば、高脂血症、糖尿病、高血圧の罹患率も増える。所得が増え、肥満が増えるのだから、これらの疾患の合併も当然増えるであろう。またこれらの基礎疾患は新型コロナの増悪因子である。所得レベルと高脂血症の罹患率はきれいな相関を示した（**図3－8上**）。しかし、糖尿病は

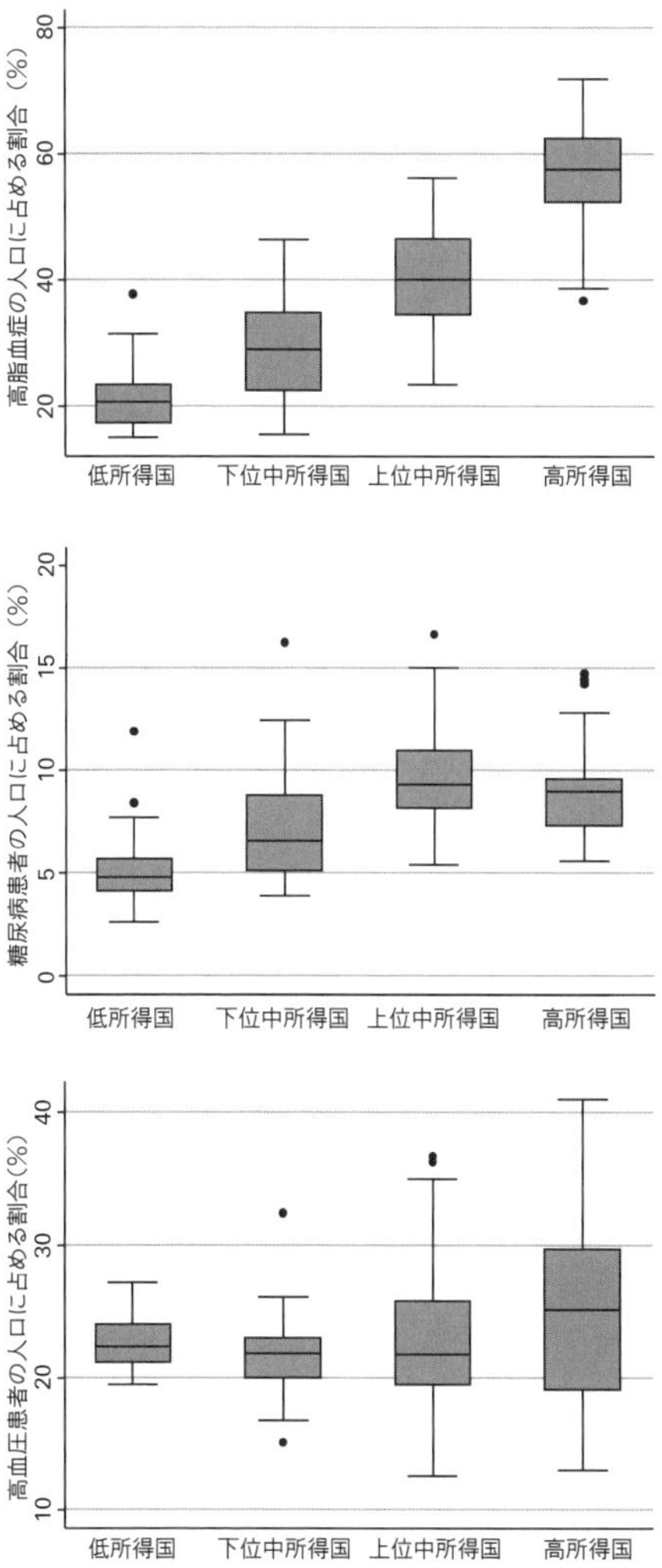

図3－8　各国所得水準群と、総コレステロール190 mg/dL以上の高脂血症の人口に占める割合（上）、空腹時血糖126 mg/dL以上の糖尿病患者の人口に占める割合（中）、収縮期血圧140 mmHg以上あるいは拡張期血圧90 mmHg以上の高血圧患者の人口に占める割合（下）。

むしろ上位中所得国で多い傾向にあった（**図3－8中**）。高血圧の罹病率は所得レベルと明確な傾向はなかった（**図3－8下**）。

医療キャパシティが十分でも死亡率を下げられないということか？

国民総生産が上がり、国民所得がアップすれば、税金を医療費に回すことができる。とくに高所得国では病院のベッド数を増やし、医療従事者の数を増やし、麻酔科医の数も増やすことができる。実際そうであるか否かを確認するため、各国所得水準群と病院ベッド数、医師数、看護師数、麻酔科医数を示した（**図3－9**）。予想どおり、所得がアップすることで医療キャパシティも上がっているのがわかる。ベルギーの看護師数はもっとも多いが死亡率はもっとも高い。アメリカの麻酔科医数は一番多いが、死亡率はワースト12だ。

通常の気管支肺炎では所得レベルが低い国ほど死亡率が高い傾向にあるのに（**図3－4**）、新型コロナではむしろ所得レベルが高いほうで死亡率が高かった。所得レベルが高いと、高齢化率が増し、肥満率が増加し、高脂血症や糖尿病などの罹患率が上がる。これらはいずれも新型コロナの死亡リスク因子である。よって、所得レベルが上がると間接的に死亡率を押し上げると思われる。

一方で、国民の所得が上がれば、医療のキャパシティも上がり、コロナ患者は高度な医療を受けられる機会も増えるはずだ。しかし、それではコロナの死亡率を下げることはできなかった。実際にニューヨーク、ミラノ、ロンドンなど高度な医療機関の充実した大都市でも、多くの死者を出している。

以上のことを考え合わせると、患者が急増すると高度な医療機関を持つ都会でも助けることができる人数は限られる。高齢化率を下げることはできない。そうであれば、肥満や基礎疾患の合併など生活習慣病を減らすことが中期的には重要となる。

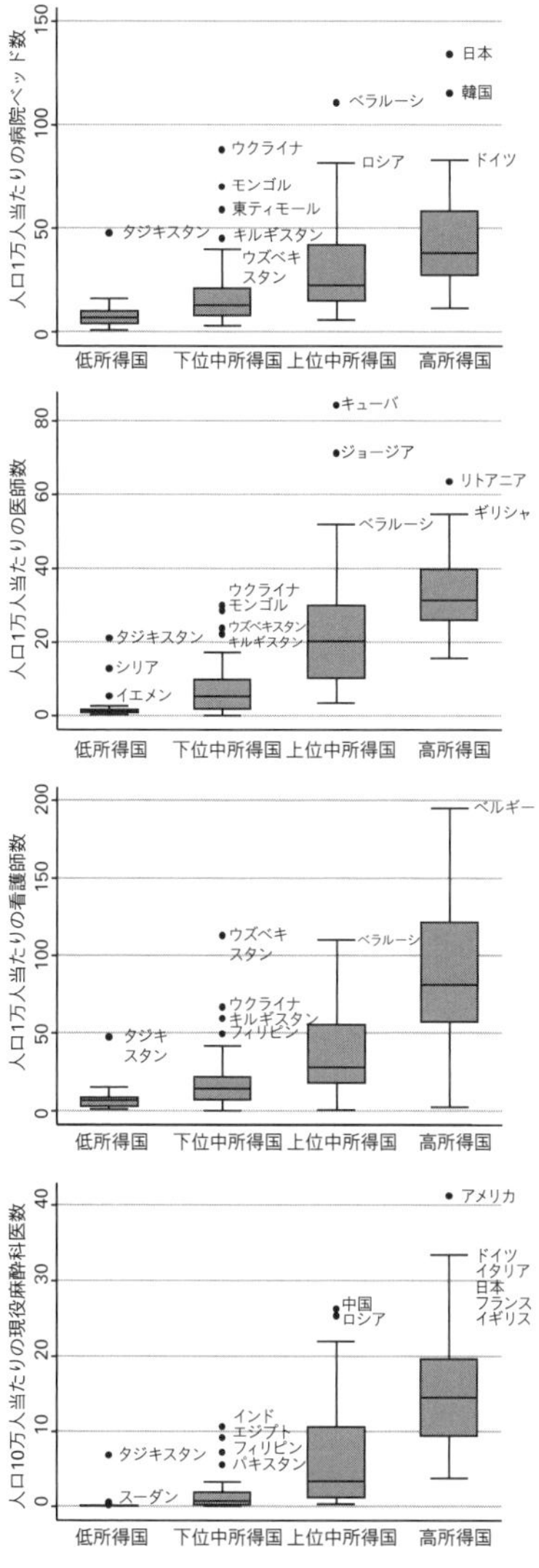

図 3-9　各国所得水準群と、人口 1 万人当たりの病院ベッド数（上）、人口 1 万人当たりの医師数（上から二つ目）、人口 1 万人当たりの看護師数（下から二つ目）、人口 10 万人当たりの現役麻酔科医数（下）。

3 死亡率の世界地域格差

東アジア・太平洋とサハラ以南アフリカで圧倒的に低い死亡率

世界銀行は世界を七つの地域に分けている〔東アジア・太平洋地域（22か国）、ヨーロッパ・中央アジア（47か国）、ラテンアメリカ・カリブ（29か国）、中東・北アフリカ（21か国）、北アメリカ（アメリカとカナダの2か国）、南アジア（8か国）、サハラ以南アフリカ（48か国）〕。

次に世界地域間の新型コロナ発症率および死亡率を示す（**図3－10**）。

両者とも東アジア・太平洋地域で圧倒的に低い。一方、ヨーロッパ・中央アジア、ラテンアメリカ・カリブ、中東・北アフリカ、北アメリカで明らかに高い。南アジアで若干高い。サハラ以南アフリカでわずかに高いか、ほぼ同等であった。

発症率と死亡率は全体的に似た傾向を示した。各地域の人口100万人当たりの死亡率の中央値（25～75％）は次のとおりである。

東アジア・太平洋地域：4人（0・3～19）
ヨーロッパ・中央アジア：555・5人（246・5～953）
ラテンアメリカ・カリブ：309人（115～788）
中東・北アフリカ：206人（70～302・5）

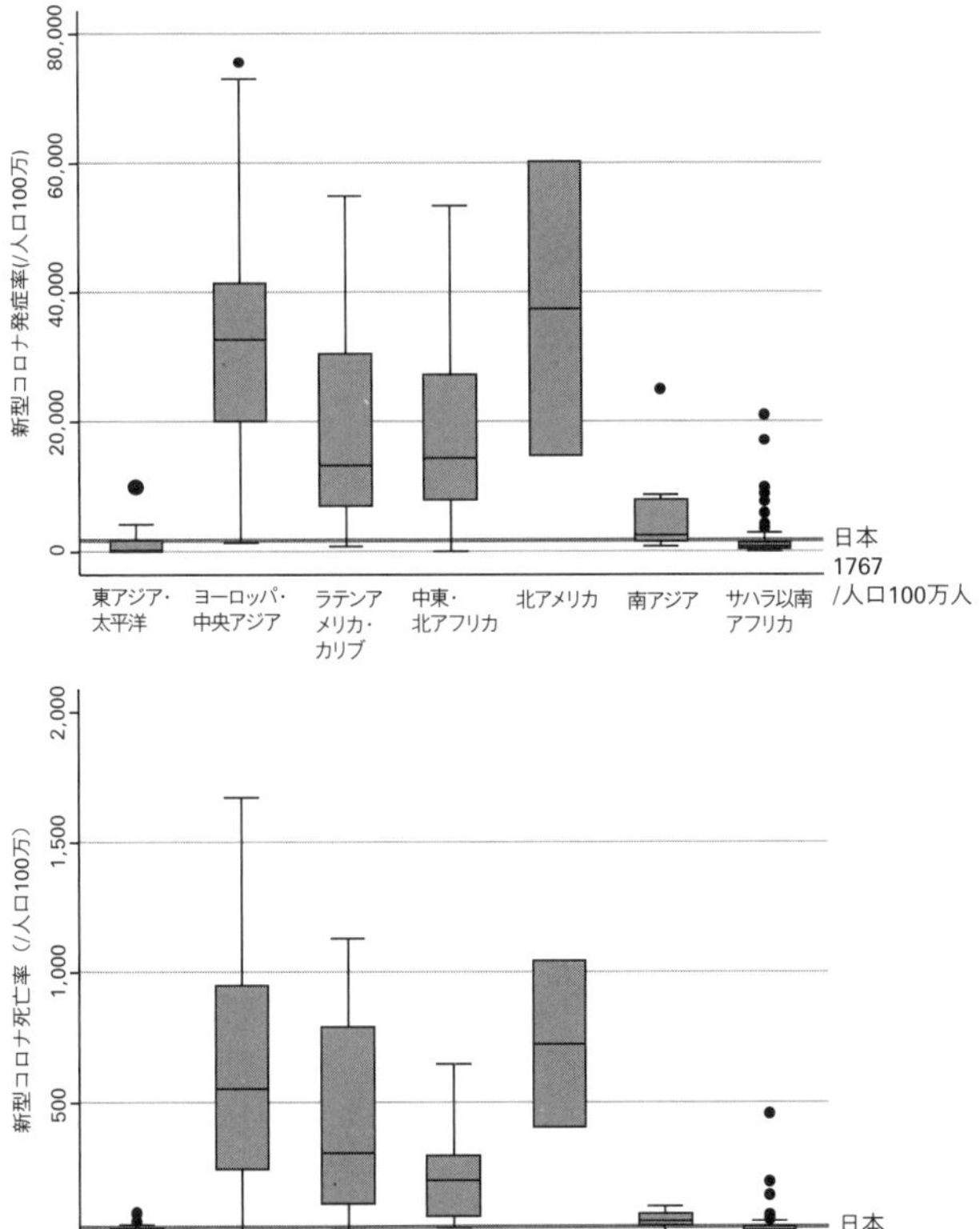

図 3-10　世界地域における人口 100 万人当たりの新型コロナ発症率の比較。

北アメリカ（アメリカ＝１０４４人、カナダ＝４０６人）
南アジア：50・５人（27～75・５）
サハラ以南アフリカ：11・５人（６～24）

東アジア・太平洋地域がもっとも低く、次いでサハラ以南アフリカであった。中央値で比較するとヨーロッパ・中央アジア、ラテンアメリカ・カリブは東アジア・太平洋のそれぞれ１３９倍、77倍である。

同じ病気でありながら、地域でこのように発症リスク、死亡リスクが違うのには何か理由があるはずだ。まず、人種や文化、あるいは遺伝的背景の違いが思い浮かぶ。

その理由がわかれば、自ずと対策も見えてくるだろう。ここから、この問いに対する答えを探索する作業を、読者のみなさんと共に進めていきたい。

なぜ東アジア・太平洋とサハラ以南アフリカで死亡率が低いのか？：遺伝的要因

同じ疾患なのに地域や国によって死亡率に数十倍以上の大きな差がある。民族による遺伝的体質の差、たとえば、東アジアあるいは東南アジア人にはないが、他地域の民族は持っている遺伝的体質である。

ゲノムワイド関連解析（Genome-Wide Association Study：ＧＷＡＳ）は、ヒトゲノム全体をほぼカバーする１０００万か所以上の一塩基多型（ＳＮＰ）のうち、50万～１００万か所の遺伝子型を決定し、おもにSNPの頻度と、病気や形質との関連を統計的に調べる方法のことをいう。

DNAはA、T、C、Gの四つの塩基が対になった遺伝の設計図である。1000塩基に一つくらいの割合で、配列が個人間で異なっている。この違いを「一塩基多型（Single Nucleotide Polymorphisms：SNPs）」と呼ぶ。SNPsの違いは、酒に強い弱いなどの遺伝的体質をつくり出していることも多い。

そこで、新型コロナに罹患して重症化した患者さんの遺伝子と健常人の遺伝子をGWASで解析した論文をみてみよう。

イタリアとスペインの合同チームは、少なくとも酸素投与が必要となった重症新型コロナ患者1610人と健常人2250人のゲノムを比較した。その結果、染色体3番の3p21.31という領域と9番の血液型に関係する領域の二つが重症化に関与する候補遺伝子として浮かび上がった。[9]

3p21.31領域には六つの遺伝子が含まれる。中でもLZTFL1はもっとも説得力がある。シリアは多くの上皮細胞が持つアンテナのようなもので、ウイルスの侵入など外部の刺激を細胞内に伝える働きがある（**図3－11**）。LZTFL1はシリア機能の一端を担っている。また、Tリンパ球と抗原提示細胞の相互作用にも寄与している。

LZTFL1の遺伝子にAが余分に入っていたり欠損したりといった多型（rs11385942）[10]を持っていると、新型コロナの重症化リスクが77％高まる。また、この多型を父母の両方から受け継いだ場合、まったく持たない場合に比べて若いのに重症化する可能性が出てくる。地域によって異なり、東アジア0・50％、アメリカ4・6％、アフリカ5・30％、ヨーロッパ8・05％、南アジア29・

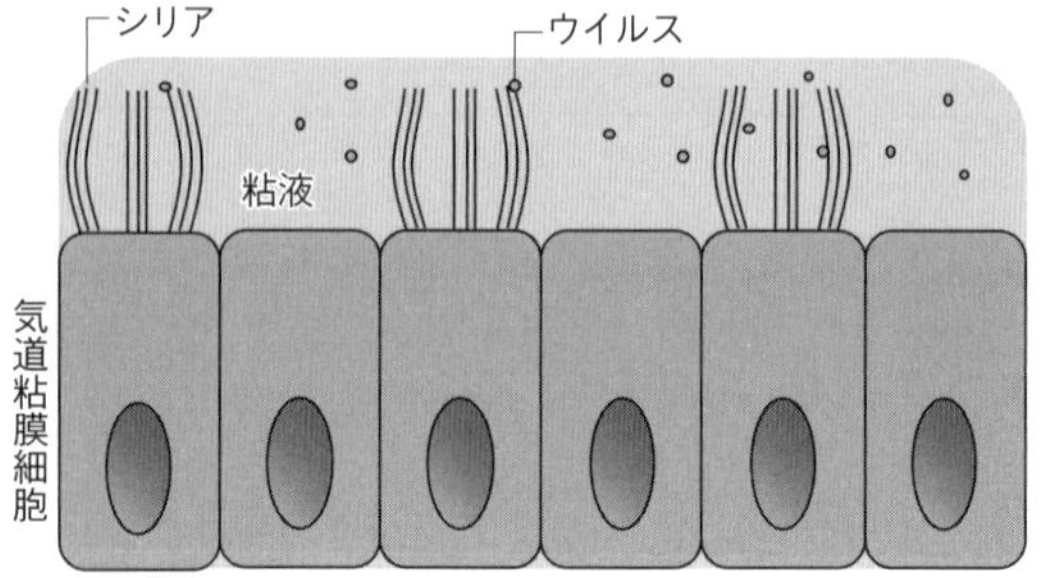

図3-11　気道にある上皮細胞上のシリア。

6％の頻度であった[11]。この頻度の差は東アジア人で発症率・死亡率が低いことを説明し得る。しかし、南アジアで頻度が高いにもかかわらず、この地の発症率・死亡率はヨーロッパやアメリカと比べて必ずしも高くはない点は矛盾する。

残り五つのうち四つ（CCR9、CXCR6、XCR1、FUCO1）は免疫に重要な役割を果たすT細胞と樹状細胞の機能に影響する。そして最後の遺伝子SLC6A20は、新型コロナウイルスが細胞に感染する際利用するACE2分子と相互作用をする。

次に新型コロナ患者（3199人）とコントロール（89万7488人）の検体を使った、さらに大規模ゲノム解析が実施された。この研究では、血液型との間に有意な関係は見出されなかった。しかし、先の研究で認められた3番染色体のある領域が、この研究においても新型コロナの重症化と強い相関があることが再確認された[12]。この遺伝子領域はとても興味深いことにネアンデルタール人から長きにわたり受け継がれたとされている。

最近の学説では、ネアンデルタール人は、ヨーロッパ大陸を中心に西アジアから中央アジアにまで分布して、約3万〜4万年前に絶滅した。ネアンデルタール人とホモ・サピエンスの遺伝子差異は、他の動物種ならば別種と認定されるレベルであり、両者は混血できなかったとする考え方が有力であった。しかし、アフリカ人以外のヒトゲノムにネアンデルタール人の遺伝子が数パーセント混入していることが2010年、『サイエンス』誌に報告された(13)。

アフリカ人はそもそもこのネアンデルタール遺伝子を持たない。一方、南アジア人の30%、ヨーロッパ人の8%、南北アメリカの4%が持つとされる。しかし、東アジア人はほとんどネアンデルタール遺伝子を持たない。バングラデシュ人の63%はネアンデルタール遺伝子を一つ持ち、13%は二つ持っている、イギリス在住のバングラデシュ人は他に比べて新型コロナにより2倍死亡しやすい（図1－16参照）。

南アジア：ネアンデルタール遺伝子を持つが、肥満者と高齢者が少ない

ヨーロッパ、南北アメリカで死亡率が高く、東アジア～東南アジアで低いのは上記ネアンデルタール遺伝子で説明がつく。しかしながら、南アジアの国々の人口100万人当たりの死亡率は必ずしも高くない〔インド（107人）、モルディブ（88人）、ネパール（63人）、アフガニスタン（56人）、バングラデシュ（45人）、パキスタン（45人）、スリランカ（9人）、ブータン（0人）〕。またパプアニューギニアもネアンデルタール遺伝子を持つ頻度が高いが、死亡率は低い（1人）。この点、矛盾する。

南アジアの8か国では、新型コロナの死亡リスクを高める高齢化率と肥満でみたとき、両者共に

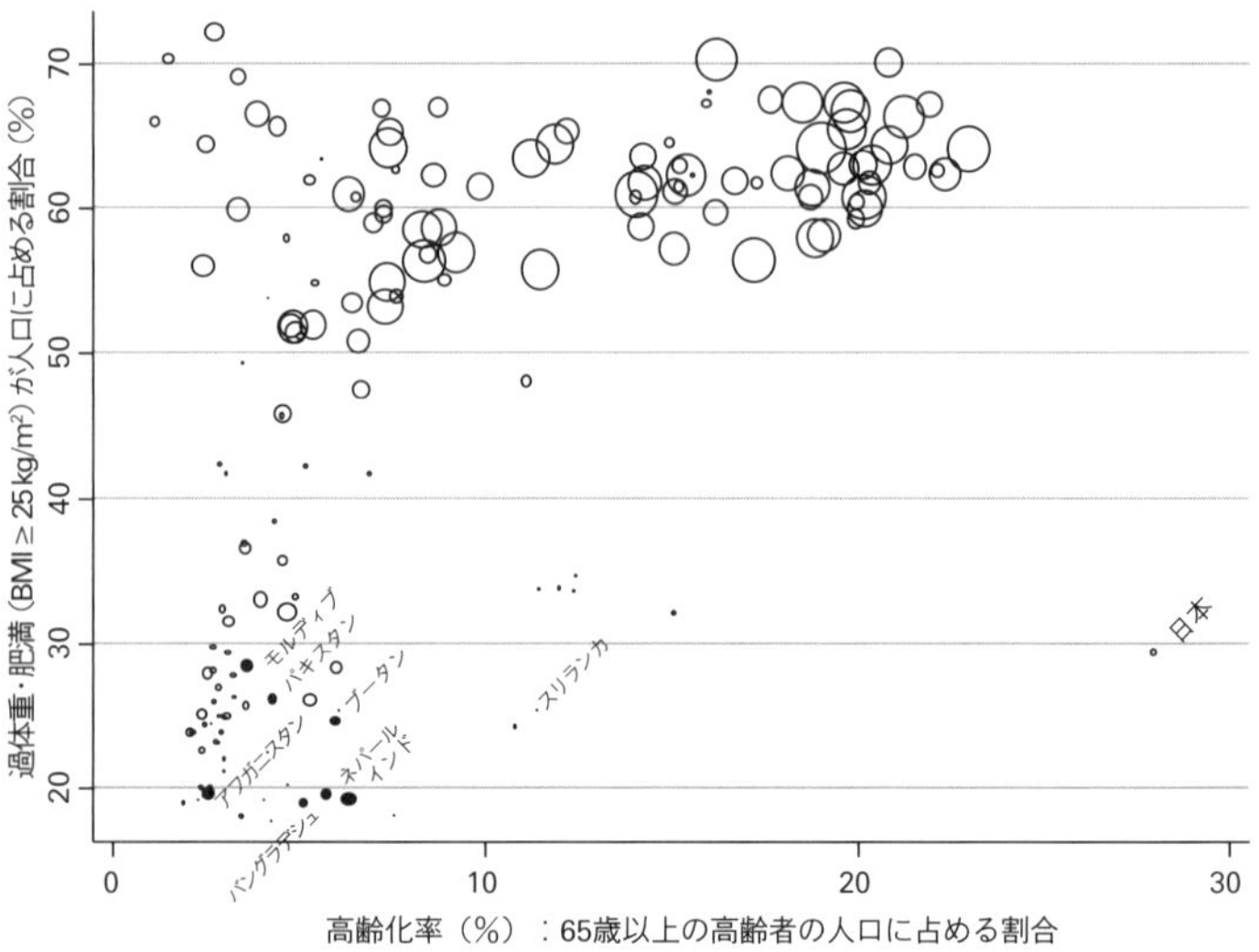

図3-12 南アジア地域における高齢化率―過体重・肥満率―死亡率の関係。横軸に高齢化率（%）、縦軸にBMI25以上の過体重・肥満が人口に占める割合（%）を示し、円の大きさは人口100万人当たりの死亡率の大きさを示す。南アジアの国は国名を示し、円内を黒で塗りつぶしてある。

低い傾向にあり、ネアンデルタール遺伝子リスクと相殺されているかもしれない。

図3-12には横軸に高齢化率、縦軸に肥満率を示し、円の大きさは死亡率の高さを示している。南アジアの8か国は黒丸で示している。スリランカを除いては65歳以上の高齢者は2・6から6・4%の範囲にある。ちなみに日本の高齢化率は28%で、これと比較すると大きく下回っている。新型コロナの死亡リスクは65歳を超えると指数関数的に増大することを考えると、国民の95%前後が65歳未満の南アジアの国々において、新型コロナは怖い病気ではないかもしれない。また、過体重・肥満率もインドやバングラデシュでは20%未

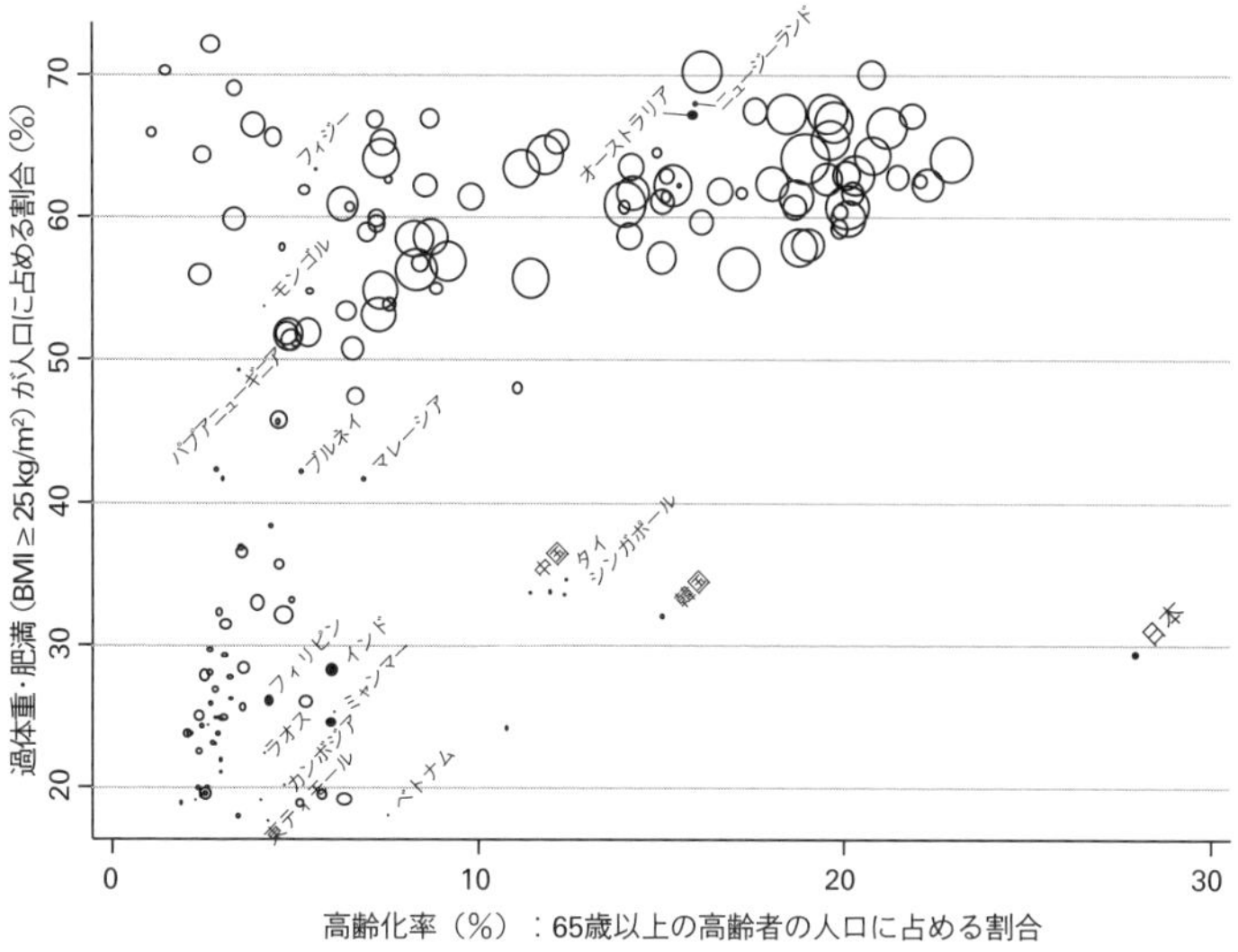

図3-13　東アジア・太平洋地域における高齢化率―過体重・肥満率―死亡率の関係。

満である。さらに、BMIが40を超える病的肥満はほとんどない。2021年2月4日、インドのデリー首都圏政府は4日までに、首都圏の住民の半数以上が新型コロナウイルスに感染していたことが判明したとの大規模な血清調査の結果を発表した。肥満と高齢者の少ないインドにおいて、コロナはただの風邪である。このままいけば、ワクチン接種より感染拡大によって集団免疫を獲得するほうが先になりそうだ。

東アジア・太平洋：ネアンデルタール遺伝子も肥満者、高齢者も少ない

南アジアとは異なり、東アジア人はこのネアンデルタール遺伝子をほとんど持っていない。東南アジア人はわずかに保有している。

同様に東アジア・太平洋地域における高齢化率―肥満率―死亡率のグラフを示す（**図3-**

13)。

日本は高齢化率が群を抜いて高いにもかかわらず低めの死亡率を保っているのは、肥満率が一定程度に抑えられ、ネアンデルタール遺伝子をほとんど持たないからかもしれない。中国、タイ、シンガポール、韓国は、日本に比べて高齢化率が低いことが挙げられる。台湾、香港、マカオのBMIデータを入手できず図中では示していない。

東南アジアのインドネシア、フィリピンはスペイン植民地時代、アメリカ植民地時代を経験した。一定割合でスペイン人との混血が生まれた可能性はある。ミャンマーはイギリス植民地時代がある。また東南アジアでは頻度は少ないが、東アジア人に比べるとネアンデルタール遺伝子が含まれる。ベトナムは東南アジアの中では高齢化率が高いほうだが、過体重肥満が18％と少ない。ラオス、カンボジア、東ティモールでは65歳以上の高齢者（高齢化率）が5％未満である。ブルネイ、マレーシア、パプアニューギニア、モンゴル、フィジーと過体重・肥満が人口の4割以上だが、高齢化率がそれぞれ3％から7％と低い。

オーストラリア国民の8割以上、ニュージーランドの7割以上はヨーロッパ系だ。よって、ネアンデルタール遺伝子を持つ。過体重・肥満率も7割近く、高齢化率も17％だが、欧米諸国に比べると死亡率は低く抑えられている。南半球のため北半球が落ち着いているときに感染流行があったことも幸いしたかもしれない。さらに、ニュージーランドでは強いリーダーシップが発揮された(14)。加えて徹底的なPCR検査も死亡率を下げる因子である点、先に述べた。

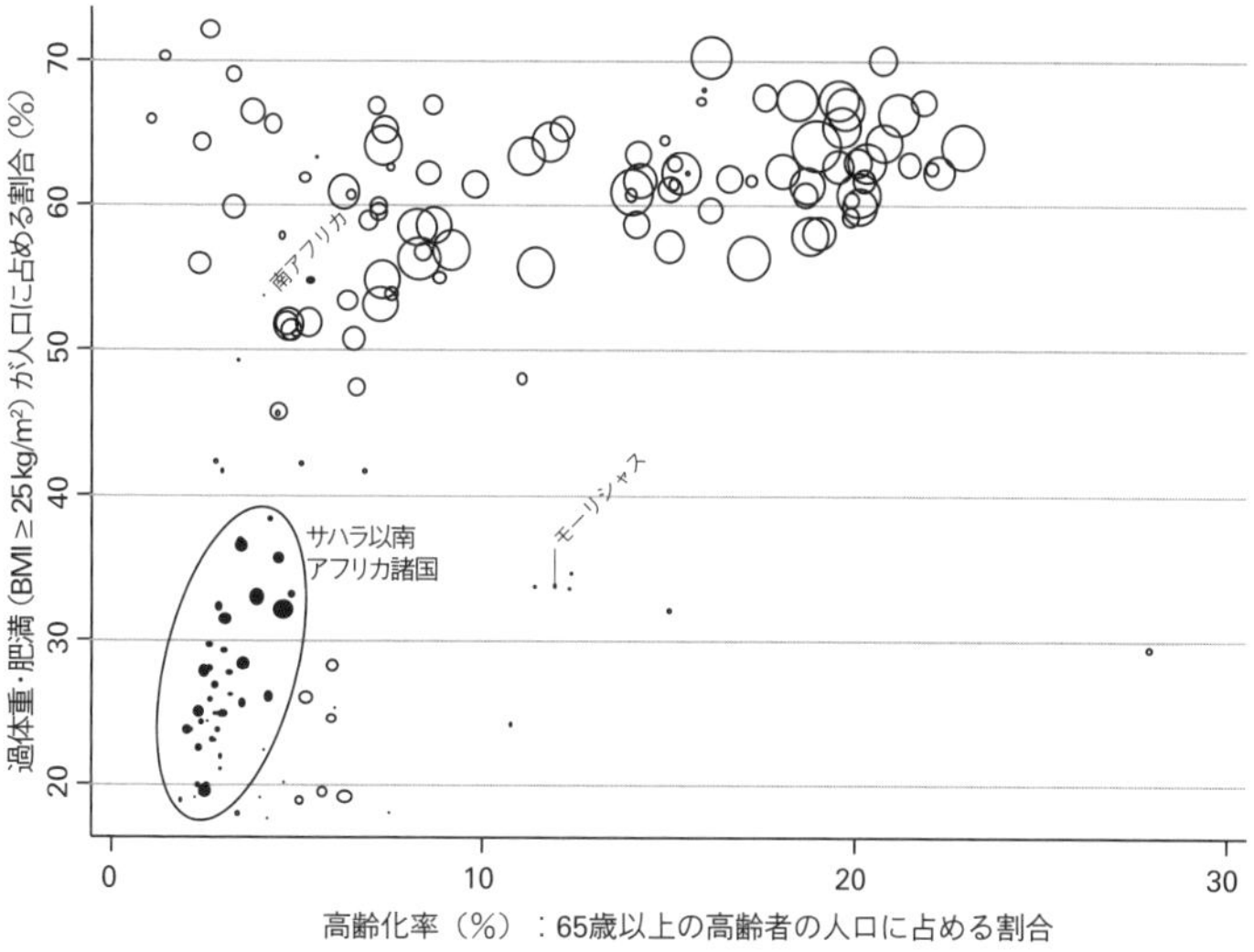

図3－14 サハラ以南アフリカ地域における高齢化率—過体重・肥満率—死亡率の関係。

サハラ以南アフリカ：ネアンデルタール遺伝子なし、肥満者と高齢者も少ない

サハラ以南アフリカ人についても詳細に検討した（**図3－14**）。サハラ以南アフリカ人はネアンデルタール遺伝子を持たない。モーリシャスの高齢化率は12%とアフリカの中では高いほうだ。オランダ、フランス、イギリスの植民地支配を受けた歴史があり、住人はインド系が7割、アフリカ系と白人の混血によるクレオールが3割弱と特殊な構成である。また南アフリカは黒人8割、白人、混血、インド系が2割で、さらに過体重・肥満度が52%と、サハラ以南アフリカの中では特殊だ。死亡率も352人と高い。次に死亡率が高いのはカーボベルデで、186人である。エスワティニも死亡率が103人と高いが、この国は南アフリカの中にあり、その影響を受けているのかもしれない。以上、三つの国を除

けば、過体重・肥満率は40％未満で、高齢化率も2％から5％である。死亡率も東アジア・太平洋地域諸国と同等で60人から0人の間である。65歳以上の高齢者が5％未満と少ないため、死亡率も低いものと思われる。

【コラム】オオコウモリの分布する地域で発症率、死亡率は低い？

コウモリは、何千種ものウイルスを宿しているものの病気になることはない。よって、ウイルスにとってコウモリは自然宿主である。一方、コウモリに住むウイルスが別の動物に感染する可能性はある。ウイルスは新たな宿主に適応して変異することもあれば、変異しないまま種の壁を飛び越えることもある。新型コロナウイルスに関しては、中国、東南アジア、バングラデシュ、ブータン、ネパールに広く生息するナカキクガシラコウモリが自然宿主として持っていた。ウイルスがヒトやその他の動物に感染して病気にしたり死に至らしめたりすることができるとしたら、ウイルスは自然宿主を他の動物種から守っていることになる。

ここから先は私の想像である。仮に、有史前、中国から東南アジア地域で、新しいコロナウイルスがナカキクガシラコウモリからヒトに感染し、大きなアウトブレイクを起こしたとしよう。当時、交通手段はなかったので、アウトブレイクを起こしても大陸を超えてパンデミックになることはなかった。しかし中国・東南アジアでは、新型コロナに対して自然免疫などが正常に機能しない人たちが死亡した。その結果、この地域では自然免疫力が強くコロナに抵抗力を持つ人たちだけが生き残った。いわゆる「自然選択説」である。この〝コロナに強い遺伝子〟を持った人々は、長い時間をかけて日本や中国北部、韓国、モンゴルにも移り住むようになっていった。その結果、東アジア・太平洋地域では新型コロナの発症率・死亡率が低いのではなかろうか？

世界7地域で俯瞰する：欧米中央アジアでは肥満者と高齢者が多く死亡率も高い

次に、残りの4地域と各国についても同様に、横軸に高齢化率、縦軸に肥満率を示し、円の大きさは死亡率の高さを示した。中東・北アフリカは高齢化率が低いため図の左上に位置することが多く、ラテンアメリカ・カリブは中央上、北アメリカとヨーロッパ・中央アジアは右上に固まっている（**図3－15**）。

最後に世界7地域の高齢化率を平均寿命に置き換えてみた（**図3－16**）。分布のパターンは多少変わったが、各国、各地域の位置関係に大きな変化はない。

世界を高齢化率と肥満率で4群に分割：肥満者が少なければ高齢者が多くても大丈夫

再度高齢化率と過体重・肥満率をそれぞれ横軸、縦軸にとって発症率と死亡率を円の大きさで示した（**図3－17**）。まず過体重＋肥満の比率が45％を超えるか否かで地獄と天国ほどの違いがある。発症率で比較するとクウェート、カタール、UAEの発症率は高いが、その円の大きさに比べると死亡率の円の大きさは小さい。これらの国々では高齢化率が1～2％で若い人が多い国であることを考えると、発症しても軽症で済むため死亡する人が少ないのであろう。またシンガポールでは比

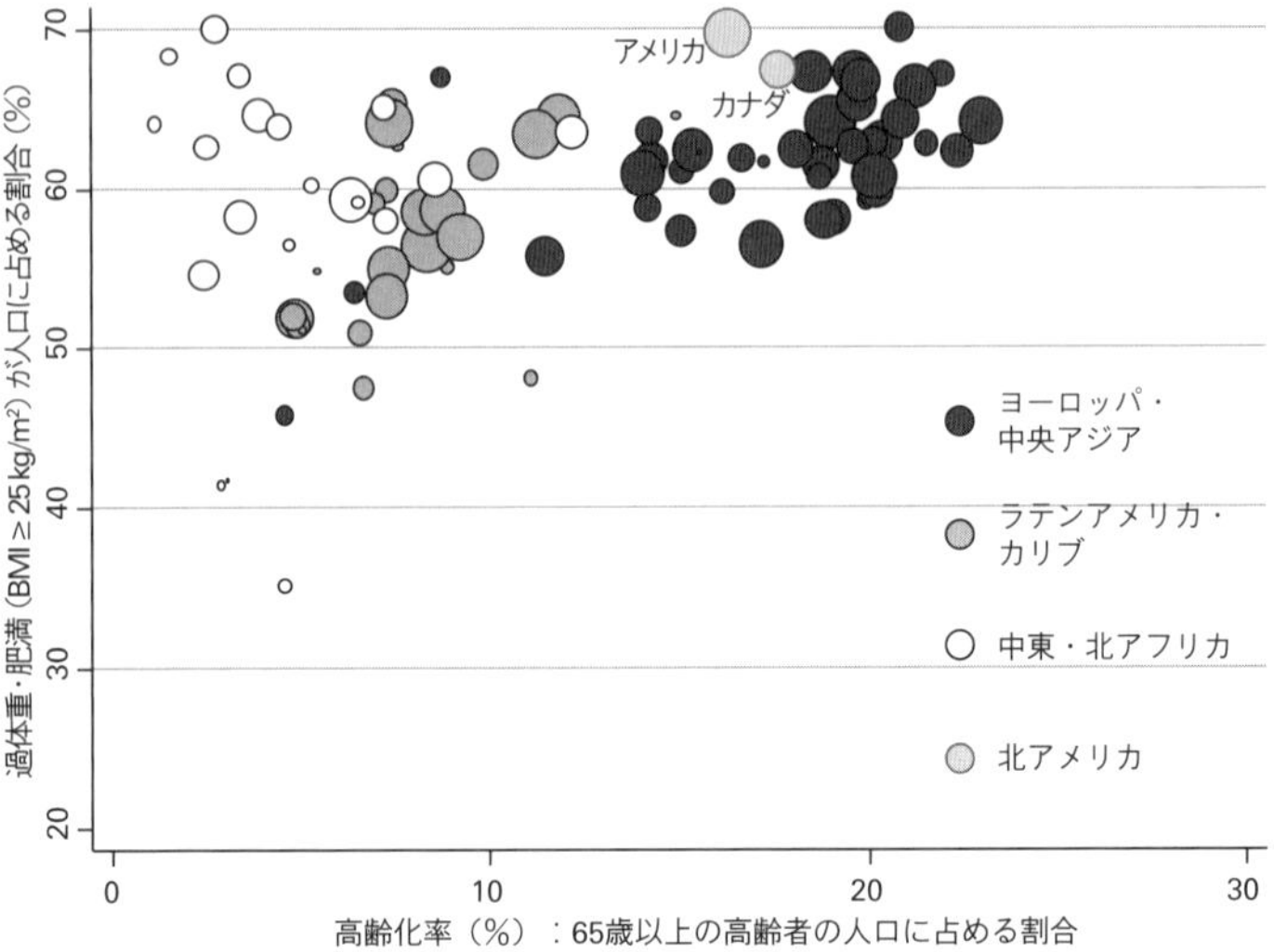

図 3-15 残りの地域の高齢化率—過体重・肥満率—死亡率の関係。

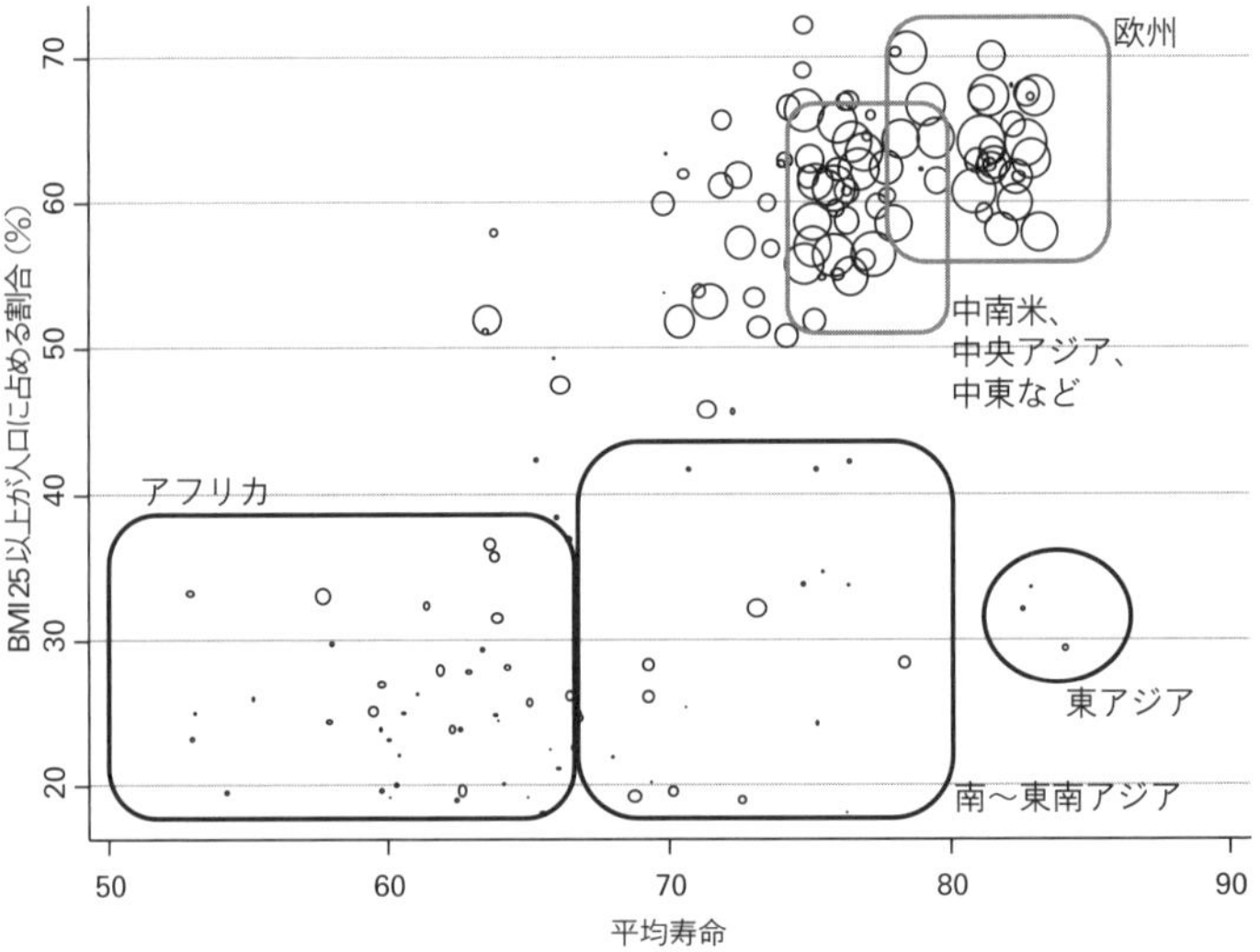

図 3-16 世界各国の平均寿命—過体重・肥満率—死亡率の関係。

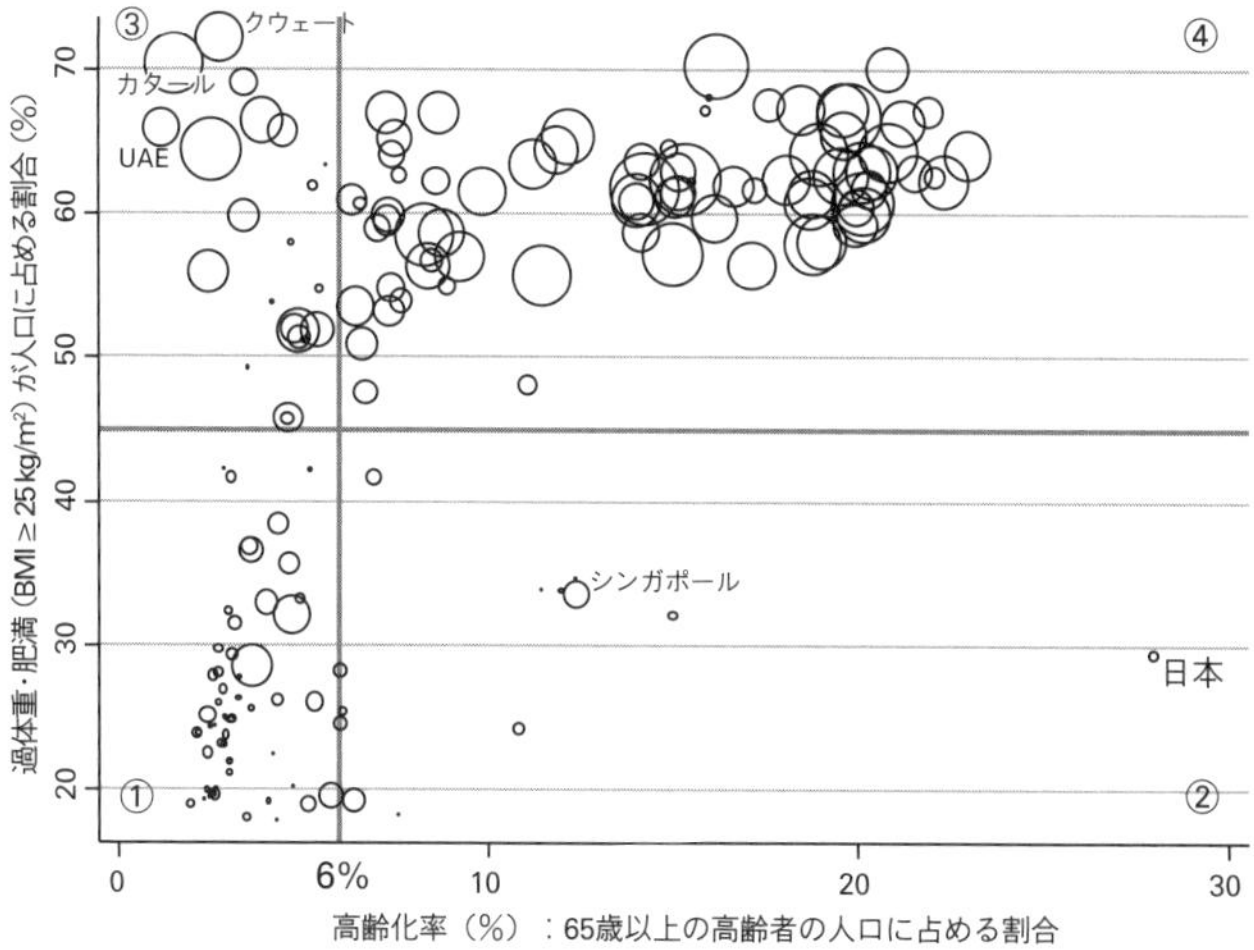

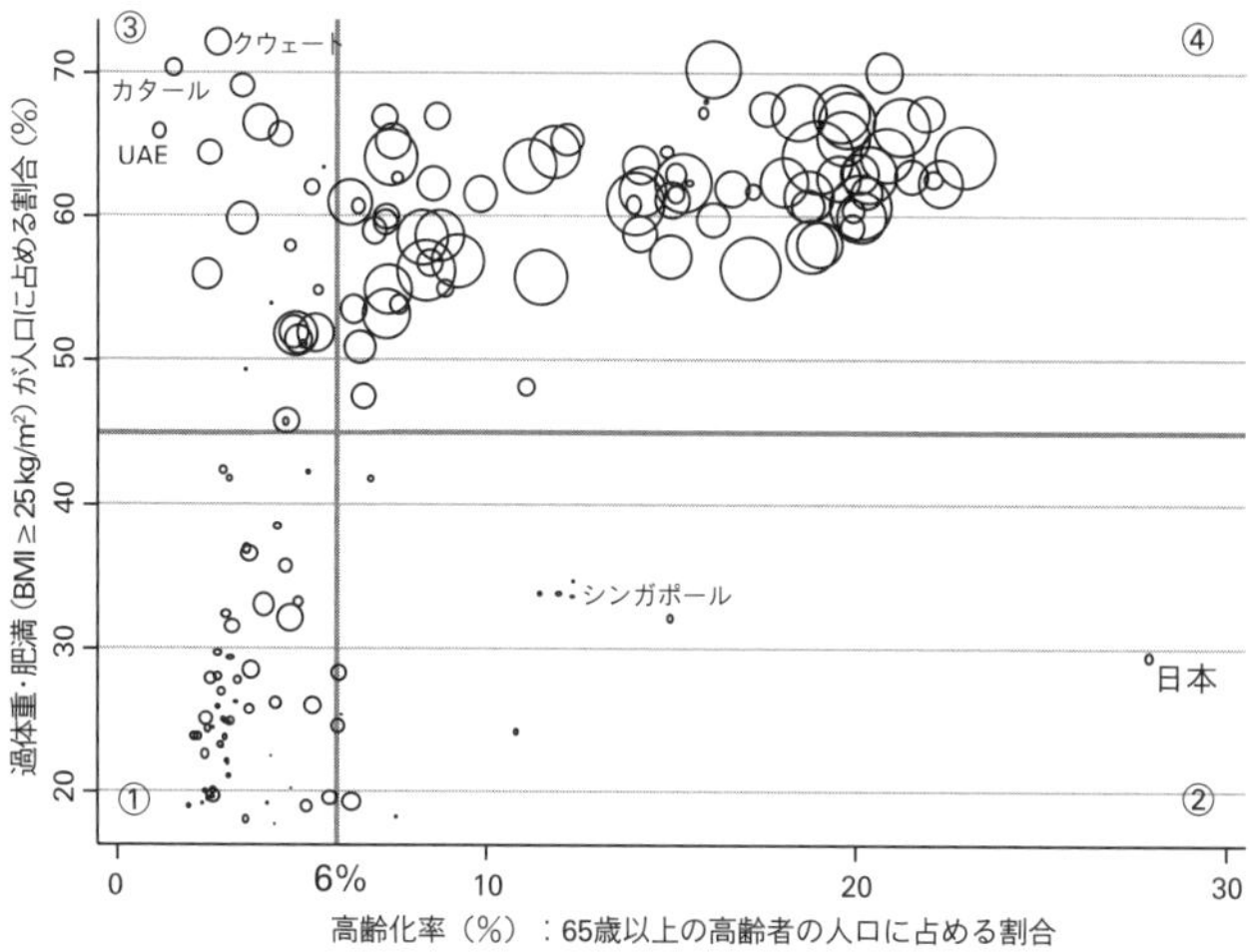

図 3-17 （上）高齢化率―過体重・肥満率―発症率の関係。高齢化率 6 %、過体重・肥満率 45%でカットオフした。（下）高齢化率―過体重・肥満率―死亡率の関係。高齢化率 6 %、過体重・肥満率 45%でカットオフした。

過体重・肥満割合＝45%、高齢化率＝ 6 %をカットオフラインとして世界の国々を 4 つのグループに分けた。グループ①：高齢化率≦ 6 %－過体重・肥満割合≦ 45%。グループ②：高齢化率＞ 6 %－過体重・肥満割合≦ 45%。グループ③：高齢化率≦ 6 %－過体重・肥満割合＞45%。グループ④：高齢化率＞ 6 %－過体重・肥満割合＞45%。

較的若い出稼ぎ労働者の間で感染が拡大したが、高い医療レベルと高齢者に感染拡大しなかったため死亡率は低く抑えられた。過体重・肥満が30％程度でクウェートなどより低い点もキーポイントだ。そこで高齢化率を6％で切ってみた。6％以下の若者が多い国々では発症率に比して死亡率が低いため、市中感染として感染が拡大しても多くの人は風邪程度で済む。一方、6％より高い国々では感染が拡大すれば、それに比例して死者数も増える。しかし、いくら若者が多く皆やせ型であっても、一部の発展途上国では医療のキャパシティが十分ではない、栄養状態が不良であるといった理由から、助けられる命を助けられないので、やはり死亡率は増加する。

今度は高齢化率と過体重・肥満率で分けた4群と発症率と死亡率との関係をみてみた（**図3−18**）。南アフリカを除くアフリカを中心としたグループ①は、中央アジアを除くアジアを中心としたグループ②より若干発症率・死亡率が高い。しかし、統計学的に有意な差を検出できなかった。高齢化率が高いということは衛生的で栄養状態がよく、医療レベルも高いことによる。その結果、死亡率・発症率にも違いを生じたのであろう。

グループ①②に対して明らかにグループ③が、さらにグループ④の発症率・死亡率が高かった。このことは高齢化率というよりは、過体重・肥満率のほうが新型コロナの発症率・死亡率に及ぼす影響が強いことを示唆している。

グループ③に比べてグループ④では明らかに死亡率は高かった。しかし、発症率に関してはグループ③とグループ④の間に統計学的に有意な差を認めていない。このことは次のように考えられるだろう。過体重・肥満率が高い国では発症率が上がる。しかし、高齢者がほとんどいない国々では

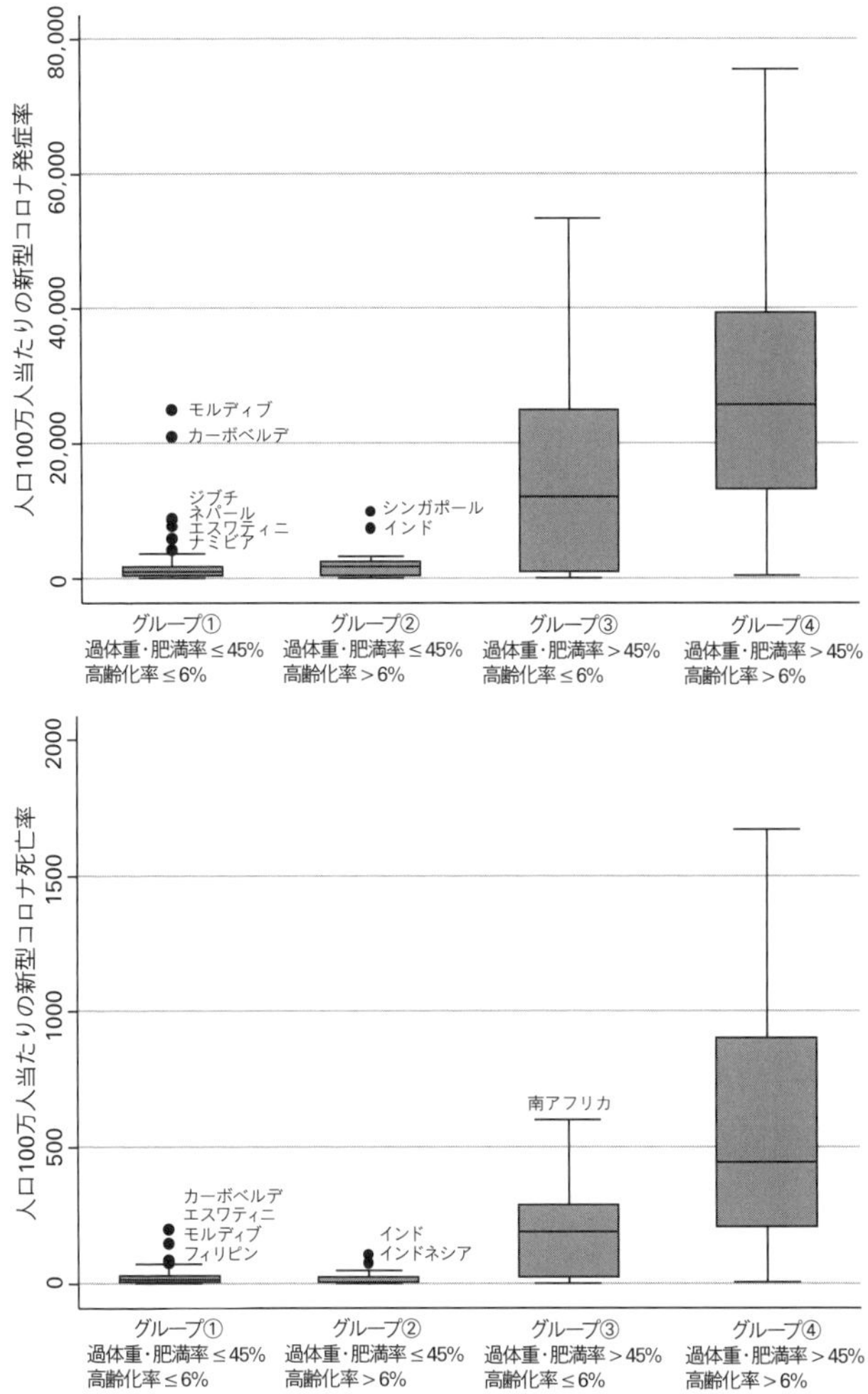

図 3-18　高齢化率—過体重・肥満率により世界各国を 4 群に分けた際の発症率（上）と死亡率（下）との関係。

死亡率はさほど増えない。一方、過体重・肥満率が高く高齢者も多い、とくに高齢者の過体重・肥満率が高い国では新型コロナの死亡率が高くなる。

②群でインドとインドネシアの死亡率が高かったのはネアンデルタール遺伝子の保有率の高さかもしれない。

4　自然免疫強化をめぐる三つの仮説

ゲノム研究での共通点：インターフェロン

ゲノム研究の話題に戻る。ゲノム研究グループはさらに解析人数を増やし、新型コロナで入院した患者6492人と100万人を超えるコントロールのゲノムを比較した[15]。この注目されている3番染色体の領域には、免疫細胞の分泌するサイトカインや、インターフェロンαとβの細胞内情報伝達系に関与する遺伝子が多く含まれる。

イギリスの研究チームはICUに入院した2244人の遺伝子とバイオバンクの健常人遺伝子と比較して、インターフェロン受容体の発現が弱く、チロシンキナーゼ2の発現が高いことを突き止めた[16]。このことは重症例において初期段階で自然免疫が発動されにくく、インターロイキン6などの炎症性サイトカインの反応が過剰になりやすいことを示唆している。

欧米で川崎病様症候群＝小児発症性多系統炎症症候群（MIS-C）が増えた点は第1章で触れた。一方、中国や日本では報告をほとんどみない。川崎病は5歳未満の乳幼児に多いが、MIS-Cは

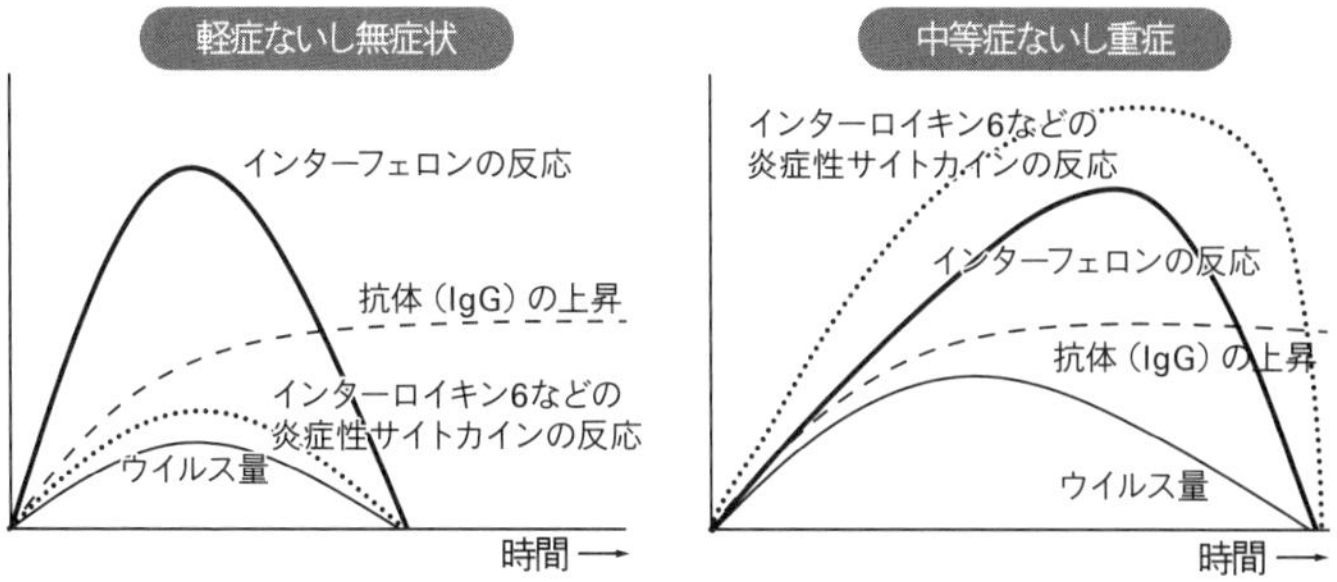

図3－19　新型コロナに対する免疫反応パターンの違いにより軽症か重症かが分かれる（仮説）。Rowley, 2020を参考に作成。

思春期に多い。しかも心機能低下からくるショック状態に陥る傾向にある。このタイミングで採血するとインターロイキン6などの炎症性サイトカインが増加した、いわゆるサイトカインストームを起こしていることが多い。

以上より、新型コロナが軽症で済むか重症に至るかについて、以下の仮説が提案された[17]。感染したウイルス量が少ないか、遺伝的な影響の両方またはどちらかにより、すぐにインターフェロンが分泌され、ウイルス増加も抑えられ軽症ないし無症状で済む（**図3－19左**）。一方、ウイルス量が多いか、遺伝的な影響の両方またはどちらかによりインターフェロンの反応が遅れる。その結果、インターロイキン6などの炎症性サイトカインの反応が先に起こりサイトカインストームを来して重症化する（**図3－19右**）。この論文ではBCGワクチン接種プログラムとの関係をも示唆している。川崎病ではBCG接種部位が腫れることから、BCGワクチン接種が全身炎症やサイトカインストームを抑制することも考えられる。

ＢＣＧワクチン仮説

ファクターＸの提唱者である京都大学山中伸弥教授はＢＣＧ接種をその候補に挙げている。[18] ４月12日、ＷＨＯはＢＣＧの影響を否定する発言をしたかのようにメディアで報道されたが、記者会見内容をみるとエビデンスはまだないので、ＢＣＧは新生児・乳児の結核予防のために確保してほしいといった趣旨だった。[19] 当時ランダム化臨床試験で証明されている治療薬・ワクチンのエビデンスはなかった。その後ＢＣＧ予防接種による獲得免疫仮説を主張するオランダのネテア教授とＷＨＯのテドロス・アダノム事務局長の共著で、その誤解を解くべく『ランセット』誌に論考を寄稿している。[20]

ＢＣＧは結核予防のために接種される。しかし、ＢＣＧは結核以外の呼吸器感染症やウイルス感染症を予防する働きが報告されている。

そのネテア教授らは過去にＢＣＧのウイルス感染に対する効果を二重盲検ランダム化プラセボ比較試験で証明したことがあるからだ。[21] 健康ボランティアをランダムにＢＣＧ接種群かプラセボ群に振り分け、１か月後に黄熱病の生ワクチンを接種したところ、ＢＣＧは71％もウイルス血症のリスクを押し下げることに成功したのだ。

教授はさらに65歳以上の高齢者に対してＢＣＧワクチンを接種する群72人とプラセボ群78人にランダムに振り分け感染症の発生について比較した。[22] その結果ＢＣＧ群では３人しか気道感染症が発生しなかったが、プラセボ群では14人に発生した。時間要素も解析に加え、高齢者に対するＢＣＧワクチン接種が、さまざまな、おそらくはウイルス性の気道感染症を約８割予防したことになる。

ギニア・ビサウにおいて、乳児に対してBCGを接種する群としない群にランダムに振り分け5歳まで観察した研究がある。[23] 3種混合ワクチンとBCGとを同時接種した場合（日本でもそうである）、死亡率を3分の1に抑えることができた。スペインではBCG接種を1981年より終了してしまったが、今なおバスク地方では新生児にBCGを接種している。この二つのコホートを長期フォローしたところ小児の肺炎による入院をバスク地方は70％も抑えていた。[24][25] BCGの効果は50～60年以上維持されることもランダム化臨床試験で証明されている。[26]

そのメカニズムとして、ウイルスに感染した際に免疫細胞が非特異的に反応する自然免疫をエピゲノムのメカニズムを介して訓練する、いわゆる「免疫訓練仮説（trained immunity）」が考えられ、新型コロナに対しても有効なのではないかと期待が持たれている。[27]

そこで私たちは7月17日の新型コロナに関する公開データを用いて、BCGと国のワクチンプログラムの接種率との関係をみたところ、発症率には関係しないが死亡率を抑えていることがわかり報告した。[28]

イスラエルの研究グループはBCG接種世代と非接種世代で比較したとき、発症率に大きな差はないことを報告した。[29] しかし調査した3064人中重症例が2人、死亡例はゼロであり、BCGの重症化や死亡率に対する影響については評価できていない。

12月30日現在においても、BCG接種を国のプログラムとして実施している国では、過去に実施していたが現在は止めてしまった国、過去も現在も国のワクチンプログラムとして取り入れていない国と比較して、明らかに人口100万人当たりの発症率と死亡率が低い（**図3－20**）。とくに死

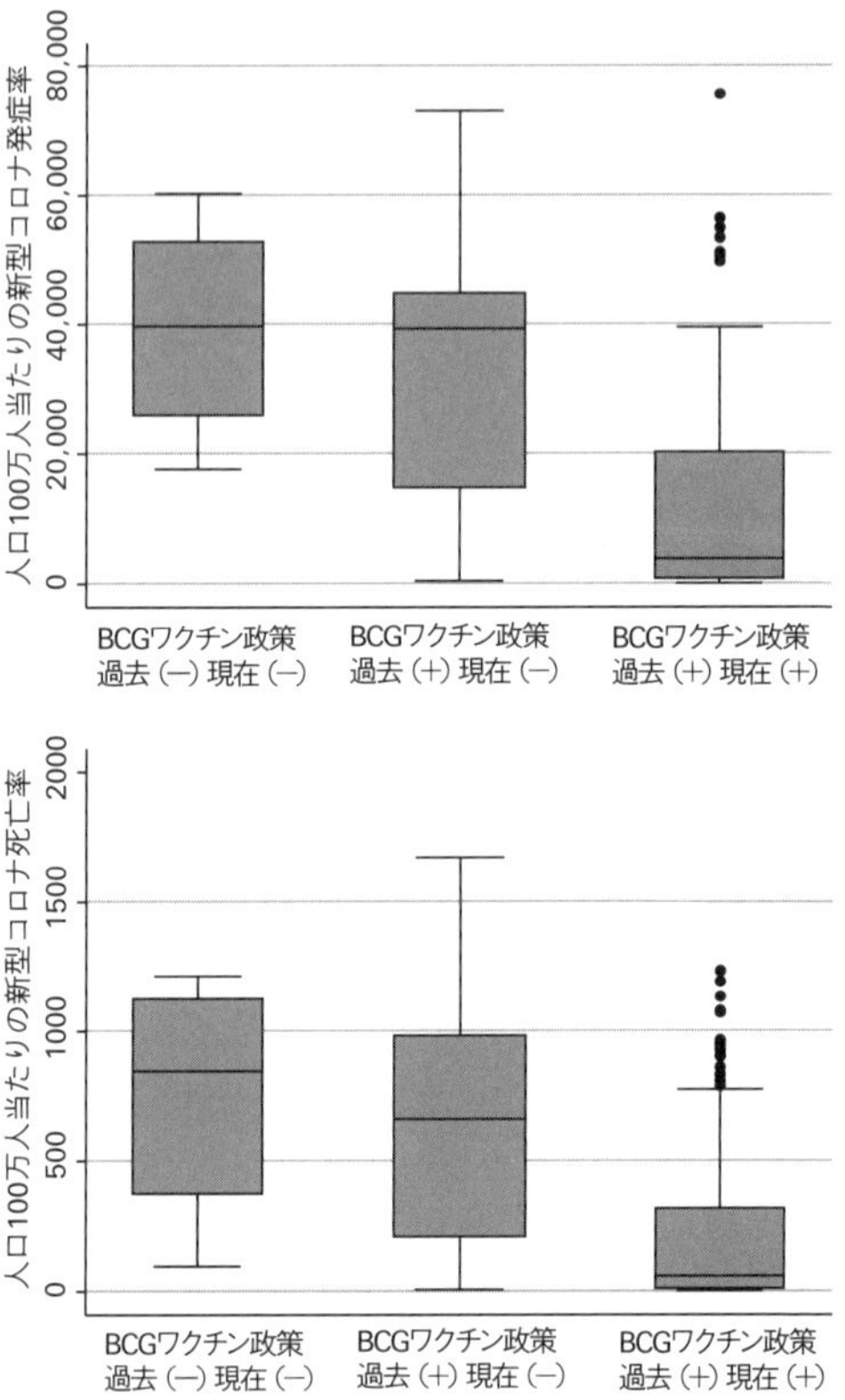

図3-20 国のBCG予防接種の方針と、新型コロナ発症率（上）と新型コロナ死亡率（下）との関係。

亡率のほうがその傾向は顕著である。

ビタミンD仮説

ビタミンDは日光に当たることにより皮下でコレステロールから合成される、ステロイド・ホルモンの一種である。そのため冬のほうが夏より低く、緯度の高い地域で暮らす人々では熱帯地域より低く、同じ緯度でも黒人のほうが白人よりも低い。

ビタミンDがカルシウムの腸管からの吸収を促し、骨を丈夫にするホルモンであることは医学の常識であった。しかし、これはよほど欠乏しないと起こらない。2006年、ビタミンDは自然免疫を刺激することで感染症から身を守っているという論文が『サイエンス』誌に報告された[30]。これはビタミンD欠乏ではなく、不足程度で発生し得る。

私自身、インフルエンザはなぜ冬に流行するのだろうという疑問をずっと抱き続けてきた。この『サイエンス』誌の論文を読んで「冬になるとビタミンDレベルが下がる—自然免疫力が低下する—インフルエンザをはじめ感冒、気管支肺炎が流行し、重症化しやすくなる」という仮説を立てた。

そこで2008年12月から2009年3月までのインフルエンザシーズン、小中学生の協力を得てビタミンDサプリメントとプラセボを用いた二重盲検ランダム化比較試験を実施し、ビタミンD内服によりインフルエンザ発症をおよそ半分に減らすことができることを見出した（この論文は他の科学雑誌に548回引用されている[31]）。

私たちの研究結果に刺激を受けたからか否かはわからないが、世界各国で類似の二重盲検ランダム化プラセボ比較試験が実施された。ビタミンDが感冒から肺炎までの急性気道感染症を予防するという論文と予防しないという論文に分かれた。そこで、これらの論文執筆者すべてに声をかけ、国際共同研究を実施することになった。

25の臨床試験、0歳から95歳、1万1321人のデータを統合して解析することができた[32]。その結果、ビタミンDを毎日ないし週に1回内服することで、およそ2割の急性気道感染症を予防できることを見出した。さらにビタミンDが欠乏状態にある人たちに内服させると、7割予防できていた。

上記研究のあと、21の二重盲検ランダム比較試験が報告された。そこで、われわれ国際共同研究チームは、合計約5万人のデータを合算してビタミンDサプリメントの急性気道感染症の予防効果を再度メタ解析して、同様の結果を確認した（Lancet Diabetes & Endocrinology, accepted at Feb 10 2021）。毎日摂取すると2割、1日の用量が多すぎるとよくないようで400〜1000IU／日にすると3割、15歳以下の小児で3割、急性気道感染症を予防することがわかった。冬に新型コロナが流行および重症化しやすい理由は、日照時間が短くなり、衣服を着こむためビタミンDが不足しやすいのが要因の一つであるかもしれない。

後ろ向きコホート研究では、ビタミンD血清濃度が高い場合（12％）と低い場合（22％）を比べてPCR検査陽性率が低いことが示された[33]。国際共同研究のリーダーであるエイドリアン・マルチーノ教授（ロンドン大学クイーン・メアリー校）が現在、ビタミンDサプリメントを用いて新型コロナ発症ならびに重症化を抑制するための、二重盲検ランダム化プラセボ比較試験を開始している[34]。試験は6月30日に終了するため、結果の誌上発表は同年の秋以降になると予想している。

現時点では、ビタミンDサプリメントが新型コロナの発症を予防することを直接証明したエビデンスはない。しかし、1日1000IUであれば副作用もないので、内服するのも一つの方法かもしれない。あとは、天気のよい日は外を散歩して陽に当たるのも、肥満や運動不足解消とあわせて一石二鳥だ。

たった四つの因子が死亡率に影響する：国による死亡率の多寡の90％を説明し得る

各国死亡率に寄与し得る100近い因子を多変量解析で検討した結果、以下の4因子がゆるぎないものとして浮かび上がった。逆にわずか4因子で、国による死亡率の多寡の90％を説明し得る点も注目するべきである。以下影響が強い順に並べた。

1．発症率

多ければ多いほど死亡率も増加する。発症者の中で一部の人たちが重症化し、その一部が亡くなる。これは人との接触回数を減らし、接触したとしても3密を避けるなど工夫することで減らせる。しかし、もっとも有効なものはワクチン接種だ。

2．陽性率

高ければ高いほど感染者を診断・隔離できていない証左である。PCR検査陽性率が高くなるということは、診断されていない軽症・無症状者が市中で感染を拡大することを意味する。これがやがて病院や高齢者施設にクラスターを生み、死亡率を押し上げる。

3．高齢化率

高齢者、とくに65歳以上では、罹患した際に重症化、死亡する確率が上がる。日本でも死亡者の95％は60代以上の高齢者だ。したがって高齢者と糖尿病、脂質異常症など持病のある人たちから優先的にワクチン接種を開始するべきだろう。

4．平均ＢＭＩ

ＢＭＩ25以上の人が占める割合が高くなると発症率、死亡率共に上昇する。パラメータとして平均ＢＭＩのほうで相関が強かったのでこれを採用した。これは個人の生活習慣を改善することにより改善できる最たる因子だ。該当する人は新型コロナ予防策として、生活習慣の改善に是非とも取り組んでいただきたい。

第4章 mRNAワクチン
——ゲーム・チェンジャーになれるか？

人類の歴史においてワクチンは大勢の命を救ってきた。紀元前より人類を苦しめてきた天然痘は、ワクチンにより1979年には撲滅された。天然痘の基本再生産数は20で、その感染力はインフルエンザの10倍だ。致死率は30％で、ひとたび感染すると3人に1人が死亡する。ワクチンを接種しても致死率は10％だった。

ポリオや麻疹（はしか）も大勢の子どもたちの命を奪ってきた。しかし、ワクチンの開発・普及により激減した。ポリオの発生は世界でみても限定的だし、麻疹も日本国内の発生はほとんど輸入感染例である。

従来の方法はウイルスを不活化するか弱毒化して用いている。インフルエンザ・ワクチンを例に挙げると、まず有精卵でウイルスを増やし、これを精製・不活化する。そのため大量に製造するには、卵を十分数確保するところから始めなくてはならない。

しかし、新型コロナにうちかつためには、迅速かつ大量にワクチンをつくる必要がある。世界では1日で50万人以上の感染者と1万人前後の死者が出ているのだ。人類はこの難題を克服することはできるのだろうか?

1　新型コロナウイルスとは何か

急速に悪化するウイルス性肺炎:疫学者の脳裏にはSARSの悪夢が蘇ったに違いない

2019年12月20日、武漢の海鮮市場で働く41歳男性の症状はコンコンという乾いた咳から始まった。熱も加わり、やがて胸が苦しくなる。強い倦怠感もあった。男性は「1週間も経つのによくならないばかりか悪くなっているようだ。ただの風邪でこんなことがあるのだろうか?」と不安を感じ始めていた。立って歩くとくらくらするし息も苦しい。26日、がまんしきれなくなった男性は武漢中央病院を受診した。

医師が診察したところ特段変わった所見はない。しかし血液検査の結果をみて驚いた。CRPという炎症の度合いを示すパラメータが異常高値を示していた。リンパ球も減っている。また酸素レベルがかなり低下しているではないか。胸部レントゲン写真では両肺がすりガラス状で見えにくく、ところどころ雪の塊のような陰影が見える。CTでは線香花火のような大小の肺炎が両側下肺野を中心に散らばっている。

主治医は、41歳という若さに違和感を覚えた。風邪をこじらせて肺炎になるのは大抵高齢者だからだ。インフルエンザ、クラミジア肺炎、マイコプラズマ、アデノウイルスなど思いつく感染症の迅速検査を実施。だが、いずれも陰性だった。抗生剤、抗ウイルス薬、ステロイド、あらゆる治療を試みた。しかし、呼吸状態は悪化の一途をたどった。入院して6日目、患者はより高度な医療ができる病院へ転院となった。

この海鮮市場では魚介類だけではなく、ハリネズミやタヌキ、ヘビ、キジバトなども扱っている。しかし、コウモリは扱ってはいなかったようだ。患者は「生きた家禽《かきん》と接触した覚えはない」と後に語っている。

武漢CDCの疫学者も「何かがおかしい」と感じていた。なぜなら健康な41歳男性が、得体の知れない急速に悪化する肺炎にかかっているのだ。しかも乾いた咳、すりガラス影はウイルス性肺炎の特徴だ。疫学者の脳裏には、2002年から2003年にかけて大流行したSARSの悪夢が蘇ったに違いない。海鮮市場で働く人の間で原因不明の感染症が流行っているという噂もある。

肺炎の原因を調べるため、挿管されている気管チューブから気管支肺胞洗浄液を回収し、遺伝子解析を上海の公衆衛生臨床センターに依頼した。この〝直観〟が1年後のmRNAワクチンの開発につながることになる。しかし同時に、このウイルスが瞬く間にパンデミックとなり、医学が進歩した21世紀において、1年間で180万人近い命を奪うことになろうとは誰にも予想できなかった。この数字はすでに、1957年のアジア風邪110万人、1968年の香港風邪100万人、2009年新型インフル60万人を、わずか1年も経たないうちに超えてしまった。そして、2020年12月現在、未だに感染者数、死亡者数ともに増え続けている。

新型コロナウイルスの発見

ＳＡＲＳウイルスはコウモリを自然宿主とする。ウイルスは自然宿主の細胞で増えるが、自然宿主に対して病気を引き起こすことはない。よって共存できる。ところが、これが自然宿主ではないヒトに感染すれば、大暴れすることがある。実際、２００３年にパンデミックとなったＳＡＲＳでは致死率10％で、コウモリには何の危害も及ぼさないのに、自然宿主以外の動物種――この場合ヒト――に感染すると致死性重症肺炎を引き起こしたのだった。

２０１５年、武漢にあるウイルス研究所とハーバードなどアメリカの大学との間で共同研究の結果が発表された。[1] コウモリを自然宿主とするＳＡＲＳウイルスがヒトの細胞にも感染し得ることを遺伝子組換え技術を使って証明したのである。そして「またいつかＳＡＲＳがパンデミックになり得る」ことを明確に予見していた。

２０２０年1月7日、上海の研究チームは、武漢の海鮮市場を中心に流行している肺炎は新型コロナウイルスが原因であることを突き止め、ウイルスの遺伝子配列を公開した。[2] 驚くべきことに、過去にコウモリから分離されたコロナウイルスの1種、bat SL-CoVZC45（GenBank: MG772933）と89％、[3] ＳＡＲＳと79％、ＭＥＲＳと50％その遺伝子配列が一致することを見出した。[4] のちにSARS coronavirus Tor2（GenBank: AY274119）という名前で登録されている。

コウモリからセンザンコウなどの中間宿主に感染し、そしてヒトに感染した、あるいはコウモリから直接ヒトが感染したかの二つのパターンが考えられた。

感染のメカニズム：ＡＣＥ２を足掛かりに細胞に感染する

またＳＡＲＳと同様に、アンギオテンシン変換酵素２（ＡＣＥ２）――血圧を上げないように働く膜酵素――を介して細胞内に感染することもわかった。新型コロナ感染が高血圧患者に多いこともあり、ＡＣＥなどに影響を与える降圧薬（ＡＣＥ阻害薬、あるいはアンギオテンシンⅡ受容体拮抗薬：ＡＲＢ）の内服が増悪因子ではないかと危惧されたこともあった。しかし、ランダム化臨床試験で否定された。[5] よって降圧薬使用中の高血圧患者は薬をやめる必要はないということだ。鼻咽腔や気管支上皮、肺細胞がＡＣＥ２を発現しており、そのため呼吸器の症状が真っ先に出やすい。新型コロナウイルスはウイルスの設計図であるＲＮＡを内部に持ち、これが膜で囲まれた非常にシンプルなつくりをしている。ウイルス表面のスパイクと呼ばれる突起が、ヒトの細胞表面に発現しているＡＣＥ２に結合することで細胞内に取り込まれる（**図４−１Ａ**）。ＡＣＥ２は呼吸器系の粘膜だけではなく、小腸、血管内皮、心筋、腎臓、甲状腺、そして脂肪細胞に存在する。そのため新型コロナに罹ると肺炎などの呼吸器症状だけではなく、吐いたり下痢をしたりといった胃腸炎、血栓を形成して心筋梗塞や脳梗塞、とくに高齢者においては心不全といった症状を呈するのもうなずける。さらに肥満患者で重症化しやすいのも、脂肪細胞にＡＣＥ２が表出されていることを考えれば十分あり得るシナリオだ。

細胞内に感染したウイルスは内部のウイルスＲＮＡを遊離し、細胞というウイルスにとっての巨大工場を借りてＲＮＡを複製する（**図４−１Ｂ**）。

ウイルスＲＮＡを設計図として、その殻やスパイクなどのパーツ、そしてウイルスの完成形を複

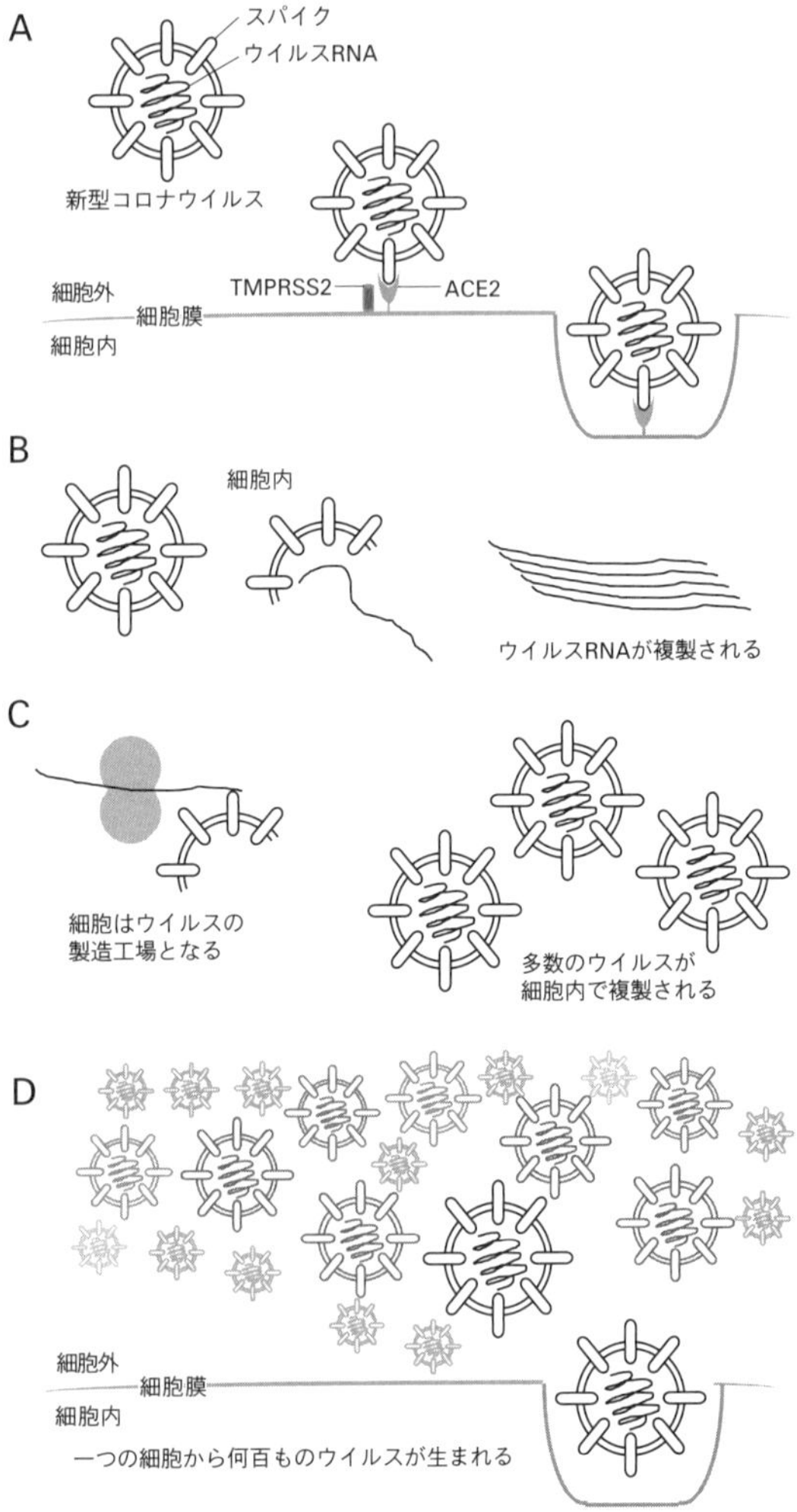

図 4 − 1　新型コロナウイルスが細胞に感染する様子（A)、細胞内でウイルス RNA を複製する（B)、細胞内で多数のウイルスが複製される（C)、一つの細胞から何百ものウイルスが生まれる（D)。

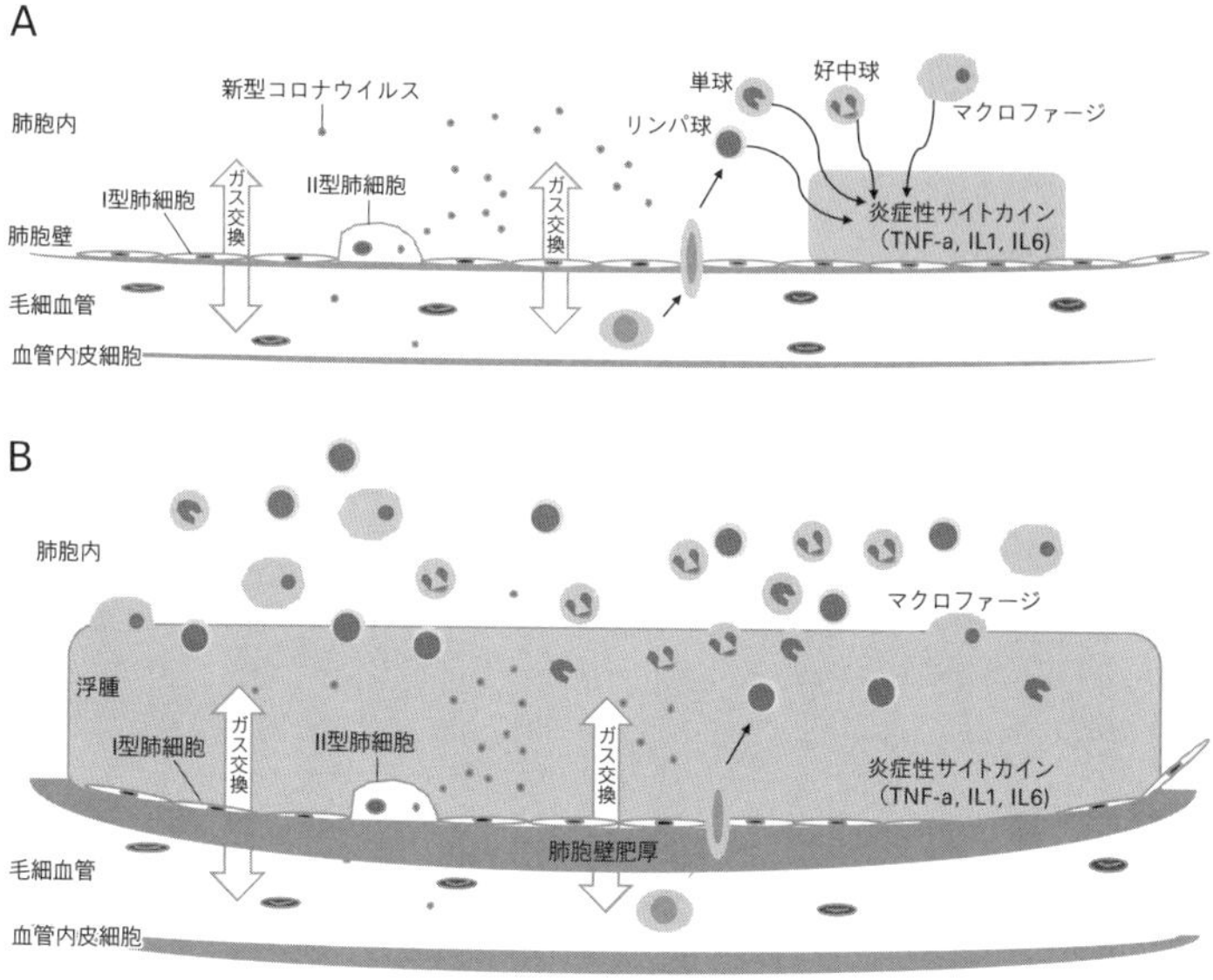

図4－2　軽症の肺病態（A）、重症肺炎の肺病態（B）。

製する（**図4－1C**）。

さらに一つの細胞内で何百と複製されたウイルスは細胞の外に出ていき、また周辺の細胞に次々と感染していく（**図4－1D**）。ウイルスが感染して指数関数的に増えるメカニズムだ。

肺胞での感染初期、新型コロナウイルスはII型肺細胞に感染し増幅する。これが血管内を流れるリンパ球、単球、好中球を肺胞内に湧出させる。また肺マクロファージもウイルスの存在を探知する。これらの免疫細胞はウイルスのRNAを非特異的に探知し、インターフェロンを分泌することでウイルスを排除する（**図4－2A**）。これが自然免疫だ。自然免疫が機能すると無症状ないし軽症で済む。しかし、加齢とともに自然免疫が効きにくくなる。

自然免疫の反応が遅れると、これらの免疫細胞は炎症性のサイトカインを放出する（図4−2B）。肺胞の酸素（O_2）は毛細血管内を流れる赤血球へ、一方炭酸ガス（CO_2）は毛細血管から肺胞へ拡散する。通常肺胞壁は非常に薄いので、ガス交換がスムースになされる。しかし、ここに炎症が生じるとガス交換の効率が低下し、低酸素血症に陥り、酸素を必要とする中等症肺炎になる。ただ、肺胞内に痰のもとは溜まりにくいので、コンコンという乾いた感じの咳になる。これがウイルス感染による間質性肺炎の臨床上の特徴だ。

一方、細菌性肺炎の場合には、肺胞や気管支に痰が溜まるのでゴホゴホという湿性の咳嗽となる。この場合、低酸素に加え二酸化炭素が溜まるので息止めをしたときと同じように苦しくなる。逆に間質性肺炎の場合、二酸化炭素が溜まりにくいため、低酸素血症があっても息苦しさなどの症状を自覚しにくく注意が必要だ。実際、低酸素血症があるにもかかわらず、本人は「大丈夫」といってしまうので、現場の医療従事者はしばしば入院治療のタイミングを誤ることがある。

肺胞内に湧出する免疫細胞が増え、炎症性のサイトカインをまるで嵐のように大量に分泌するとサイトカインストーム[(6)]と呼ばれる病態に陥る（第1章参照）。肺胞壁はむくんで肥厚し、肺胞内にも水分が貯留する。この状態で胸部レントゲン写真を撮ると肺野はすりガラス状になっている。肺胞内と毛細血管内のガス交換が困難になり、低酸素血症となる。酸素が足りなくなり、患者さんは息苦しさを訴えるようになる。重症化すれば人工呼吸器やECMOを使う必要がある。

2 ワクチン開発

アメリカの死者数は1月3日時点で35万人近い。一方、日本のそれは3599人である。では、アメリカは敗戦国で日本は戦勝国だろうか？ 私はそうは思わない。なぜなら、アメリカのファイザー社は、トルコ移民が創始したドイツのベンチャー企業ビオンテック社に7億ドル、アメリカ政府はモデルナ社に10億ドルを投資し、メッセンジャーRNAを使った、まったく新しい手法によるワクチンを開発し、1年未満という驚異的なスピードで世に出したからだ。アメリカは、世界のワクチン開発競争において絶対的優位性を築いたのだ。

mRNAワクチン：新しい医療の幕開け

2020年1月半ばに日本で新型コロナの1例目が報告されたとき、すでにこのRNAワクチンはできていた。中国が新型コロナウイルスの遺伝子配列を公表してから1週間後のことである。3月16日、アメリカ国立アレルギー感染症研究所（NIAID）とモデルナ社によって、新型コロナウイルスのmRNA-1273を使った第I相臨床試験が開始された[7]。この日、日本では全国でも新規PCR陽性例13名が報告される程度で、まだ楽観的なムードが流れていたころだ。

mRNAのワクチン開発に注力するグループがもう1チームあった。ビオンテック社とファイザー社である。ファイザー社は数年前からmRNA技術に関するパートナーを探し、当時はほとんど無名であったビオンテック社に目をつけた。パンデミックのワクチン開発研究に、がん治療を目的としたビオンテック社のmRNA技術が使えるのではないかと考えたからである。両社は2018年8月よりmRNAによるインフルエンザ・ワクチンの共同研究を開始。2020年3月初め、新型コロナ感染拡大を受けて両社は最大7億5000万ドルという大型契約を結んだ。ファイザー社の第I相臨床試験は5月4日と、モデルナ社に1か月以上の遅れをとったことになる。

医学や生物学の知識がある人はmRNAをメッセンジャーRNAと読むだろう。私にはModerna社の名前はmRNAとmodernの融合に見えてくる。そう考えるとドイツのBioNTech社が開発したBNT162bのネーミングも納得だ。いずれにしても社運をかけた意気込みを感じる。

mRNAワクチンのメカニズム：細胞を工場として機能させる

従来のワクチンはウイルスを不活化、あるいは弱毒化して用いてきたし、今も大半のワクチンはその方法である。インフルエンザ・ワクチンであれば有精卵で増やすので、まず卵集めから始まる。「今年のインフルエンザは新型だから急遽国民全員分つくれ」といわれてもすぐにはできない。

これに対して遺伝子ワクチンとはどのようなものだろうか？　1990年、マウスの筋肉にDNAあるいはRNAを注射すると、その遺伝子からタンパクがつくられると報告された。(8) 以降、この原理を使った新しいタイプのワクチン開発が始まった。いったんよいワクチンがつくられると、その遺伝子部分を、カセットを交換するように別のウイルスのものに変えればよいので、簡単にワクチンを開発することができる。ウイルスが突然変異したとしても、それに応じてmRNAを変えれば対応できる点も魅力だ。コンピュータにプラグを差し込めばすぐに遊べるように「プラグアンドプレイ」とも呼ばれる。しかもウイルスを増やす工程がないので大量生産しやすい。

実際、ペンシルベニア大学のmRNAワクチン開発者であるワイズマン博士は、「中国が新型コロナウイルスの遺伝子配列を公表してから1週間でつくれたよ」と話している。[9] 博士はこのカセットに20の異なるウイルス遺伝子をワクチンに入れてマウスに接種したところ、20種類の病原体に対する抗体を得たという。将来、子どもに2回のワクチンを接種するだけで50種類の免疫を獲得できるようになるのではないかとも語った。

新型コロナを例に説明する。ウイルス表面にあるスパイクを介して細胞に感染する点、先に述べた。ヒトの免疫細胞はスパイクの先端部分（S2）のタンパクに反応してこれを攻撃する。そこでこのスパイクタンパクの設計図であるRNAを、ワクチン注射として細胞に注入するわけだ。細胞はワクチンとして注入されたRNAをもとにタンパクを合成する（**図4－3A**）。そしてこれを細胞表面に発現することにより免疫細胞が抗原として認識・記憶する。あとから本当の新型コロナウイルスが体内に侵入しても免疫細胞がすぐに反応するため発症には至らなくなる。具体的には、ウイルスのスパイクタンパクに対する中和抗体がワクチンに反応した免疫細胞によって体内でつくられ、この抗体がスパイクタンパクの、とくにACE2に結合する部分（付近）に付着して、細胞への接着ならびに感染を防ぐ。

mRNAワクチン接種による遺伝子翻訳は筋肉細胞で起こると考えられた。しかし、実際はもっと複雑かもしれない。ワクチンの針は筋肉細胞に対してとても太く、当然筋肉細胞に入る量より細

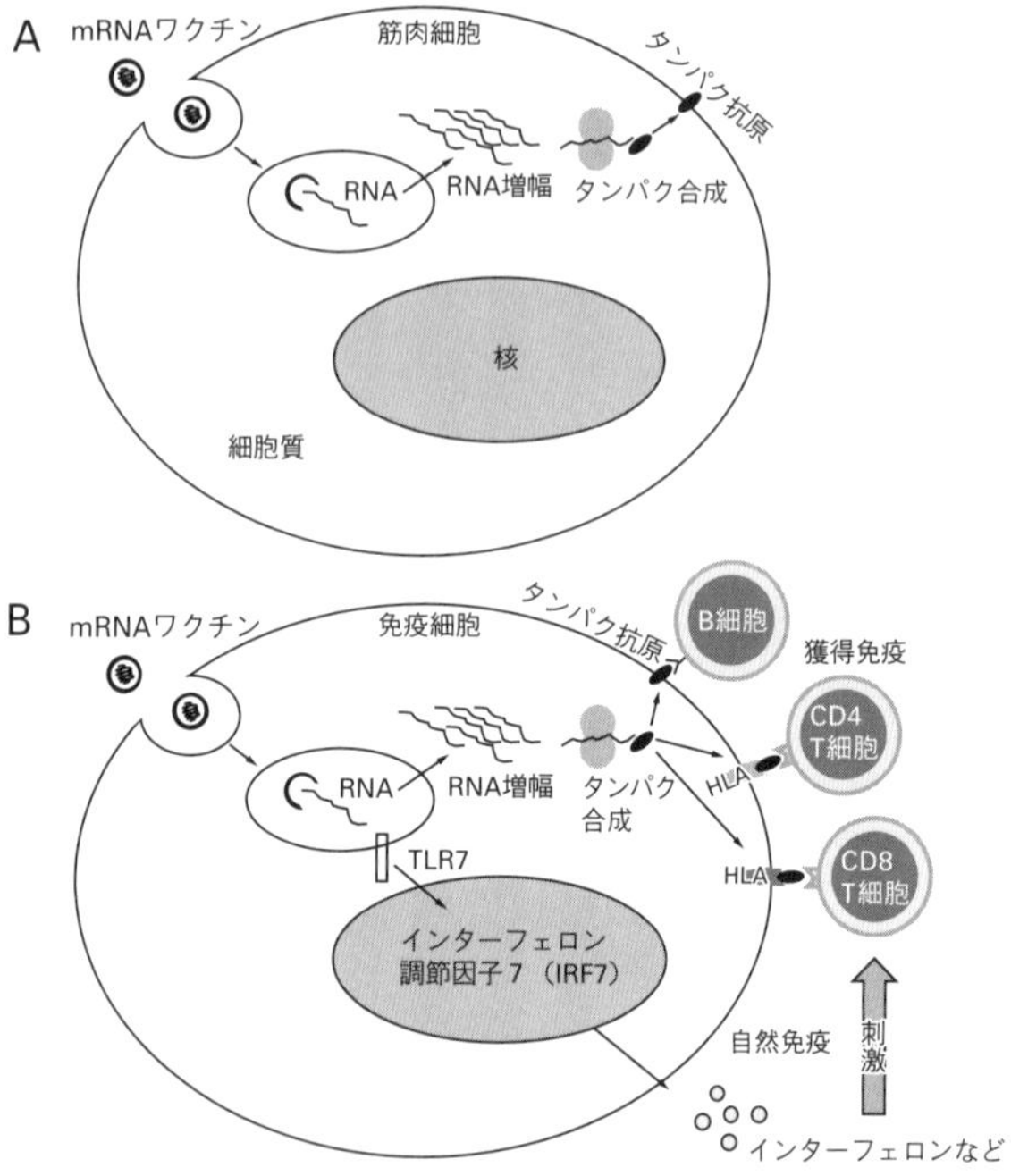

図 4－3　mRNA ワクチンが機能するメカニズム。

胞外に漏れ出る量のほうが多くなる。筋肉細胞外には、樹状細胞やマクロファージなどの免疫細胞が存在し、mRNAワクチンを取り込む（**図4－3B**）。実際、ハーバード医学校のポール・サックス教授（感染症学）は、「mRNAワクチンはマクロファージという免疫細胞に取り込まれる」と断言している。[10]細胞内でRNAが増え、リボゾームでタンパクが合成され、細胞表面に発現する。これらの細胞はリンパ節に移動し、そこに存在する無数のリンパ球と接する。[11]これに免疫細胞が反応してウイルスに対する抗体を産生したり、細胞が反応するようになる。これは筋肉細胞と同様だ。mRNAワクチンはウイルスRNAでヒトのRNAとは異なるため自然免疫も刺激する。インターフェロンを分泌するなどで、免疫獲得効果を高めることも想定されている。[12] その結果、RNAワクチンでは抗体ができるだけではなく、HLAとウイルス抗原を共発現することにより、CD4陽性ヘルパーT細胞やCD8陽性細胞傷害性T細胞、別名キラーT細胞も誘導する。[13] そのため従来のウイルスを不活化あるいは弱毒化しただけのワクチンよりも強い免疫を誘導できることが想定される。

DNAはヒト細胞の核内にある遺伝子に組み込まれ、その次にRNAに翻訳され、タンパクがつくられる。RNAであれば核に入る必要はないので、プロセスが少ない分、ワクチンとして機能しやすい。ところが、RNAはこれを分解する酵素が体内には存在するので、そのまま注射をしたのでは、たちどころに分解されてしまう。また期待どおり細胞内に取り込まれ、細胞がRNAを読み取ってタンパクを産生し、細胞表面に発現することにより免疫細胞がきちんと反応してこの抗原を記憶するかどうかは、実際にやってみないとわからない。

mRNAによる第I相臨床試験：2回目接種後の発熱は副反応だが効いている証拠

mRNA-1273の第I相臨床試験が3月16日から開始され、45人のボランティアの協力を得て4月14日に終了した。[14] 25、100、250マイクログラムという3種の用量を、15人ずつに4週間空けて2回接種するやり方である。重篤な副反応は一切見られなかった。三角筋に筋肉注射するので注射部位の痛みは避けられない。最初の接種後には誰も発熱しなかったが、2回目のあと100、2

50マイクログラムでは半数前後が熱発している。だいたいワクチン接種後免疫ができるのが2週間なので、発熱は副反応であると同時に、ワクチンがちゃんと免疫反応を惹起している証拠とも解釈できる。乳幼児に予防接種をしても、やはり熱発するのは初回ではなく大概2回目や3回目である。発熱以外にも倦怠感、寒気、頭痛、筋肉痛は半数にみられている。免疫反応も十分みられた。

ビオンテック社とファイザー社が共同で開発したBNT162bの第I/II相臨床試験は5月4日から始まった。モデルナ社の試験より1か月以上出遅れた格好だ。しかし、mRNA-1273同様、結果は上々だった。[15] 抗体価も実際に新型コロナに罹った人と同等レベルにまで達したのである。

動物実験：目の覚めるような素晴らしい結果

モデルナ社は第I相臨床試験のあとアカゲザルを使った動物実験を挟んできた。[16] 7月28日に発表された結果は、まさに目の覚めるような素晴らしいもので、第III相臨床試験でもよい結果が出ることを確約するものでもあった。

アカゲザル3匹ずつに対してmRNA-1273を10マイクログラム、mRNA-1273を100マイクログラム、生理食塩水を2回、4週間空けてワクチン接種し、さらに4週間後に気管と鼻粘膜にウイルスを吹きかけた。そして、1〜2週間後に肺の病理検査を実施した（**図4-4**）。このようなウイルス強制感染を、ヒトを対象に実施するわけにはいかない。

ウイルスを強制的に感染させたあと、2日目にはサルの鼻粘膜からウイルスが消失していた。もちろん比較対照群の鼻粘膜にはたくさんのウイルスが存在している。ということは、このワクチン

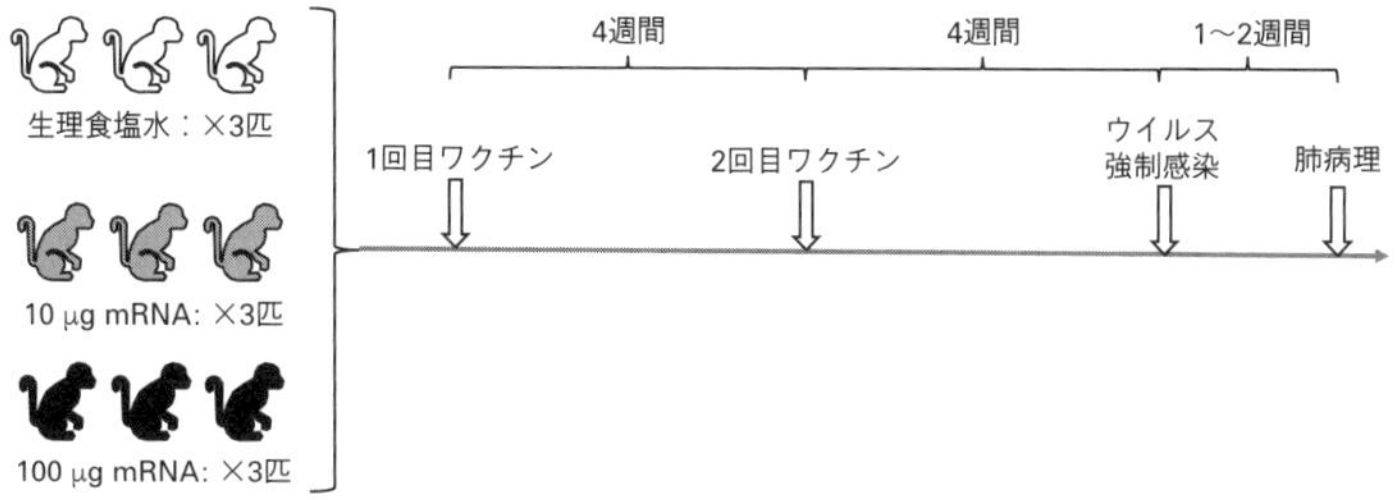

図 4－4　サルを用いた mRNA-1273 の試験。

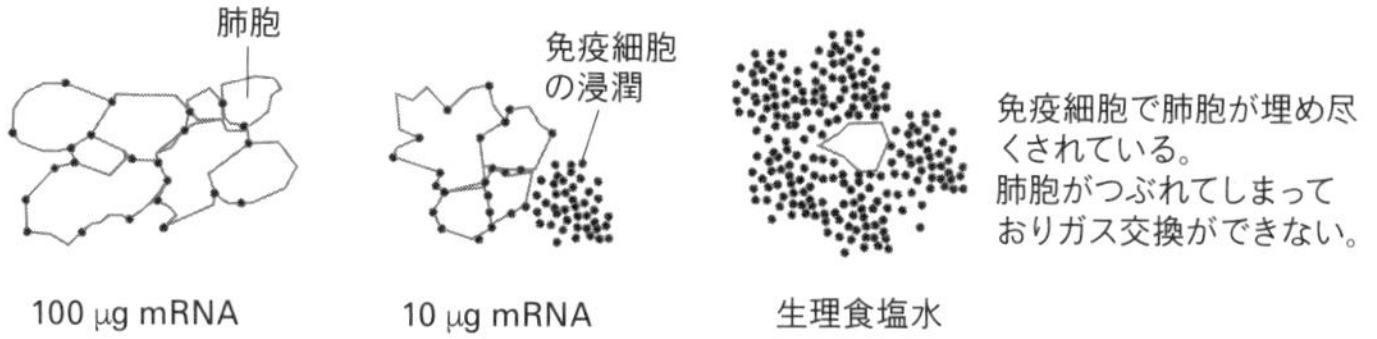

図 4－5　サルを用いた mRNA-1273 の試験の肺病理のイメージ。

を接種しておけば無症状や軽症であるがゆえに、知らずに感染を広げてしまうリスクも低減されることを示唆している。

また、肺病理の違いも明らかだった（**図4－5**）。mRNA-1273を100マイクログラム接種したサルの肺はほとんど正常である。肺胞はよく開いており、免疫細胞の浸潤も多くない。一方、mRNA-1273を10マイクログラム接種したサルでは、一部免疫細胞の浸潤がみられる。しかし、生理食塩水を接種されたサルでは肺胞の部屋のほとんどが免疫細胞で埋め尽くされており、重症肺炎を起こしていたことがわかる。これでは息ができなかったであろう。mRNA-1273の100マイクログラム接種で、重症化も予防できるというわけだ。

これまでに、オックスフォード大学とアストラゼネカ社の開発したアデノウイルスを使ったワクチンでも、サルを使った感染予防実験が行われた。しかし、その感染予防効果、とくに鼻粘膜のウイルスは十分消失していない。ということは、重症化は予防できるが、無症状・軽症者が感染を拡大させてしまう可能性は残る。無害のアデノウイルスを使っても、ヒトの免疫細胞はやがてアデノウイルスに反応するようになり、これを攻撃する。そのためこのワクチンを、たとえば毎年接種すると、アデノウイルスに対する免疫ができてしまい、やがて効かなくなるかもしれない。

mRNAによる第Ⅲ相臨床試験開始：不可能を可能にしてみせる

7月27日、アメリカの国立衛生研究所は、モデルナ社／NIAIDのmRNA-1273（3万人）とビオンテック社／ファイザー社のBNT162b2〔3万人（11月9日の発表時には4万4000人に増えていた）〕の、合わせて6万人を対象に第Ⅲ相臨床試験に入ると発表した。秋には結果が出るとも語った。新型コロナが発見されてからまだ1年も経たないうちにワクチンが実用化されるかもしれない。批判も多いトランプ大統領ではあったが"Operation Warp Speed"の後押しがあったことは間違いない。しかも6万人の臨床試験など、私は今までに見たことも聞いたこともない。さらにmRNAワクチンは従来のものとはまったく異なるものだ。

NIAID所長であるアンソニー・ファウチ教授は以下のように語った。[17]

マスクをしたり、人との距離をとる、感染者を隔離することは感染拡大抑止に一定の効果を示すだろう。しかし、このパンデミックを制御するためには何が何でも安全で効果的なワクチンが必要だ。mRNA-1273の第Ⅰ相臨床試験の結果は上々で、第Ⅲ相臨床試験開始を正当化するに足るものであった。ワクチンが新型コロナの発症を予防するか否か、予防するのであればその効果がどれくらい持続するのか？　この疑問に誰もが納得できるように答えるためには、王道であるランダム化プラセボ比較試験を実施するしかない。

では6万人ものボランティアをどうやって集めたのだろうか？　アメリカの国立衛生研究所はこのときすでに、新型コロナ予防ネットワーク（CoVPN）を形成していた(18)。全米で89の臨床試験サイトがあり、とくに流行の著しい場所を選ぶこともできたのだ。

すでに桁違いの死者を出しているアメリカ。「何が何でも不可能を可能にしてみせる」というアメリカの気概を私は感じた。

mRNAによる第Ⅲ相臨床試験結果：予防率95％をたたき出した

11月9日、ビオンテック社／ファイザー社は、世界各国で行った大規模臨床試験で初となる有望な中間解析結果を発表した。11月16日には、アメリカ政府から10億ドル近くの研究開発支援を受けているモデルナ社も、良好な中間解析結果を発表した。ライバルのモデルナ社には第Ⅰ相臨床試験で後塵を拝したが、第Ⅲ相試験の中間発表では1週間先んじた。これはファイザー社の開発力のなせる業であろう。

そしてファイザー社およびモデルナ社のワクチン奏効率は、それぞれ95％と94％という画期的な数値をたたき出した。アストラゼネカの開発したアデノウイルスを使ったワクチンが、全体で70％であったことを鑑みると、その予防効果は絶大である[19]。

一方、2月2日、ロシアで開発された同じくアデノウイルスを使ったワクチンGam-COVID-Vacの成績が誌上発表された。モスクワで2万1977を対象とした二重盲検プラセボ比較ランダム化臨床試験において92％、新型コロナの発症を予防する効果が確認された[20]。mRNAにせまる好成績だ。

1月28日、アメリカのノババックス社は、NVX-CoV2373を変異株の出ているイギリス、南アフリカなど、世界各国で実施された数万人規模の臨床試験において、89・3％の奏効率を示したことを自社のホームページで発表した[21]。このワクチンはmRNAやアデノウイルスを使ったものではなく、組み換えタンパクナノテクノロジーと免疫刺激物質をワクチンに入れたものである。イギリス変異株、南アフリカ変異株にも有効と出た。注目である。

ファイザー社のmRNAワクチンの安全性と効果[22]

研究デザイン：多国間―第Ⅱ・Ⅲ相―観察者盲検ランダム化プラセボ比較試験

対象：16歳以上の健常者か慢性疾患を有していても安定している男女、すでに新型コロナに感染したものは除外。3万6525人が参加

介入：BNT162b2（30マイクログラム）を3週間空けて2回接種する群、あるいは生理食塩水のプラセボ群に1：1に振り分けた

主要評価項目：PCR検査陽性の新型コロナの発症（2回目を接種してから7日目以降）

結果：ワクチン接種群では8人が発症しただけなのに対して、プラセボ群では162人が発症した。このことはワクチンの奏効率が95％であることを意味する。95％信頼区間は90・3％から97・6％であり、悪くても9割、よいとほとんどのワクチン接種者に有効ということになる。

安全性：接種部位の痛みは、やはりワクチン接種群で55歳以下の若い世代では8割、56歳以上の年配世代では7割と多かった（プラセボ群では14％、9％）。この痛みは接種後12〜24時間後に現れる。この痛みにも軽いものから重いものまで幅があり、ひどい痛みを訴えたのはおよそ1％であった。アセトアミノフェンや非ステロイド系抗炎症薬が有効であった。一方、倦怠感、頭痛に関してはワクチン接種群で若干多い程度であった。

重症の副反応はワクチン接種群で0・6％であったのに対してプラセボ群では0・5％であり、ほとんど変わらなかった。しかし、試験対象者数は効果をみるために計算されたのであって、稀だが重篤な副反応をみるために計算されたものではない。したがって、有意差を検知できなくて当然である。そのため、差し引きして1000人に1人は重篤な副反応がありうることを認識しておかなくてはならない。

モデルナ社のmRNAワクチンの安全性と効果[23]

研究デザイン：多国間─第Ⅲ相─観察者盲検ランダム化プラセボ比較試験

対象：18歳以上の男女、すでに新型コロナに感染したものは除外。3万420人が参加

介入：mRNA-1273（100マイクログラム）を4週間（28日）空けて2回筋肉注射、あるいは生理食塩水のプラセボ群に1：1に振り分けた

主要評価項目：PCR検査陽性の新型コロナの発症（2回目を接種してから14日目以降）

結果：ワクチン接種群では11人が発症しただけなのに対して、プラセボ群では185人が発症した。このことはワクチンの奏効率が94％であることを意味する。95％信頼区間は89・3％から96・8％であり、悪くてもほぼ9割、よいと大部分のワクチン接種者に有効ということになる。30人が重症化したが全員がプラセボ群で発生し、ワクチン群で重症者は一切見られなかった。

安全性：接種部位の痛みはやはりワクチン接種群で84・2％、プラセボ群では19・8％だった。プラセボ群で2割も局所の痛みなどを訴えたというのは、もちろん針の痛みもあるが、心理効果が大きかったことを示している。つまりワクチンによる副反応が6割強で、2割は心理的な要因ということだ。

発熱などの全身症状は、1回目のあとワクチン群で54・9％、プラセボ群で42・2％の参加者にみられた。一方、2回目のあとはワクチン群で79・4％、プラセボ群で36・5％だった。2回目のほうがワクチン群で副反応が増えている。これは副反応といえば副反応だが、1回目の予防接種を受けて、免疫細胞が4週間の間に新型コロナのスパイク部分を記憶できるようになり、ちゃんと反応した証拠である。よって考えようによっては副反応というよりは効果とみることができるかもしれない。

過敏反応（明確な定義はみつからないが、痛みによって具合が悪くなるなど迷走神経反射や不安

からくるものも含まれていると思われる）は、ワクチン接種群の１・５％に観察されたのに対して、プラセボ群では１・１％であった。ということは真のワクチン接種による反応は０・４％であり、逆数をとって２５０人に１人には過敏反応がみられる可能性がある。その一方で、この差は偶然かもしれない。

接種後28日間の倦怠感、頭痛はワクチン接種群のそれぞれ１・５％、１・４％に観察されたのに対して、プラセボ群では１・４％、０・９％であった。倦怠感は両者の違いが０・１％なので心理的な側面が強いと考えられた。

患者数発生を抑制したが、無症候性感染も予防できるのか？

mRNA-1273の臨床試験で1回目のワクチン接種時と2回目のワクチン接種時にＰＣＲ検査を実施している。その結果、1回目陰性で、2回目陽性だった人は、ワクチン群で15人（０・１％）であったのに対してプラセボ群で39人（０・３％）であった。ということは、患者数発生を抑制するだけではなく、無症候性感染も予防できると考えられた。先に示した動物実験の結果とも一致する。

決められた間隔を空け、2回接種しなくてはならないのか？

1回接種後の予防率は50％程度である。2回接種して1〜2週間以降で、はじめて95％の予防率だ。よって可能な限り2回の接種をするべきである。イギリスは2回目を12週間後とした。これは変異株Ｎ５０１Ｙの出現で患者数が急増し、医療が崩壊しかかったことで、まず1人でも多くの人にワクチン接種を促す苦肉の策である。12週後に2回目のワクチン接種をすることにより同じ95%の奏効率を得られるかもしれないが、データがないので誰にも予想がつかない。いわば賭けである。

重度のアレルギー＝アナフィラキシー反応は大丈夫なのか？

よくあるアレルギー症状は蕁麻疹《じんましん》である。ワクチンに起因する過敏反応はしばしば起こる。しかし、通常は症状も軽く、その多くは2度目には起こらない。一方、アナフィラキシーとはアレルギー反応の最重症型で、気道が狭くなり呼吸困難を示したり、唇や顔面が腫《は》れたり、嘔吐—顔面蒼白—ショック症状を呈したりする。最悪、死に至る。しかし、その頻度は比較的稀《まれ》だ。ピーナッツなどの食物アレルギーでもペニシリンのような薬剤アレルギーでもアナフィラキシー反応は起こり得、食品摂取あるいは薬剤投与後15分前後、通常は30分以内に出現することが多い（4時間など遅れて見られることも稀にある）。ただちにエピネフリンを注射することで死亡リスクを下げることができる。このmRNAワクチンの場合、スパイクタンパクを規定するRNAではなく、RNAを包むための脂肪膜を安定化させてワクチンの半減期を長くするポリエチレングリコールに対する反応と推定されている。

12月8日、イギリスでは世界に先駆けファイザー社のワクチン接種が始まった。開始早々、40歳と49歳の医療従事者にアレルギー反応がみられた。いずれも初回接種であった。両名には食物アレルギーと薬物アレルギーがあり、常に自己注射用のエピペンを携帯していたので、接種後アナフィラキシーが発生しても不思議ではなかった。しかし、12月15日、ワクチン初回接種を受けた32歳の医療従事者が、接種後10分でアナフィラキシーを起こした。彼女は今までアレルギーがなかった。その後もファイザー社のワクチンでアナフィラキシーの報告が相次いだ。一方、モデルナ社のワクチン接種でもアナフィラキシー反応の報告はある（ボストン在住の医療従事者で貝類に対する食物アレルギーがありエピペン携帯者）。臨床試験の際、ワクチン接種後にアレルギー反応の既往がある、あるいはワクチン成分にアレルギーを起こしたことがある人は対象から除かれた。そのため、接種後アナフィラキシー反応を起こしやすい人は含まれていない。また、10万人に1人の副反応は3万人の臨床試験では検知できない。

CDCの調査によると、ファイザー社のワクチンを12月14日から23日までに1回目の接種を受けた189万3360人中21人でアナフィラキシー反応が認められた。4人が入院し、3人が集中治療室（ICU）に入ったが、死亡例は出ていない。その頻度はおよそ10万人に1・11人である[24]。接種後アナフィラキシー反応が出現するまでの時間は13分（中央値）、71％は15分以内、86％は30分以内だった。しかし、早いと2分、遅いと150分なので、30分様子をみて症状がなければ絶対大丈夫というわけではない。症状は蕁麻疹、血管浮腫、発疹、咽頭閉塞感だ。81％は過去にアナフィラキシー反応のエピソードを経験していた。上記のほか、83人がアナフィラキシー反応ほど重症ではないが、皮膚の痒み、発疹、喉の痒み、軽い呼吸器症状を示した。

CDCの報告によると[25]、12月21日から1月10日までの間にモデルナ社製ワクチン初回接種を404万1396人が受け、その中で10人がアナフィラキシー反応を起こしていた。これは100万人当たり2・5人に該当し、ファイザー社のものよりかなり少ない。接種してから反応を起こすまで

7・5分（中央値）で、最短1分、9人は15分以内であったが、1人は45分後に出現している。情報の得られた8人は無事回復している。10人中5人が過去アナフィラキシー反応を起こしており、4人がペニシリン・アレルギー、2人が他の薬剤に対するアレルギー、2人が非特異的なアレルギー、1人がヨード・アレルギー、1人がアレルギーの既往歴なしであった。驚いたことに、アナフィラキシー反応を起こしたのは全員が女性であった。年齢は31歳から63歳の範囲で、中央値は47歳。他、47人がアナフィラキシー様反応を起こしたが、これらは実際のところアナフィラキシー反応でもアレルギー反応でもないことが判明している。しかし、4人はアナフィラキシー反応か否か確認がとれていない。

他のワクチンでもアナフィラキシー反応は起こり得る。しかし、その頻度はおよそ100万人に1人だ[26]。正確に述べるならば100万人に1・3人、狂犬病ワクチンが55で最も頻度が高く、インフルエンザは1・5人だ[27]。ということは、このmRNAワクチンは通常のワクチンの10倍アナフィラキシー反応が起こりやすいことになる。アラスカで実施された第Ⅲ相臨床試験でも、ワクチンの成分に対してアレルギーが懸念される場合には試験に参加できない仕組みであった。そのため、ひどいアレルギー体質の人、超高齢者、重度の基礎疾患のある人にワクチンを接種したとき、思わぬ副反応が出たり、死亡例が出たりする可能性もある。臨床試験は比較的健康な人を対象としていたが、ワクチン接種が広く行われるようになると、いろいろな問題は発生し得る。

ワクチンによる予防効果はいつまで続くのか

新型コロナに罹った人で、再度感染するケース、3～4か月後に抗体が消失するケースがあることは知られている。mRNAワクチンは1シリーズで1か月空けて2回接種する必要がある。もしも、ワクチンを接種しても免疫が4か月しかもたないとすれば、また新型コロナはインフルエンザと違って春夏秋冬いつでも流行し得るとすれば、年に3シリーズ、合計6回接種しなくてはならない。

しかし、上記2つの第Ⅲ相臨床試験の結果からは3～4か月はしっかり免疫が維持されているように見える。まだ中間解析結果なので、この試験に参加した6万人を観察し続ければワクチンの効果がいつまでもつのかの答えを得ることができるであろう。

集団免疫を獲得するには国民の何%がワクチン接種するべきか?

「新型コロナのR_0＝2・65と仮定し、免疫獲得率（ワクチン接種により感染症を防げる免疫を得られる割合）が95%のワクチンが開発された。何%の人々がワクチン接種を受けると感染の広がりを抑えることができるか?」について考える。

最初考えやすいようにR_0＝4、免疫獲得率を100%とする。感染者1人がまだワクチン接種をしていない集団に侵入したとしよう。なので、この患者1人は4人にうつす。しかし、この時点で25%がワクチン接種により免疫を獲得していたなら4人のうち1人は感染しないので、3人にしかうつらない。では50%がワクチン接種を受け免疫を獲得していたらどうであろう。同様に考えて2

人しかうつらない。75%では$4\times(1-0.75)=1$で1人にしか感染しない。76%であれば1人の感染者が平均1人未満に感染させる。すなわちR(vaccine)<1だから、その感染症は減少するはず。よって75%より多くの人がワクチン接種を受け、かつ免疫を獲得していれば、R(V)<1となり、この感染症はやがて消滅する。

次に新型コロナで考えてみる。前の公式にあてはめ、$2.65\times(1-a)=1$よりaはおよそ0・62。このワクチンの免疫獲得率が悪く見積もって（試験結果の95%信頼区間の下限）90%とすると、69%、すなわち約7割の人がワクチン接種すると感染拡大を止める集団免疫を得ることができる。アメリカも集団免疫を得るには、ワクチンを少なくとも国民の7割に接種しなくてはならないと予測している。(28) 抗体価が半年で半減することを見込めば「7割以上」は妥当な見立てであろう。しかし、患者数を急速に減らすためには少なくとも実効再生産数を1未満ではなく0・5未満にする必要がある。$2.65\times(1-a)=0.5$で再計算すると、81%となり、さらに有効率が90%だとすると、およそ9割の国民に接種が求められる。

上記の計算は感染症数理モデルに基づいている。基本再生産数は平均値である。また、誰もこの感染症に対して免疫を持たないという前提条件であった。しかし、前述したように、患者の2割が他者に感染させるが、8割は感染させない。また、自然免疫により初めての感染でも発症しないことも多い。よって新型コロナに数理モデルをあてはめることができないと考えれば、もっと少ない予防接種割合でも大丈夫かもしれない。

イスラエルではワクチンの優先接種が世界に先駆け実施されつつある。2月5日の時点で国民の

2割が予定どおり2回接種、別の2割が1回の接種を終わらせた。ネタニヤフ首相は4日の閣議で「過去16日間で60歳以上のうち重症で入院した人は26％減り、陽性者は約45％減った」ことを挙げ、「ワクチンの直接的な効果だ」と強調した。国民の何割が接種した時点で新型コロナの感染が収束するのか注目だ。

ワクチン接種を進めることで、安全でかつ安心な社会を取り戻すことができる。マスク不要の時代がまたくるはずだ。逆に、ワクチン接種が進まなければ、患者数の増減に応じて緊急事態宣言の発出と解除を繰り返さざるを得ない。国境を開けなければ、日本は世界から孤立してしまう。

ワクチン接種のリスク・コミュニケーション

2019年厚労省発表の死因データ[29]をみると、老衰で12万1868人が亡くなった。1日平均333人が死亡する計算である。たとえば90代の高齢者に予防接種をしたところ翌日に死亡したとする。これはワクチンが原因で死亡したのか、それとも亡くなる運命の日の、偶然にも前日にワクチンを接種してしまったのかはわからない。しかし、このような事例が発生すれば、ワクチンプログラムを開始して、高齢者から接種し始め、皆が注目しているときはメディアがニュースとして取り上げやすい。高齢者を対象としたワクチン接種プログラムが開始される前に、このようなことが起こり得ることをしっかりリスク・コミュニケーションするべきだろう。

また接種直後のアナフィラキシー反応はおよそ10万人に1人とされている[30]。これは他のワクチンに比べ高いほうだ。しかし、ペニシリンに対するアレルギーが5000人に1人であることを考えると、少ないほうである。比較の問題ということ。しかしながら、100万人に接種すれば10人が、1000万人に接種すれば100人がアナフィラキシー反応を起こすことが予想される。よって接種後少なくとも30分は院内に留まってもらう必要があり、ボスミン注射など急変に対応できる医療体制がある程度整った場所で実施するべきだ。

子宮頸がんワクチンは、その原因であるヒト・パピローマ・ウイルス感染に対するワクチンで、2013年に定期接種となったが、その後副反応の可能性がマスコミで大々的に報道され「積極的勧奨の中止」となった。当時、子宮頸がんワクチンの副反応で歩けなくなった、計算ができない、痙攣《けいれん》するなどの症状を訴える車いすの少女たちの衝撃的な映像が、連日マスコミにより報道された。しかしその後の厚労省専門部会の調査結果で、マスコミで報道されたような多様な症状の原因が子宮頸がんワクチンであるという科学的証拠がなく、子宮頸がんワクチンとの関連は否定された(31)。マスコミ報道が先行し、人々に悪いイメージを植えつけてしまうと、子宮頸がんワクチンのようにプログラム自体が頓挫しかねない。

第5章 新型コロナは人類共通の脅威である

既存の治療薬が新型コロナに有効か否かを判断するにはランダム化臨床試験が欠かせない。しかも数百人から数千人規模のしっかりしたものだ。さらに迅速性も求められる。英米はコロナ禍にありながら、科学の王道を踏み外さなかった。イギリスのリカバリー試験では新型コロナで入院した全患者の15%が試験に協力したのだ。患者、病院、研究者、政府のすべてが一致団結したからこそ成し得た成果だ。

なぜこのような離れ業ができたのだろう?

2014年から2016年にかけ、エボラ出血熱のアウトブレイクが発生した。多くの小さな研究や試験を実施した。日本でもコロナ禍において実施されたアビガンがまさにこの小さな試験に該当する。しかし、そのほとんどで結論を得ることはできなかったのである。実際にアビガンも結論は得られずに宙に浮いてしまった。そこでアメリカ科学アカデミーは「ランダム化臨床試験こそが、試験薬の効果と副作用について明らかにするための、もっとも信頼できる方法である」と結論した。これは平時には当たり前なのであるが、有事の際にも変わらないということだ。実際、2018年から2020年にコンゴ民主共和国で発生したエボラ出血熱アウトブレイクの際には、681人を対象にしたランダム化臨床試験が実施され抗体薬が有効であることが報告された[1]。アウトブレイク発生中であってもランダム化臨床試験を実施し得ることが証明されたのだ。

今回、そのような失敗と小さな成功のあとにめぐってきた大きなチャンスであり、これをとくに英米はしっかりと捉えた。

1 治療薬の臨床試験

WHO異例の発表：レムデシビルは効いていない！

2020年10月15日、WHOは、30の国々[2]、405の病院、1万1330人の新型コロナの患者さん、大勢の医療スタッフや研究者の力を借りて、「レムデシビルを含む計4種の抗ウイルス薬が、死亡率、人工呼吸器の使用、入院期間、いずれをとっても改善していない」ことをランダム化臨床試験の結果として示した[3]。

レムデシビルは、新型コロナに有効であると最初に認められた薬である。5月1日、アメリカでは緊急使用許可、5月4日、ギリアド社が承認申請、5月7日、日本でも特例承認という形で使用できるようになった。

したがって〝ちゃぶ台返し〟のような恰好になってしまったのだ。前代未聞である。その1週間後、アメリカ食品医薬品局（FDA）は正式薬事承認をしている。これだけみていると、WHOとアメリカの喧嘩にみえなくもない。

薬である以上、副作用もあり得る。効かないのであれば使うべきではない。何があったのか？どちらが正しいかはわからない。今回国によって大幅に死亡率が違うことから、両方が正しいこともあるだろう。しかし、アメリカの試験においてエントリー終了間際で大幅な研究計画書の変更がなされている。

ランダム化臨床試験：人道的使用の結果では本当の効果を推し量れない

治療薬の開発過程を、パンデミック初期に戻して解説する。

4月10日、エボラ出血熱治療薬のレムデシビルが9人の日本人を含む53人に使われ、36人（68％）が回復したと誌上発表された[4]。これを聞くと一般の読者はレムデシビルが新型コロナに効くと感じるであろう。しかしこのような報告が、あとになってランダム化臨床試験で否定されることは多々あるのだ。

HIV治療薬のロピナビル[5]、マラリア治療予防薬のクロロキン[6]、回復した患者血清[7]、いずれも人道的使用（新型コロナに有効であるというエビデンスはないが、目の前の患者を救うという人道的理由により医師の裁量で使用：保険診療下では通常このような使用は認められない）により効果が期待されたが、薬効を科学的に証明するゴールドスタンダードのランダム化臨床試験で、統計学的に有意な差を検知できず、最終的に「新型コロナに無効」と判断された。

ランダム化臨床試験とはどのようなものか？　ある患者さんが期待される抗ウイルス薬を使った

治療を受け7日後に症状がよくなって退院したとしても、その薬が効いたのか、自然経過なのかはわからない。そのため、本当に薬が効くか否かを科学的に証明するには、患者さんの希望や医師の人道的判断ではなく、おみくじを引くような形でランダムに通常の医療に加えて期待される抗ウイルス薬を投与する群と、通常の医療のみの群に振り分ける必要がある。

患者さんも医師も人間なので、抗ウイルス薬を投与しているかどうかがわかっていると、期待が大きい分、本当は薬が効いていないのに効いたように錯覚してしまうことがある。あるいは開発した製薬企業と利益相反がある人が効果判定すれば、治療薬群をひいきしてしまうかもしれない。これは致命的なバイアスとなる。〝致命的な〟というのは、「本当は効いていないのに、研究成果公表の際効いている」と結論してしまうことだ。

たとえば入院期間を短縮できるか否かという研究では、どうしてもバイアスが入りやすい。なぜなら、退院は患者さんや主治医の主観が入りやすいからである。これに対して、偽薬（プラセボ）を比較対照群に使い、患者さんと主治医の両方が実薬を使われているのか、プラセボを使用しているのかがわからないようにすれば、完璧ではないにせよ解決される。このような方法を「二重盲検ランダム化プラセボ比較試験」と呼び、薬を市場に出すための最終試験である。完璧ではないというのは、薬に特有の副作用がある場合――たとえば血糖値が下がるとか、血清カリウム値が上がるなど――、少なくとも主治医はどちらの薬を使われているか悟ってしまうからだ。

一方、結果評価を主観の入り込みにくいものにするのも一つである。1番よいのは死亡である。たとえば入院して28日以内に死亡したのか、28日の時点で生存しているかは、プラセボを使って二重盲検法にしなくても誰の目にも明らかだ。

レムデシビル二つの試験：中国は無効、アメリカは有効と結論した

中国の研究グループは武漢で発生した237人の新型コロナの患者さんをレムデシビル群158人、プラセボ群79人にランダムに振り分けた。(8) 臨床症状の改善を比較したが、レムデシビルは統計学的に効いていないと判定された。

さらに、試験薬投与開始後早期に呼吸不全などの有害事象が出現し、試験薬を中止したケースが多数みられた。レムデシビル群で18人（12%）、プラセボ群で4人（5%）と、レムデシビル群で多かった。二重盲検法なので、中止を決めた主治医は担当する患者さんがどちらの群に振り分けられているかを知らない。

この臨床試験は、武漢の感染拡大が厳しいロックダウンにより急速に改善されたため、試験に参加する患者数が当初目標に達せず早期に中止されてしまった。そのため、十分な人数を確保できなかったことで統計学的に有意な差を検知できなかったかもしれない。また、死亡率が東アジアで低く、欧米で高いことから、中国においてレムデシビルの効果が出にくかった可能性を否めない。

4月29日、中国の「レムデシビルは新型コロナに無効」とする研究結果はイギリスの医学雑誌『ランセット』に掲載された（NCT04257656）。驚いたことに同日の4月29日、ホワイトハウスにおいてアメリカ国立アレルギー感染症研究所（NIAID）のアンソニー・ファウチ所長は、レムデシビル投与により患者さんがより早く退院でき、新型コロナに対して「明らかに有効」であること

が示されたと記者会見で発表した（NCT04280705）。同日であるということは、私には是が非でもレムデシビルが新型コロナに効くと主張したいのではないかと感じられる。レムデシビルを開発したのはアメリカ企業のギリアド社である。NIAIDのファウチ所長も巨額の税金を投じて、あるいは国の威信をかけて抗コロナ薬の開発を主導してきた。「効いていませんでした」とは易々とはいえないだろう。

一方、アメリカの研究グループは1062人の患者さんを対象に、ランダムに振り分け回復までの期間を比較した。その結果、レムデシビルを投与された患者の回復期間の中央値は11日（のちに10日に修正）で、プラセボを投与された患者（15日）よりも31％短かった。よって、レムデシビルがプラセボに比べて3〜4日（最終的に5日に修正）早く退院できると発表したのである。[9] また、致死率もレムデシビルを投与された患者では8・0％だったのに対し、プラセボを投与された患者では11・6％だったとした。

ホワイトハウスで行われたこの記者会見。私には、ファウチ所長を腕組しながら睨みつけているトランプ大統領が印象的であった。ファウチ所長は蛇に睨まれた蛙のようで、90度となりにいる大統領と目を合わせようとしていない。[10]「目は口ほどに物をいう」と感じたのは私だけだろうか？

アメリカ試験の研究計画書の変更：終了予定日を過ぎての改定は〝掟破り〟だ

臨床試験を実施する際、研究者は始める前に公式サイトに発表する必要がある。また、途中で計画が変わる場合にも、修正履歴を残さなくてはならない。4月29日の記者会見を受け、アメリカの臨床試験のサイトを見たところ、大幅な計画改定がなされており驚いた。いくつか例を挙げたい。

①2月21日から開始された試験で、4月1日終了予定だったが、4月16日に大幅な、かつ重要項目への改定がなされた。終了予定日を過ぎて改定されるというのは〃掟破り〃である。結果を解析して有意な差が出ないから、結果が出るように組みなおしたと解釈されてもおかしくはない。

②4月の20日まで延長され、人数も394人から800人に増やされた（最終的に1062人をエントリーした）。その理由は示されていない。

③第Ⅱ相試験が第Ⅲ相試験に変更になっていた。第Ⅱ相試験であれば、その結果がよければ人数を増やして第Ⅲ相試験を実施する。第Ⅲ相試験で有効であり有害事象が許容範囲ということになれば、承認され、実臨床で使用可能となる。しかし、第Ⅱ相か第Ⅲ相かは試験の根幹だ。普通は試験開始前に決まっているもので、途中で切り替わることはめったにない。

④有効性の判断材料が変更された。もともとは重症度を、1．死亡、2．人工呼吸器ないしはECMO、3．呼吸補助が必要、4．酸素療法が必要、5．酸素は不要だが入院して治療が必要、6．入院の必要はないが、生活に制限がある、7．入院の必要がなく生活の制限もない、の7段階に分け、これの改善度でみる予定だった。ところが、以下の中の一つが達成されるまでの時間が効果判定に使われるように変更になった：入院中だが酸素が不要になる、退院（在宅酸素療法をしていても構わない）、退院して日常生活の制限なし。薬が何をもって効いたと判断するかは、もっとも重要な項目である。これを変更すること、とくに試験がいったん終了してから変更を加え

ることはしない。

⑤プラセボが生理食塩水に変更された。（人数を増やしたことにより）プラセボが不足する場合には生理食塩水の使用も可能とした。しかし、医師が実薬群かプラセボ群かに気づいてしまう。しかも、振り分け群を知っている医師が効果判定をするためバイアスが入る。たとえば医師がレムデシビル群とわかっている患者さんを、まだ酸素が必要だが退院させ在宅酸素療法とし効果ありと判定することもでき、逆にプラセボ群の患者さんでは退院させずに酸素療法を継続することもできる。実際、そのようなことが行われたか否かは不明である。しかし、行われたとすれば、レムデシビルは新型コロナの症状の改善効果がないにもかかわらず、〝ある〟と結論してしまうことになる。

結果についてであるが、レムデシビル群で軽症例が多く、プラセボ群で重症例が多い。さらに、入院時重症度不明者がレムデシビル群で8人、プラセボ群で3人であった。正しくランダム化が行われれば偶然の偏りではある。そのため、アメリカの研究チームはレムデシビル群で有意に退院が早まったと結論したが、偶然の可能性を否めない。第Ⅲ相ランダム化臨床試験で有効性が認められれば承認を得られることになる。

2　効果が期待される治療薬は何か

イギリスのリカバリー試験：抗ウイルス薬ではなく抗炎症薬が効く

オックスフォード大学の内科で新興感染症を担当し、リカバリー試験*[11]を主導するホービ教授は語った。「デキサメタゾンが新型コロナ患者の生存率を改善することが示された最初の薬である。酸素治療が必要な程度の患者さんでとくにクリアな効果を得られており、今や新型コロナの患者さんに対する標準治療となった。デキサメタゾンは安く[12]、どこの病院の棚にもあり、世界中で患者の命を救うために、ただちにでも使用可能だ」

2104人をデキサメタゾン群へ、4321人を標準治療群へランダムに振り分け、28日以内の死亡率を比較した[13]。その結果、デキサメタゾンは全体でも17％、人工呼吸器を必要とする重症例に対して36％も死亡リスクを下げたことになる（**表5－1**）。死亡率が主要評価項目であれば、仮に

＊リカバリー試験とは、オックスフォード大学が核となって実施された、多施設共同プラットフォーム型[14]ランダム化標準治療比較試験である。デキサメタゾン剤だけではなく、痛風などに使われるコルヒチン、抗インターロイキン6抗体、回復患者からの血清治療、抗体カクテル、アスピリンなどの治療群を同時に走らせ、標準治療群と比較した点でも注目に値する。しかも各群数1000人規模だ。さらにイギリスは世界でもっとも多くの犠牲者を出している。この試験が始まったのは3月後半であった。おそらく2月の時点で危機意識を持って企画したのであろうが、深刻なコロナ禍にありながら科学の王道を貫いたイギリスは立派であった。

表5－1　リカバリー試験におけるデキサメタゾンの効果

	デキサメタゾン＋標準治療	標準治療のみ	ハザードリスク比の減少率
重症：人工呼吸器使用	95/324 (29.3％)	283/633 (41.4％)	36％
中等症：酸素使用	298/1279 (23.3％)	682/2604 (26.2％)	18％
軽症：酸素不要	89/501 (17.8％)	145/1034 (14.0％)	減少していない
すべての患者	482/2104 (22.9％)	1110/4321 (25.7％)	17％

二重盲検でなくともバイアスは入らない。

新型コロナの患者さんは、軽症から重症までその臨床像が多彩であることはすでに述べた（第1章参照）。とくに重症例ではサイトカインストーム[15]といって、新型コロナウイルスへの感染によって、インターロイキン6などの炎症性サイトカインの過剰反応が引き起こされ、高熱や肺浮腫など全身性の炎症を来す。この病態はウイルスの増殖ではなく全身の炎症が主体なので、抗ウイルス薬ではなく、抗炎症薬が奏功する。ステロイドはサイトカインストーム状態に陥った患者さんに対して、もっとも有効な薬の一つである。ステロイド剤の一つであるデキサメタゾンが新型コロナの、とくに重症例によく効いたということは、重症化のメカニズムとしてサイトカインストームがあり、繰り返しになるが、ウイルスではなく炎症をターゲットにしたステロイド治療がキーとなる。一方、ステロイドは免疫反応を抑えることから、軽症の場合にはかえってよい免疫反応も抑えてしまうため、ウイルスの増殖を促す可能性があり、あまり使うべきではない。実際、リカバリー試験において酸素投与不要の軽症者では効果が示されなかった。

しかし、抗インターロイキン6薬は新型コロナ患者さんの重症化を防ぐことができなかった[18]。ブラジルで実施されたランダム化臨床試験では、入院15日以内の死亡が、抗インターロイキン6薬＋標準治療群で17％に発生したのに対して標準治療だけの群では3％であり、むしろ死亡率を上げる可能性が示唆された[17]。理論どおりにいかないのもまた臨床医学である。

リカバリー試験では、標準治療群に対してデキサメタゾン群、マイコプラズマ肺炎などに使われる抗生剤のアジスロマイシン、抗インターロイキン6薬群、ＨＩＶ治療薬のロピナビル、マラリア治療予防薬のクロロキン[18]、回復した患者血清の6アームにランダムに振り分ける臨床試験で3月20日に開始された。このようないくつかの薬剤を、一つの共通した標準治療群と比較した、ランダム化臨床試験は史上初であろう。

この当時イギリスは患者数が急増し大変な時期でもあった。このような大変な時期に、薬の有効性を証明する王道のランダム化臨床試験を、イギリスの国民保険システムにのる１７５を超える病院が協力し合い、１万１５００人以上の新型コロナ患者を巻き込み実施し得たのは、本当に〝素晴らしい〟以外の言葉がみつからない。

同時並行でランダム化して試験したが、有望な治療薬はデキサメタゾン以外発見できなかった。他の研究グループによるランダム化臨床試験においても、ＨＩＶ治療薬のロピナビル[19]、マラリア治療予防薬のクロロキンとアジスロマイシン[20]、回復した患者血清[21]の治療効果を証明することはできなかった。観察研究で治療効果があった薬剤でも、ランダム化臨床試験で科学的にきちんと比較すると、やはり効いていないということはよくあることだ。

表5－2　WHO連帯試験の結果：死亡率の比較

	実薬群	標準治療群
レムデシビル	301/2743（11.0％）	303/2708（11.2％）
クロロキン	104/947（11.0％）	84/906（9.3％）
ロピナビル	148/1399（10.6％）	146/1372（10.6％）
インターフェロン1β	243/2050（11.9％）	216/2050（10.5％）

くどいようだが、コロナ禍で先がみえない中、冷静さを失わず複数の大規模多施設共同ランダム化臨床試験を実施したのは「あっぱれ」としかいいようがない。

WHO連帯試験：リカバリー試験と同様の試験が実施された

最初の話に戻ろう。

２０２０年2月、WHOの新型コロナ対策チームも、大規模なランダム化臨床試験が必要だと感じていた。そのころ、〝効くかもしれない〟という ことで、新型コロナに罹患した患者さんにいくつかの抗ウイルス薬が人道的使用と称して使われていたが、これでは埒《らち》が明かないからだ。

ロピナビル、クロロキンに加え、エボラ出血熱治療薬のレムデシビル、抗ウイルス薬として機能し得るインターフェロン1βの4薬剤が抗コロナ薬として候補に挙がった。4薬剤の効果を同時に検証するため、3月22日からWHO主導のもと、世界30か国[21]、405病院を巻き込んだ国際共同ランダム化臨床試験が開始された。その名もWHO連帯試験だ。

WHOが世界に働きかけて、このような大規模な臨床試験を先導したのを私は聞いたことがない。新型コロナは人類共通の脅威である。「国家連携をしてやろうじゃないか」というのは当然の流れかもしれない。しかし

〝言うは易く行うは難し〟である。WHOは、これを実行し結果を出した。**表5－2**に示したように四つの候補薬において、実薬群と標準治療群の死亡率の間にほとんど差を認めなかった。研究チームは、人工呼吸器に至ったかや入院期間も比較しているが、いずれも差がなかった。

研究チームはさらにレムデシビルに限りWHO連帯試験、アメリカのACTT－1試験、武漢の試験、リカバリー試験の結果をメタ解析しているが、レムデシビル群で3818人中387人（10・1％）が死亡したのに対して、標準治療群で3782人中408人（10・8％）が死亡した。両群の死亡率の間に統計学的に有意な差は見いだせなかった。

新型コロナをきっかけに、グローバルな臨床試験の連帯が形成されつつある。しかし、残念ながら日本はその仲間に入れていない。

第6章

120年スパンでみるとコロナ禍で死亡率は増えていない
——日本の死亡率曲線の推移

コロナ禍にあって、日々のPCR検査陽性者数の増減に目が行きがちだ。今日は昨日より増えたとか減ったとか一喜一憂してしまう。しかし、新型コロナは大抵の人にとっては中等症以下である。そのため、重症者数や死亡者数の増減に注視するべきだ。

一方、日本では毎月10万人以上の方が老衰、癌、心臓病や脳卒中、肺炎などで命を落としている。ということは、新型コロナで命を落とす人の数よりはるかに多い、毎日3000人以上の人たちが、何らかの原因で亡くなっているのが現実だ。先にも述べたが、2019年厚労省発表の死因データをみると、老衰で12万1868人が亡くなっている。ということは1日平均333人が老衰で死亡している。冬場はもっと多いだろう。

日本の死亡統計を120年というロング・スパンで俯瞰したとき、コロナ禍はどのような意味を持つのだろうか？　紀元前と後で境されるが、私たちはコロナ前とコロナ後といわれるように、歴史の転換点に立っているのだろうか？

戦前戦中の死亡率曲線：スペイン風邪パンデミック時のピークがもっとも目立つ

公開データ[1]を基に、日本の過去120年、1899（明治32）年1月から2020（令和2）年8月までの人口100万人当たりの月間死亡率曲線を描いてみた（**図6－1**）。昔のデータはPDFでみることができるが、これを一つ一つタイプせざるを得なかった。この場を借りて秘書の和田悠さんと大学院生の阿久津泰輔先生にお礼をいいたい。この死亡率曲線をみると誰もが安心できるからだ。丁寧に解説したい。

まずは第二次世界大戦前後で比較すると、戦前では毎月の100万人当たりの死者数は1500～2000人に及んだ。しかし、戦後では数百人のレベルに低下している。1899年は人口が4300万人程度であり、それでも人口が増えていたということは、大勢死ぬ以上に大勢生まれていたということにほかならない。

新型インフルエンザとして悪名高いスペイン風邪（H1N1）は第一次世界大戦末期の1918（大正7）年に発生した。**図6－1**ではスペイン風邪パンデミック期間中、1918年11月と1920年1月の2回、死亡率のピークを認める。逆に、この120年でもっとも目立つピークであった。日本には3回にわたって波がきたとされるが、死亡のピークをみる限りこの二つしかない。

世界では5000万人が、アメリカではおよそ67万5000人が死亡したと考えられている[2]。一方、1922（大正11）年発刊の「流行性感冒」と題する内務省報告[3]によると、日本では2380余万人の患者が罹患とあるので、当時の人口がおよそ5500万人だったことを考えると、4割以上の人たちが感染したことになる。38万8000余人（人口の0・7%）が死亡したと記されてい

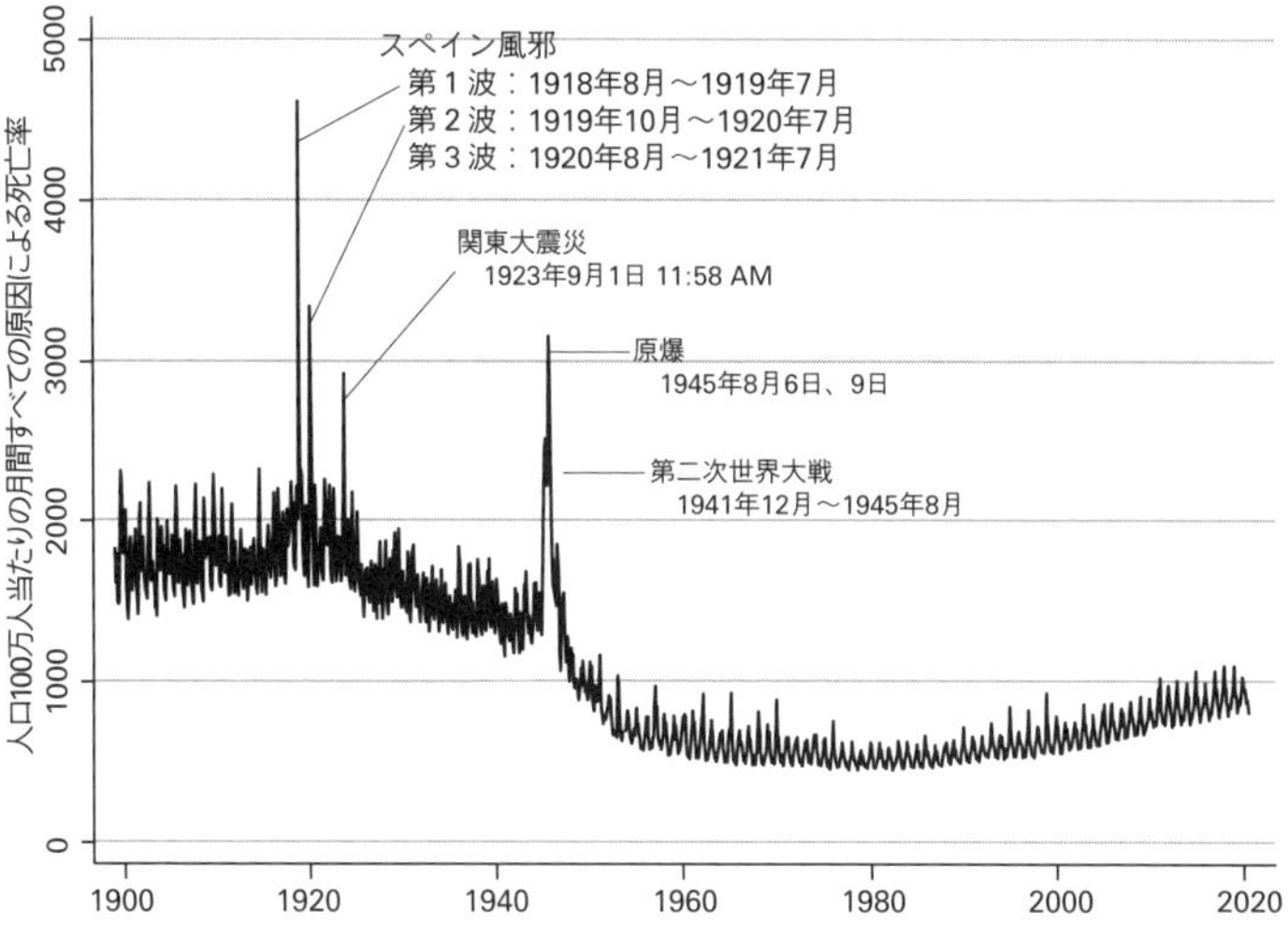

図６−１　120年間の人口100万人当たりの月間すべての原因による死亡率の変化（戦前）。

る。

しかし、当時は迅速診断キットもなければＰＣＲ検査もない。死者数を過少評価していた可能性があり、超過死亡でみる必要がある。ハーバード大学の研究グループによる計算によると人口の０・９％[4]、当時の人口に掛け合わせるとおよそ50万人前後が死亡したと推定された。

１９２３年９月１日、関東大震災が発生した。10万５０００人が死亡したと記載されており[5]、しっかりとピークを認める。１９４１年から１９４５年までの第二次世界大戦においては、やはり大勢の人が亡くなった。３１０万人が死亡したとされる[6]。とくに１９４５年８月のピークは、広島と長崎に投下された原爆による犠牲者数を含んでいる。

【コラム】日本におけるスペイン風邪

奇しくも100年前の1918~21年、スペイン風邪（新型インフルエンザ）がパンデミックとなった。それでは、日本におけるスペイン風邪の状況はどうだったのだろうか？ 2008年のある暑い夏の日、私は何かに導かれるように国会図書館に出向いた。そこには、貴重なデータがマイクロフィルムの中に収められていた。1921（大正11）年、当時の内務省衛生局がまとめた「流行性感冒」と題する報告書だ。484ページにわたる。片仮名交じりの古い書体で「…約二千三百八十余萬人ノ患者ト約三十八萬八千余人ノ死者トヲ出シ疫学上稀ニ見ル惨状ヲ呈シタリ…本病ノ予防方法ハ尚今後ニ於ケル学術的研究ニ待ツヘシト今次流行ノ際ニ於ケル施設ハ又以テ今後ノ参考スニ足ルモノアルヘキヲ信ス（約2380余万人の患者と約38万8000余人の死者を出し疫学上稀に見る惨状を呈した…本病の予防方法はなお今後における学術的研究の結果を待たなければならない。しかし、次の流行の際における対応など、今後の参考資料に足るものであると信ずる）」と記されていた。この報告書を書いた人々は、すでにこの世にはもういない。大勢の人たちが命を落とすのを目の当たりにして、大正時代を生きた先人たちはさぞ無念であっただろう。そして将来に託す思いが伝わり、胸が熱くなった。

驚いたことに、このデータを調べた翌年の2009年に、新型インフルエンザのパンデミックが発生した。天国にいる先人が、「私をして国会図書館に誘導し、この報告書を読ましめた」といった運命を感じずにはいられなかった。明日の新型コロナ情勢がどうなるかもわからない。そのような中、対応のヒントになる箇所がないかと思い、再度「流行性感冒」を紐解いた。

スペイン風邪は１９１８年３月に第一次世界大戦の舞台であるヨーロッパで発生し、非常に速いスピードで世界に広がった。日本の場合、同年５月、横須賀港に入港した軍艦より広がった。しかし、比較的良性で肺炎などの合併症が少ないことを特徴とした。実際、１９１８年春にインフルエンザないし肺炎による死亡の増加は〝まったく〟と表現してもよいくらいない（**図６－２**）。

二回目の流行は１９１８年晩夏より秋にわたった。内務省の報告書では８月以降の流行を第一波と表現している。９月に北アメリカより横浜に入港した船舶から広がったとされる。その感染拡大の程度は春と同様であったが、肺炎を合併して、時に急速に悪化するケースがみられた。実際、１９１８年11月にインフルエンザないし肺炎による死亡がオーバーシュートしている。秋ごろは致死

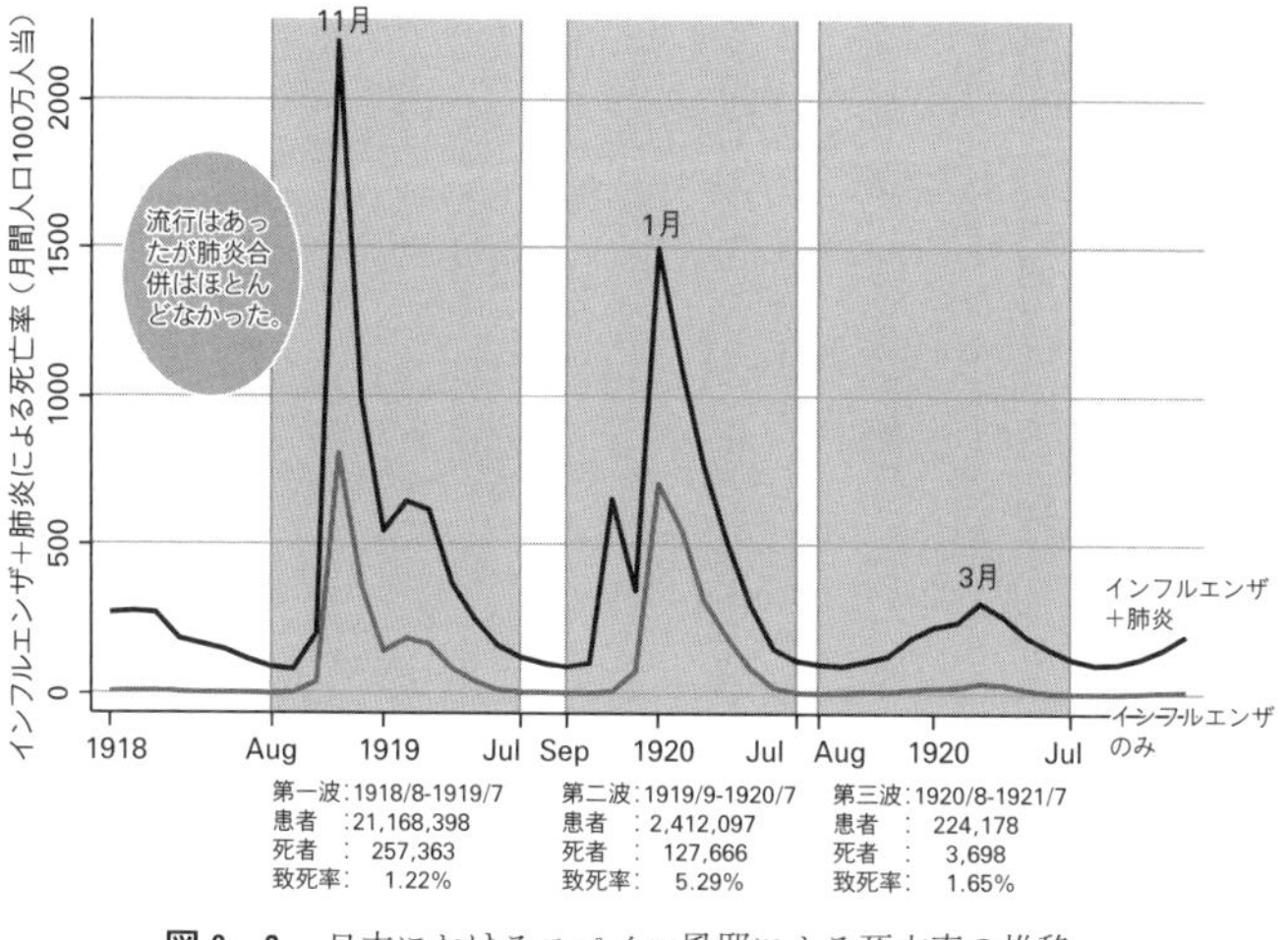

図６－２　日本におけるスペイン風邪による死亡率の推移。

率（人口当たりの死亡率ではなく、新型インフルエンザ死者数を診断された人数で割った%）が1%未満であったが、徐々に増加し、1919年1月末から2月初旬は2%弱、2月下旬より3月は3%以上、4月には5%近くに達したが、5〜7月は多少減ったものの4%台が続いた。第一波期間中、人口の4割が感染した。平均致死率は1・22%で第二波より低かったが、死者の絶対数は多く、人口当たりの死亡率でみるともっとも高いピークとなった。

翌年の1919年10月、寒くなるにつれ日本各地にてスペイン風邪は再燃した。第二波の到来である。第一波で罹患していないものの感染が中心であった。その結果、第一波で多くの患者発生があった地域では第二波の広がりは弱く、逆も真なりであった。第二波の患者数は第一波の10分の1に過ぎなかった。しかし、致死率が非常に高く、3月、4月は10%以上であった。第二波期間中の平均致死率は5・29%で、第一波の4倍以上であった。

第三波は1920年8月から発生した。もっとも患者数が少なかった高知県から始まった。このときは風邪程度で、第二波までの大変さは嘘のようであった。寒くなってくるころ、全国に蔓延。1921年1月より患者数・死者数は若干増加するも、4月、5月以降漸減し、6月、7月には終息した。1度感染したものは2回目罹りにくい傾向があったことから、およそ3年で集団免疫が得られたことにより、スペイン風邪は終息したものと思われた。

以上の傾向は日本だけではなく、世界中で観察された。6月は落ち着くが、秋から患者数が増え始め、年を越した1月から3月において致死率が高くなる傾向にあった。スペイン風邪を引き起こした新型インフルエンザウイルスが、遺伝子変異を起こしたために致死率が変化したのか、単に冬

――という気候が致死率を上昇させたのかは、今となってはわからない。

戦後の死亡率曲線：パンデミックの影響はない！

戦後、急速に死亡率が減少していく。1950年代、人口100万人当たり月間720人死亡していたが、徐々に低下し、1980年代に520人まで低下し、このころが底であった。ちょうどバブル期である。しかし、1990年代から増加に転じ、2010年から2020年の7月までで851人が死亡するに至った（**図6－3**）。これは高齢化が進んだこととも関係する。

新型インフルエンザの1種であるアジア風邪（H2N2）が1957～58年にパンデミックとなり、世界でおよそ110万人が死亡したとされる。1957年2月、最初にシンガポールで報告され、4月には香港、5月には日本、夏にはアメリカに拡大した。日本では7735人[7]がこの感染症で死亡したが、アメリカでは11万6000人と桁違いの犠牲者を出している。

1968年、香港風邪（H3N2）がパンデミックとなった。世界で100万人、アメリカで10万人、日本で985人が死亡したとされている。死亡の多くは65歳以上の高齢者で、その後も季節性のインフルエンザとして毎年流行するようになった。

2009年、新型インフルエンザ（H1N1）がパンデミック化した。CDCは世界で15万1700～57万5400人がこの感染症で死亡したと推定しており、アメリカでは6000万人余が発症し、27万人が入院し、1万2469人が死亡した。一方、日本では198人の死亡[8]が確認されたに過ぎない。死亡の80％は65歳未満であったことから、季節性インフルエンザによる死亡の70～

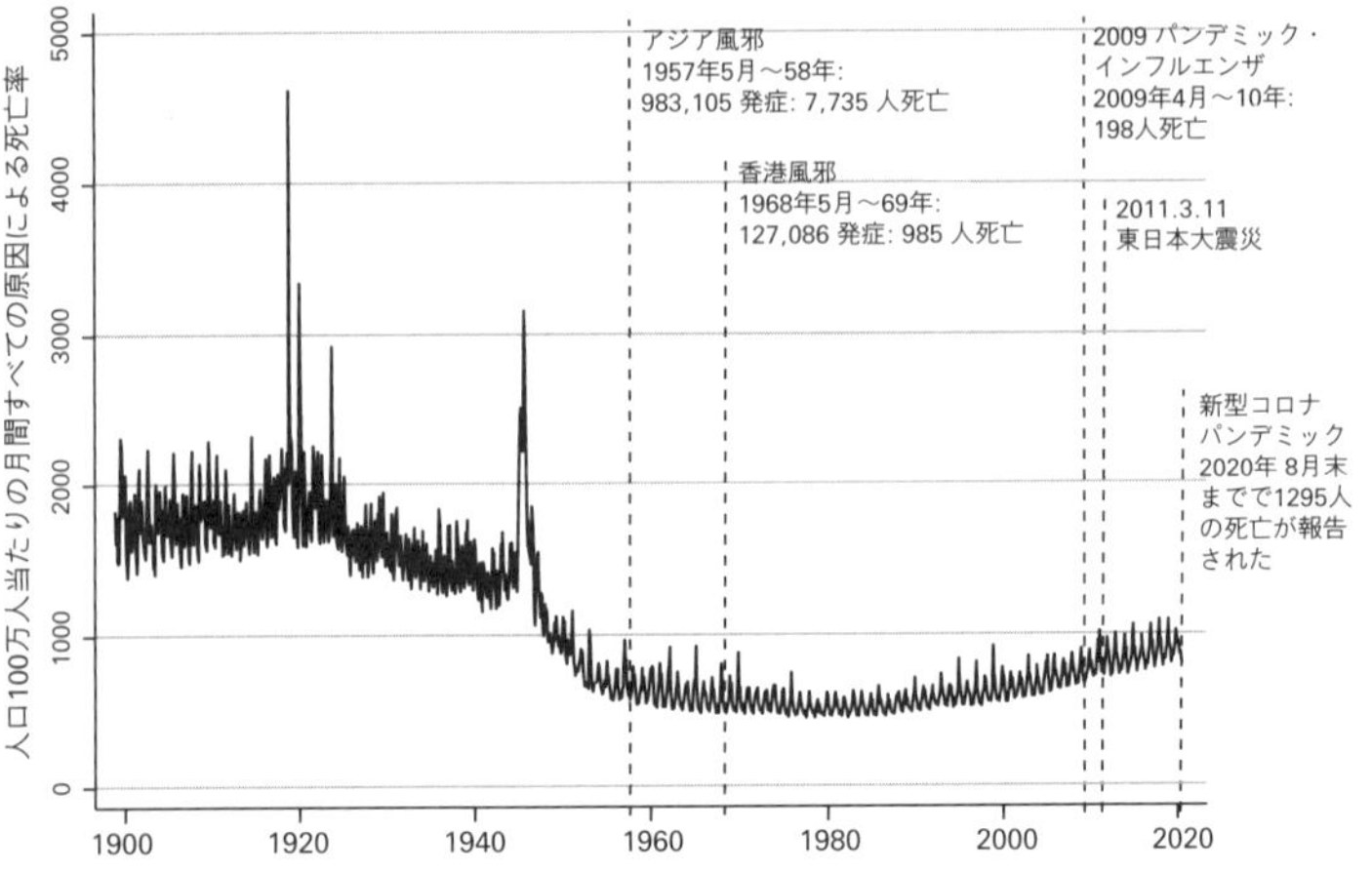

図 6－3　120 年間の人口 100 万人当たりの月間すべての原因による死亡率の変化（戦後）。

90％が65歳以上にみられる点と大きく異なった。

しかし、このグラフからは1957年アジア風邪、1968年香港風邪、2009年新型インフルエンザ、2020年新型コロナパンデミック期の、スペイン風邪時にみられたような明らかに異常なピークは認められなかった。「戦後にみられた三つの新型インフルエンザと新型コロナのパンデミックによる死亡率は、毎年の揺らぎの範囲内に留まっている」という表現のほうが妥当かもしれない。

国民皆保険制度：これがパンデミックによる死亡率を抑えたのだろうか？

日本が世界に誇る国民皆保険制度は、どのように始まったのだろうか。戦後は多産多死の時代であり、物資難で医療費は高騰し、保険料滞納が続き、職域や地域からなる組合の保険も消滅していた。1948年、政府はこの状況を憂慮し、保険の運営主体を組合から市町村の自治体に変更したが、当時の

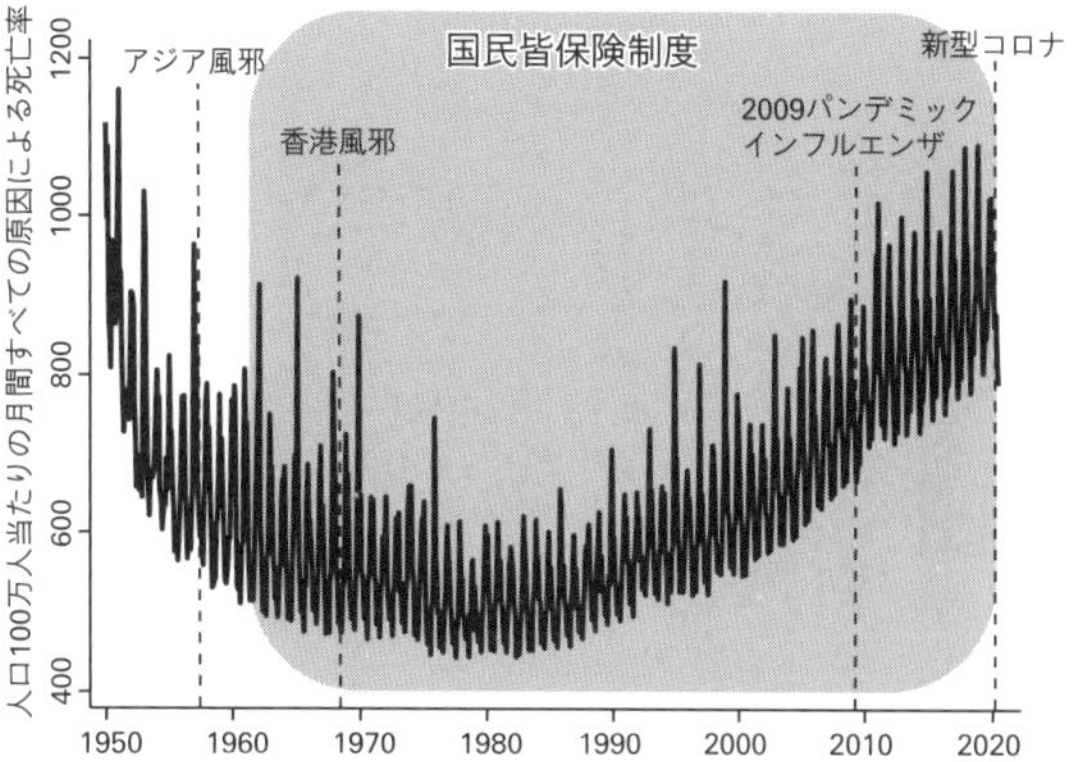

図6-4　戦後の人口100万人当たりの月間すべての原因による死亡率の変化

（旧）国民健康保険法は多くの課題を抱えていた。１９５０年代は医療を受けられずに亡くなる人も大勢いた。１９５６年の『厚生白書』には「１０００万人近くの低所得者層が復興の背後に取り残されている」と記されている。このころまでは、当時の国民のおよそ3分の1にあたる約３０００万人が公的医療保険に未加入であり、「国民皆保険制度」の達成は日本の社会保障の大きな課題となっていた。１９５６年、鳩山一郎首相は「全国民を包含する総合的な医療保障」を施政方針で宣言し、次いで石橋湛山《たんざん》内閣が市町村の国民健康保険の普及を促進し、[9]１９５８年、岸信介内閣は「国民健康保険法」を全面改正した。[10]１９６１年に新しい国民健康保険法（新国保法）が施行され、現在の「国民皆保険制度」が完成した。[11]

次に日本の国民皆保険制度が始まる前の１９５０年代から１９６１年に開始以降、直近の２０２０年5月末、すなわち新型コロナ・パンデミックの第一波が収束し緊急事態宣言が解除されるまでの期間の人口比当たりの月間死亡率（すべての原因による死亡率）を見てみる（**図6－4**）。1950年以降、国民皆保険制度が始まった60年代、そして80年代まで死亡率は減少の一途をたどっていた。ところが1990年代から、1月に死亡率が上昇し6月に低下するサイクルを毎年繰り返しつつ、そのベースラインは増加していき、毎月人口100万人当たり800から1100人程度と、1950年ごろと同じレベルの死亡率となった。これは高齢者が増えてきたことに起因するものであろう。逆に国民皆保険制度により、平均寿命が世界トップクラスになったこととの裏返しともとれる。

それでは、歴史上のパンデミックは死亡率にどのように影響してきたのだろうか。国民皆保険が始まる前、アジア風邪が流行した1957年には死亡率のわずかな増加が見られる。一方、国民皆保険開始後の1967年の香港風邪、2009年の新型インフルエンザでは、死亡率が季節性インフルエンザのピークを超えることはなかった。そして、今回の新型コロナにおいても、死亡率は毎年の揺らぎの範囲内に留まった。つまり、これら三つのパンデミックにおいて、ほとんど「超過死亡」がみられないのである。国民皆保険により医療へのアクセスがよく、また医療レベルも世界最高の一つであり、そのことがパンデミック時の死亡率抑制につながった可能性はある。

国民皆保険の恩恵

国民皆保険は人々の健康にどのような影響を与えているのだろうか？　新型コロナを離れて俯瞰してみたい。

国民皆保険制度を持つ国では明らかに高齢化率（65歳以上の高齢者人口が総人口に占める割合[12]）

が高く、平均寿命[13]、60歳時の平均余命[14]も長かった（**図6－5**）。日本の高齢化率は28％、平均寿命は84歳（２０１６年）、60歳時の余命は26年（２０１６年）で、いずれも国民皆保険制度を持つ国[15]、あるいは世界の中でトップである。この諸外国の傾向を鑑みると、戦後しばらくして日本は国民皆保険制度を取り入れたことにより、世界有数の長寿国（２０１９年平均寿命は女性が87・45歳、男性が81・41歳で、それぞれ香港に次いで2位、香港、スイスに次いで3位であった[16]）になり得たと結論しても過言ではないだろう。また国民皆保険制度を導入している国の中でも、もっとも高い高齢化率を示していることから、その質の高さがうかがわれる。

それでは国民皆保険制度を持つ国々では、どのようなメカニズムで国民の寿命を延ばしているのであろうか？　各国人口10万人当たりの気管支炎・肺炎、心筋梗塞などの虚血性心疾患、脳卒中、

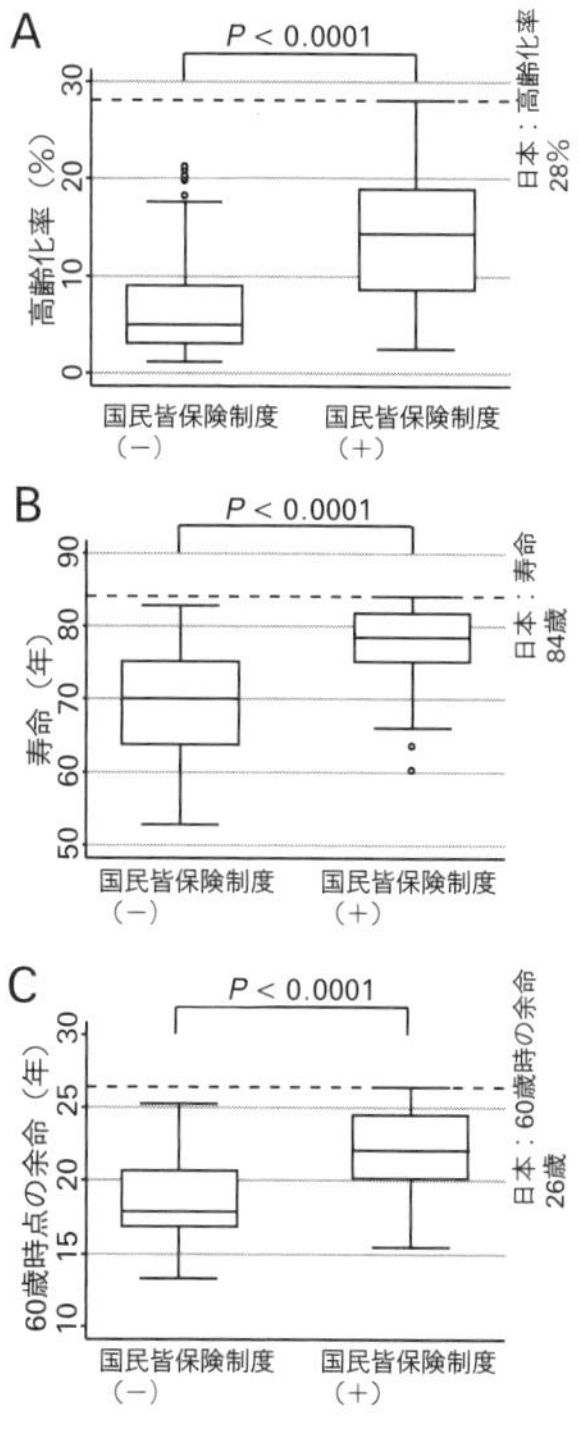

図6－5　国民皆保険制度を持つ国と持たない国の比較。

肺癌による年間死亡率を示した（**図6－6**）。国民皆保険制度を持つ国々と持たない国々の間で、もっとも顕著に抑制されたのは肺炎による死亡率であった。虚血性心疾患および脳卒中は皆保険のある国々で低い傾向にあった。一方、肺癌による死亡は皆保険があるほうで高くなっていた。図には示していないが、喘息などの慢性閉塞性肺疾患に関してはほとんど差がなかった。以上より国民皆保険制度を持っている国では、とくに肺炎による死亡を減らせることが予想された。

日本の場合、感冒でも医療機関を受診することはできる。本人は風邪が長引いているだけと感じていても、医師が診察すると肺炎ということもしばしばある。そのため国民がいつでも医療機関を受診できる体制は、肺炎による早期死亡を抑制できているのかもしれない。また生活習慣病の一つである心筋梗塞や脳卒中も、国民皆保険制度を持つ国々で低く抑えられていた。これは皆保険が肥

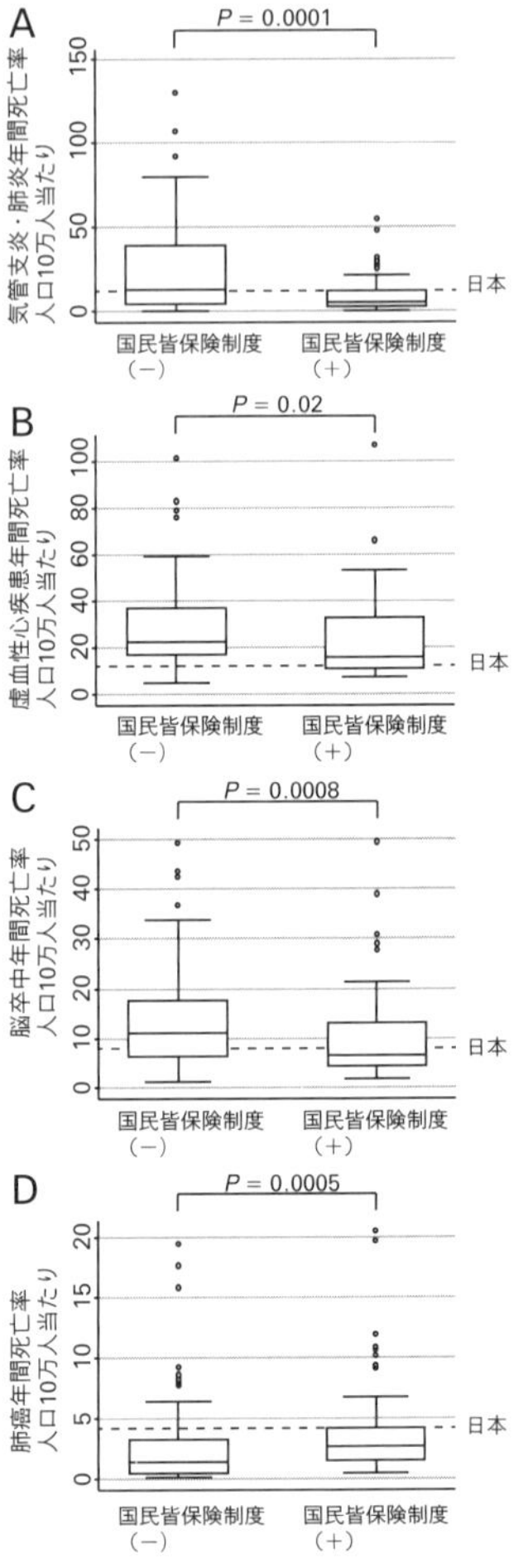

図6－6　国民皆保険制度を持つ国と持たない国の比較。

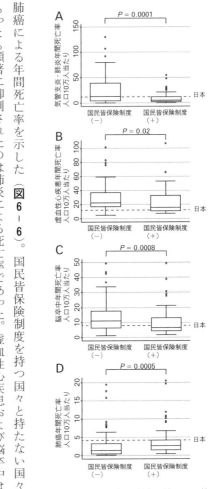

満、糖尿病、高血圧、脂質異常症を早期に発見し、コントロールすることにも長けた制度であるとも考えられる。逆に癌死は増えている。この理由として、肺炎などの治療可能な感染症による早期死亡が減ったことにより、国民の寿命が延び、その結果癌による死亡が相対的に増えたものと考えられるだろう。以上のように、国民皆保険は肺炎を制御するには有利な制度であるといえるかもしれない。

新型コロナのパンデミックは格差を拡大した

アメリカは先進国で世界トップクラスの医療レベルを持つが、国民皆保険制度を持たない。そのため会社、あるいは個人のレベルで民間のあるいは非営利団体の保険に加入する必要がある。しかし、加入には当然ながら経済的負担があり1割以上の人が保険に加入できていない。アメリカではホームレスや不法移民も多く、合法移民でも貧困であるがゆえに保険に加入できていない人は、とくに非白人に多い。このような人たちは医療機関にかかれないばかりか、救急車さえ呼べないこともある。実際ボストンのホームレスのコロナPCR検査陽性率は36%ときわめて高かった。[17]

「有色人種は白人に比べて4倍死亡率が高い（年齢補正）」[18]という衝撃的なデータがCDCより報告された。[19] とくにヒスパニックが高く、次いで黒人だ。インディアン、アジア人と続き、白人がもっとも低い。有色人種はアメリカではマイノリティで、保険未加入の割合も高い。一方、アフリカの黒人は人種的マイノリティではなく、死亡率も高くはない。

国民皆保険制度を持たない国で死亡リスクが高まるとしたら、このようなメカニズムなのではな

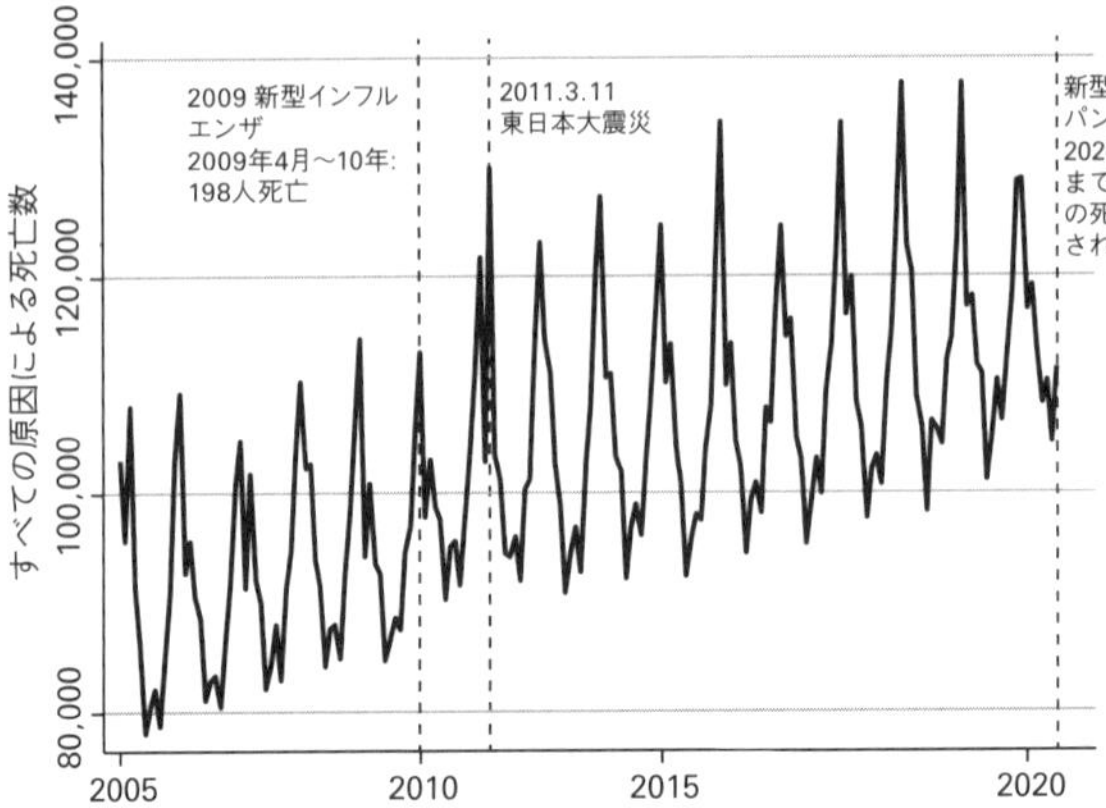
2020年8月末までで1295人の死亡が報告された

図6－7　2005年1月からの月間全ての原因による死亡数の変化

いか？　新型コロナのパンデミックは、昔から存在し続けている格差をより拡大してしまったのではないだろうか？

最近15年の死亡曲線：東日本大震災のピークはあるが、新型コロナのピークはない

話を新型コロナに戻す。

今度は2005年以降にフォーカスし、2009年新型インフルエンザ、2011年東日本大震災、新型コロナのタイミングで月間死亡数の異常なピークがないかどうかを調べてみる（**図6－7**）。その結果、2009年のパンデミックでは一切異常なピークはなかった。一方、2011年3月、2万人以上のピークがみられた。このことは、東日本大震災において2万2000余人が津波などの犠牲になったとする報告と一致する。[20]一方、新型コロナ・パンデミックによる死亡者が認められたのは、おもに4月と5月であったが、死亡曲線には異常なピークを認めていない。

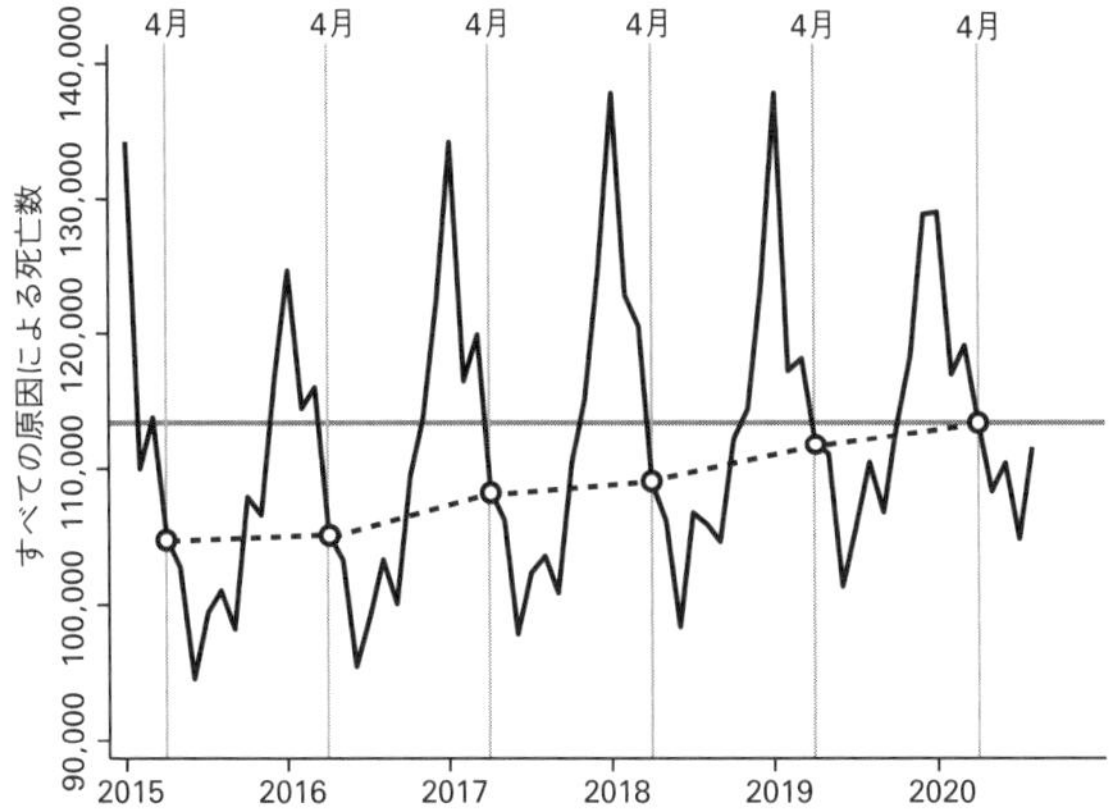

図6－8　2015年1月からの月間全ての原因による死亡数の変化

最近5年間の死亡曲線：やはり新型コロナのピークはない

今度は新型コロナによる些細な死亡数増加も見落とさないようにするため、２０１５年１月から２０２０年7月までの月間死亡数にフォーカスした（**図6－8**）。比較しやすいように各年4月に垂線を入れ、曲線との交点に◯を置いた。毎年1月の死亡数が多く、6月が少ない。その落差は3万人以上である。

◯で示した4月だけにフォーカスすると、年々その死亡数は増加している。これは高齢化が進んでいるためである。よってこのトレンドを見逃して、２０２０年の4月と過去4年間の4月の死亡数を比較して超過死亡を算出すると、あたかも今年が過去4年間と比較して多いように錯覚するかもしれない。しかし、それは誤りである。高齢化によりベースラインが増加していることを考慮に入れなくてはならないからだ。

日本は新型コロナが流行したからといって、死亡数は増えなかったと判断できる。なぜなら高齢化に伴うベースラインの上昇以上に目立った死亡ピークは、２０２０年の曲線でどこにも見出せないからである。

日本では毎月10万人以上が死亡する。これに対して月数百人多く死亡しても、その変動は１％にも満たない。このような小さな変化は季節性の変動や毎年の揺らぎの中に埋もれてしまう。そのため新型コロナの影響はほとんど検知できない。

以上より、日本の１２０年に及ぶ死亡曲線をみたとき、新型コロナ禍の影響はほとんどなかった。その理由の一つとして国民皆保険があり、風邪でも重症化する前に医療機関にかかることができる地域医療体制があることが大きかったかもしれない。

１月19日に発表された厚労省の人口動態統計速報によると、昨年１〜11月の死者は約１２５万人で、前年同期比で約１万５０００人も減少した。第三波で12月に新型コロナの死者が急増したものの、年間を通しての死者数は11年ぶりに前年を下回るとみられる。

２０２０年はコロナ対策のためか、インフルエンザを含む感染症が圧倒的に少なかった。高齢者では風邪など感染症をきっかけに心臓病などの持病が悪化することが多い。よって、コロナで亡くなる人の数が増えた分、他の感染症とそれにより発生する合併症での死亡が減り相殺されてあまりあったのであろう。

しかしながら、例年より死者数が少ないのになぜ医療が逼迫したか不思議でならない。

第7章

専門家の知見をどう政治決断に活かすか？

すべての偉大な指導者というものは一つの性格を共有している。それは、その時代において人々が抱える不安と懸念を自分自身のものとして果敢にそれに立ち向かう気概である。これが統率力のエッセンスであり、それ以外のものは取るに足らないことである。

――ジョン・ケネス・ガルブレイス『不確実性の時代』より

危機管理に満点はない。しかし、過去の出来事を振り返り深く学ぶことで、よりうまく対応することはできる。日本は第一波に学び、それ以降の対応に活かせたのだろうか？　とくに緊急事態下における専門家助言組織のあり方に問題はなかったか？　本書の目的は、データで新型コロナの姿を客観的にとらえ、エビデンスに基づき理解することであった。そのため、政府や政策を批判するつもりはない。しかし、危機発生時の政治決断の質は、過去の事例を詳細に検討することにより向上するはずだ。これはきわめて重要なことと考える。なぜなら、政治決断の良し悪しで大勢の命が救われるか否かが決まるからだ。医療従事者がどんなに頑張っても短期間で万単位の人命を救うことはできない。

アメリカのジョン・F・ケネディ大統領は、1961年のピッグス湾事件の大失敗に学び、翌年のキューバ・ミサイル危機で大成功を収めた。〝学ぶ〟ことの重要性を示す好例として、このケースを紹介して本書の結びとしたい。

キューバ・ミサイル危機：危機管理の金字塔

1962年10月、アメリカの偵察機がキューバのジャングルの中に建設中のミサイル基地を発見。冷戦時代であり、背後にソビエト連邦がいることは明白だった。だとすれば核ミサイル基地だろう。この状況に対してアメリカはキューバを空爆ではなく海上封鎖した。それでも米ソ間の緊張はマックスに達した。一歩間違えれば核戦争に発展する。しかし、両国は最終的に裏工作による交渉術を選択し、寸前のところで核戦争は回避された。これがキューバ・ミサイル危機である。

2007年5月、ハーバード・ケネディスクールでセオドア・ソレンセン氏（当時79歳。3年後に死去）のキューバ危機の真相に関する講演を聴く貴重な機会があった。ソレンセン氏はケネディ大統領の特別顧問兼スピーチライターで、のちに〝ケネディ大統領の分身〟ともいわれた人物だ。大統領就任演説の「アメリカ市民よ、国家があなたのために何をするかではなく、あなたが国家のために何ができるかを問いたまえ。世界の市民よ、アメリカがあなたのために何をするかを問うのではなく、人類の自由のために、共に何ができるかを問いたまえ」という有名なフレーズも、ソレンセン氏により草稿されたとされている。

講演内容は「キューバ・ミサイル危機の際、ケネディ大統領はどのように意思決定をしたか」であった。講演ノートの一部は『放射能汚染　ほんとうの影響を考える』（化学同人）にすでに掲載している。しかし、本書では「専門家の知見をどのように政治決断に活かすか？」という観点で再考してみたい。キューバ・ミサイル危機のストーリーは〝危機管理の金字塔〟だと思うからである。

「エクスコム（コアメンバー秘密会議）」の13デイズ

10月16日（火曜日）の朝、ケネディ大統領は、アメリカの偵察機が、キューバ国内にソ連の中距離核ミサイル基地と思われる場所を発見したとの報告を受けました。ソ連が非常に短期間に基地を建設したという事実、ミサイルの移動を秘密裏に実行したこと、アメリカに対して嘘をついたことなどのすべての行動が、好戦的な様相を呈しており、アメリカに対する核攻撃の準備、またはアメリカが西ベルリンの解放問題で譲歩しない場合には、ソ連はキューバに設置したミサイルをいつでも使用することができると、核による脅迫行為を行っているようなものでした。

あの日の朝、大統領は私を執務室に呼び、こう述べたのです。「ソ連がミサイル基地をキューバに建設している。このような前例のない緊急事態において、私は各方面からの助言や判断を至急聞きたい。専門家を召集して午前11時から会議を開く予定だ。君にも参加して欲しい」

実際のところ、私は、外交政策や国家安全保障の専門家ではありません。しかしながら、大統領は、私が大統領の関心事や意見を理解していると確信しており、しばしば、私の視覚と聴覚を大統領自身の目と耳の代わりに役立てていました。さらに大統領は、国家安全保障会議のメンバーではなかった共和党員の財務長官、やはり国家安全保障会議のメンバーではなかった弟で司法長官のロバート・ケネディも会議に召集しました。大統領は、国家安全保障会議の正式な会合を開催したいとは思っていませんでした。正式な会合のメンバーは、大統領がその助言や判断に大きな信頼をおいていない人々でした。そこで大統領は、必要のない人々を確実に除外して〝ごく少人数のコアメンバーによる秘密会議〟を開催したのです。その後13日間にわたり、このグループがほぼ毎朝毎晩集まって協議を継続しました。

次の日曜日、国家安全保障担当大統領補佐官であったマクジョージ・バンディは、このグループが正式な組織ではないことに気づき、国家安全保障会議の小委員会、いや執行委員会に位置づけることを決定しました。その後、このグループは「エクスコム」と呼ばれるようになりました。この名称はとっさの思いつきで暫定的なものでしたが、すっかり定着してしまいました。

仮定1：キューバのミサイル基地を空爆したらどうなるか？

「オプション」は一つではありません。ケネディ大統領は考え得るすべてのオプションを知りたいと思っており、そのすべて、すなわち可能な選択肢のすべてを協議によって把握しない限り、最終的な決定を下そうとは思っていませんでした。

当初、キューバに建設中のミサイル基地を爆撃することが論理的に必要であるように思われました。平和の実現だけを希望していたアンドレー・スティーブンソンでさえも、大統領への書簡で、爆撃が必要であると述べていました。大統領も同じように考えていました。

当時、ホワイトハウスで何か問題が発生した場合、どのような対策がとられていたのかを思い出してみましょう。重大な経済問題が発生すると、経済学者は常に経済学的な解決策を要求していました。私たち法律家は常に司法的な解決策を要求していました。国務省の外交官は外交的な解決策を要求していました。軍隊が軍事的な解決策を要求するのは当然のことだといえます。

前国務長官であったディーン・アチソンが、最初の1週間に開催された私たちのグループの会合に出席したときのことを今でも覚えています。高名な学者のアチソンは、経験と能力のある知識人として誰からも高い評価を受けていました。冷戦のごく初期から長期間にわたってソ連との交渉に当たってきました。そこで、提案されたオプションについて、アチソンの意見を聞くことになったのです。アチソンも爆撃を支持していました。私の後ろに着席していた誰かが次のように述べました。「アメリカが爆撃したら、ソ連はどのような行動に出ると思いますか」

アチソンは次のように述べました。「私は、ソ連のことを非常によく知っています。アメリカが、ソ連の同盟国の一つであるキューバを爆撃したならば、アメリカの同盟国の一つであるトルコを爆撃しなければならないと思うはずです。ソ連がトルコのミサイル基地を一掃する口実を与えることになります」

しばらく沈黙がありました。さきほどと同じ人物だったと思うのですが、次のような意見が述べられました。「そのような事態になった場合、アメリカはどうしたらよいのでしょうか」

アチソンは次のように答えました。「私のNATO条約の解釈によれば、同盟国のトルコと同国のNATO基地が爆撃を受けた場合、ソ連国内にある基地を爆撃しなければなりません」

さらに沈黙があり、次に出た質問は「そのような事態になった場合、ソ連はどのような行動に出るでしょうか」でした。

アチソンは少し間を置き、「冷静な意見が広く述べられるようになり、すべての問題が解決され、人々が話し合いを開始することを誰もが期待するようになります」と述べました。

仮定2：警告なしにミサイル基地を空爆したらどうなるか？

ロバート・マクナマラ国防長官とロバート・ケネディのいずれもが、爆撃以外のオプションの重要性について述べました。マクナマラは、封鎖の可能性に言及しました。バンディは、可能な外交的オプションについて述べました。その週の早い時期に、ロバート・ケネディは、キューバに対して奇襲攻撃を行うことは、日本によるオアフ島の奇襲攻撃に等しい行為だと指摘しました。真珠湾攻撃として知られており、アメリカが第二次世界大戦に参戦するきっかけとなりました。ロバート・ケネディは次のように述べています。「アメリカがキューバに奇襲攻撃を行うと、アメリカの歴史上、不利な立場になるばかりでなく、何らかの方法で事前に通知や警告を与えない場合、戦闘兵以外の現場で働いている多数の無実のロシア人を殺害することになる可能性があります。実際には確認していませんが、基地で働くキューバ人も殺害することになります」。軍隊はこの意見に愕然としてしまいました。というのは、軍隊は、攻撃する前に警告を与えないからです。

仮定3：空爆を局所に限定して人的被害を出さないようにできるのか？

その週の最初と週末頃には、大統領が戦術航空部隊専門家の意見を求めました。局部的な空爆を行う場合、爆撃範囲をどの程度まで制限することができるのか、局部空爆はどれくらい確実なのか、どの程度の確率で目的を完全に達成することができるのかについて、戦術航空部隊専門家に尋ねたのです。専門家は次のように回答しました。「一部のミサイルを爆破することができない可能性があります。その場合、残存したミサイルがアメリカに発射されることになります」

すべてのオプションを列挙するよりは、一つのオプションを詳細に検討することが重要？

〈質問者〉意思決定のプロセスについては、複数の人々が説明しています。すべてのオプションをテーブル上に並べて、もっとも気に入ったものを選択するのが一般的な方法です。しかしながら、この場合は通常の方法とは異なり、一連のオプションを順次検討していくプロセスでした。個々のオプションを詳細に検討するにつれて、問題点が発見され、さらに優れたオプションの探求が続きました。このような理解で間違いないでしょうか。

《1件確認しては、次の案件に進む》

実際の政策決定プロセスは、整然として順序立ったものではありません。同時に複数のオプションが提起されると、その一部がただちに審査されました。大統領が支持していたのは空爆案であり、これを徹底的に審議していたのは事実です。フルシチョフに外交文書を送付する案については、ある程度詳細に審議しましたが、1回に審議されるのは1件だけではありませんでした。私たちは、1件確認しては、次の案件に進むといった具合に処理していきました。政策決定プロセスは、それほど整然としているわけではないのです。

《1回に1件以上のオプションが存在していた》

私たちが検討していたほとんどすべての内容には、通常、2件以上のオプションがありました。最終的には、空爆を支持する集団と海上封鎖を支持する集団に二分される結果となりました。各集団は、さらに小集団に分かれていました。空爆群の場合、「空爆して侵略する」ことを支持する派、「従来の爆弾または核爆弾で空爆する」ことを支持する派に分かれていました。封鎖群の場合、完全封鎖、武器だけの封鎖、航空機の封鎖、船舶の封鎖を支持する派に分かれていました。1件のオプションについて、非常に多くの付帯事項や関連問題が存在していました。

大統領と側近は、プレッシャーをどのように回避したのか？

大統領は秘密主義を通してプレッシャーを回避したのです。会期中ではなかったことが幸運でした。アメリカがキューバのミサイル基地の存在を知っていることをソ連が察知しない、アメリカ議会がこの問題を審議しない、報道機関が特ダネや攻撃および要求の情報を入手して政府を厳しく追及しない限り、私たちには対策についての審議を継続する時間があったのです。大統領は、対策を練っていることが外部に漏洩しないように厳重に警戒していました。ごく少数のメンバーでグループを構成し、グループについて話すことは絶対禁止とされていました。配偶者や秘書に話すことも禁止されていました。リムジンに乗ったメンバーが、ホワイトハウスの正面に次々と到着する光景は、危機管理のための会議が招集されていることを暗に示すため、リムジンでホワイトハウスに乗りつけることは禁止されていました。また、講演会や社交行事、各地でのレセプションやパーティーの予定をキャンセルすることも禁止されていました。何か緊急事態が発生したためにキャンセルしたと推測されるからです。

個人攻撃はなかったか?

エクスコム内部において、率直な意見が交換され、議論が過熱した場面は多数ありましたが、他者を非難するような発言を行う者はまったくいませんでした。このことは、自信を持っていうことができます。メンバーの中で、ロバート・ケネディ、私、ディロンは中立的な立場にありました。私は、他の人々の立場について考えなければならなかったのです。軍事専門家、中南米の専門家、ソ連の専門家がメンバーに加わっていました。これらの専門家の意見は重要でした。前ソ連大使であったソ連通のトミー・トンプソンは、エクスコムの最重要メンバーの1人であり、私たちを正しい解決策に誘導することができる人物であると思っていました。

メンバー全員が率直な意見を積極的に述べられる環境づくりが重要だった?

10月16日は、エクスコムの最初の会合が開かれた日でした。この日には、午前、午後、夜の3回会合がありました。翌日の水曜日にも複数の会合が開かれました。大統領は、水曜日の午後の会合を欠席しました。というのは、コネチカット州で演説する予定になっており、予定どおりに行動したほうがよいと判断したからです。大統領は、私たちに対して、予定どおりに行動し、重大な事態が発生していることを気づかれないように注意を呼びかけていました。そのため、大統領自身もそれに従ったのです。

大統領は、夜になって飛行機で戻りました。ロバート・ケネディと私が空港まで出迎えに行き、迎えの車に乗り込んでから大統領が欠席した水曜日の会合について説明を求めました。私は大統領に次のように述べました。「トンプソンをはじめとするメンバーは、いつもより率直な意見を述べ、上司である国務長官のディーン・ラスクの意見に反対しているように感じられました」。大統領が不在であれば、大統領の前で、メンバーが上司の面目をつぶすこともないのです。そこで私は、大統領が不在であるほうがよい場合もあると考えました。なぜなら、トンプソンや同様の立場にある人々から最善の提案や率直な意見を得ることができたからです。このことは非常に重要なことでした。私は、大統領が時々会合を欠席することが、かえってよい結果となると考えたのです。

危機発生時、リーダーに求められる資質とは何か？

ケネディ大統領の危機管理における最大の強みは「judgment」です。すなわち、問題を把握し、もっとも客観的で冷静な観点から問題を分析する能力です。ケネディ大統領の任期中には、ホワイトハウスで何度か緊急事態が発生しましたが、これらの経験から一つの教訓を得ました。つまり、大統領あるいは政策決定者に唯一必要とされるもっとも重要な能力は「judgment」であるということです。情報や教育が「judgment」をサポートします。というのは、可能な限りの情報が確保されていなければ、決断を下すことができない場合があるからです。「judgment」のある政策決定者は、最善の決定を下す方法や最善の決定に導く方法を知っています。ケネディ大統領は、ベルリン危機においてその「judgment」を発揮しましたが、とくにキューバ危機では賢明な判断を下すことができました。「judgment」があり、決断を下す方法を知り、戦争ではなく平和を追求する大統領を持ったことは、アメリカ国民にとって幸いなことであったといえます。ケネディ大統領こそが、あの時代にもっともふさわしい大統領であったと思います。

judgmentを「判断力」とか「決断力」と訳すると、あまりにも意味が浅くなってしまう気がする。ここでいう「judgment」とは、専門家や参加者の知見を余すところなく十分引き出し、議論を尽くして熟成させ、最終的に自らの意思で責任をもって判断することではないだろうか？　そして、人々を正しい方向に導くのが真のリーダーの役割である。専門家の意見を鵜呑みにするだけではいけない。

おわりに

ダーウィンは言った。「生き残る種とは、もっとも強いものではない。もっとも知的なものでもない。それは、変化にもっともよく適応したものである」と。

コロナ禍でハーバード政治大学院のハイフェッツ教授の講義をウェブで聴講する機会があった。普通ならボストンまで行かなくてはならないところ、日本にいながらにしてこのようなチャンスに恵まれた点は、ある意味コロナのおかげということかもしれない。ビデオを何度も視聴できたので聞き取れなかった部分は解消された。

教授の結論は「コロナの時代に適応することが大事」である。

そのためには、何を残し、何を捨て、何を新たに開発するかを決めなくてはならない。これが「コロナの時代に適応する」ということだ。テレワークをしたりウェブ会議に参加したり、このような技術的な点で適応することは比較的すぐにできるだろう。しかし真の意味で適応するには、今までの価値観の一部は捨て去らなくてはならない。これは心の痛みを伴うし、納得できるまでには時間を要するであろう。

小児科の一般外来は通常、風邪を含む感染症が多い。次に喘息などのアレルギーだ。ところが、新型コロナの感染対策を実施することによって、突発性発疹症を除くありとあらゆる感染症が激減した。その結果、小児科外来は非常に空いている。喘息も感染症をきっかけとして発作を起こすことが多い。そのため、喘息発作を起こして受診する児もほとんどない。このように将来どうなるかと案じている職業は、飲食業や運輸、観光業界ばかりではないと思う。

しかし今回の新型コロナで、ウイルスそのものを使った旧来のワクチンとは別にmRNAという新しいタイプのワクチンが開発された。これが非常によく効く。動物実験レベルではあるがインフルエンザ、狂犬病、サイトメガロウイルス、エボラ出血熱、ジカ熱に対してもmRNAワクチンが有効であることが証明された(1)。もし新型コロナが季節性のインフルエンザのように毎年流行するようであれば、しかも毎年遺伝子変異するとすれば、新しい株に対応できるものでなくてはならない。mRNAワクチンであればシークエンスを書き換えて、少なくとも20種類のウイルスを同時に封入できる。だとすれば、季節性インフルエンザ、コロナ変異株、他のサイトメガロなど風邪ウイルスを一切合切入れ込んだワクチンを開発すればよい。

今年はコロナの状況を見据えつつ医療も何を残し、何を捨て、何を新たに開発するかを考えていかなくてはならない。コロナ禍は大きな変革の最大のチャンスでもあると思う。私は、今まで治療が医療の主体であったが、もっと予防医学へシフトすると予想している。

最後に化学同人編集部の津留貴彰氏には感謝申し上げたい。

2020年3月6日、津留氏より2012年に出版した『パンデミックを阻止せよ！』を電子化したいとの問い合わせがあった。そのメールの中のやりとりで「第1章に書かれていたステップで状況を見極めていれば、だいぶ変わっていたのではないかと素人ながらに思います。個々の事例もとても参考になり、スペイン風邪の事例を見て、全国一斉休校要請への考え方も変わりました」との感想をいただいた。何回かメールをやりとりする中で『パンデミックを阻止せよ！』の「増補改訂」と「第2弾　新型コロナウイルス編」を出版することになった。年内の出版を目指したが、日々刻々と目まぐるしく変化する情勢に翻弄され続けてしまったというのが正直なところである。何度も何度も書き換えた。しかし、キリがないので武漢でのアウトブレイクがWHOに報告されてから1年で一つの区切りとした。そのようなプロセスを辛抱強く待ってくれた津留氏に感謝である。

浦島　充佳

2021年1月　慈恵医大研究室にて

巻末注

特記のないURLは，2021年1月時点のものであり，今後変更される可能性があります．

はじめに

（1） NHKスペシャル「謎の感染拡大～新型ウイルスの起源を追う～」によると，武漢で発生する前にすでに世界に広がっていたとする説もある．https://www2.nhk.or.jp/hensei/program/p.cgi?area=001&date=2020-12-27&ch=21&eid=02713&f=46

（2） Faust JS, et al. Comparison of Estimated Excess Deaths in New York City During the COVID-19 and 1918 Influenza Pandemics. *JAMA Netw Open*. 2020;3:e2017527. doi:10.1001/jamanetworkopen.2020.17527.

（3） Korber B, et al. Tracking Changes in SARS-CoV-2 Spike: Evidence that D614G Increases Infectivity of the COVID-19 Virus. *Cell*. 2020;182:812-827.e19. doi:10.1016/j.cell.2020.06.043.

（4） Implications of the Emerging SARS-CoV-2 Variant VOC 202012/01. https://www.cdc.gov/coronavirus/2019-ncov/more/scientific-brief-emerging-variant.html

（5） Gu H, et al. Adaptation of SARS-CoV-2 in BALB/c mice for testing vaccine efficacy. *Science*. 2020;369:1603-1607. doi:10.1126/science.abc4730.

（6） Wise J, Covid-19: New coronavirus variant is identified in UK. *BMJ*. 2020;371:m4857. http://dx.doi.org/10.1136/bmj.m4857

（7） NERVTAG meeting on SARS-CoV-2 variant under investigation. https://khub.net/documents/135939561/338928724/SARS-CoV-2+variant+under+investigation%2C+meeting+minutes.pdf/962e866b-161f-2fd5-1030-32b6ab467896?t=1608470511452

（8） Asch DA, et al. Variation in US Hospital Mortality Rates for Patients Admitted With COVID-19 During the First 6 Months of the Pandemic. *JAMA Intern Med*. Published online December 22, 2020. doi:10.1001/jamainternmed.2020.8193.

（9） Gupta S, et al. Factors Associated With Death in Critically Ill Patients With Coronavirus Disease 2019 in the US. *JAMA Intern Med*. 2020;180:1436-1446. doi:10.1001/jamainternmed.2020.3596.

（10） Operation Warp Speed （OWP）. https://www.hhs.gov/coronavirus/explaining-operation-warp-speed/index.html

（11） Xie X, et al. Neutralization of N501Y mutant SARS-CoV-2 by BNT162b2 vaccine-elicited sera. bioRxiv. Preprint posted online January 7, 2021. doi:10.1101/2021.01.07.425740.

（12） Wu K, et al. mRNA-1273 vaccine induces neutralizing antibodies against spike mutants from global SARS-CoV-2 variants. bioRxiv. Preprint posted online January 25, 2021. doi:10.1101/2021.01.25.427948.

（13） Zhang W, et al. Emergence of a novel SARS-CoV-2 strain in Southern California, USA. medRxiv. Preprint posted online January 20, 2021. doi:10.1101/2021.01.18.2124978.

（14） Starr TN, et al. Deep mutational scanning of SARS-CoV-2 receptor binding domain reveals constraints of folding and ACE2 binding. *Cell*. 2020;182(5):1295-1310. doi:10.1016/j.cell.2020.08.012.

（15） Abbasi J. COVID-19 and mRNA Vaccines — First Large Test for a New Approach.

JAMA. 2020;324(12):1125-1127. doi:10.1001/jama.2020.16866.

第1章

(1) Gandhi RT, et al. Mild or Moderate Covid-19. *N Engl J Med*. 2020;383(18):1757-1766. doi:10.1056/NEJMcp2009249.
(2) Berlin DA, et al. Severe Covid-19. *N Engl J Med*. 2020 May 15. doi:10.1056/NEJMcp2009575.
(3) Tillett RL, et al. Genomic evidence for reinfection with SARS-CoV-2: a case study. *Lancet Infect Dis*. 2020;S1473-3099(20)30764-7. doi:10.1016/S1473-3099(20)30764-7.
(4) Nath A, Long-Haul COVID. *Neurology*. 2020;95(13):559-560. doi:10.1212/WNL.0000000000010640.
(5) Riphagen S, et al. Hyperinflammatory shock in children during COVID-19 pandemic. *Lancet*. 2020;395:1607-1608. doi:10.1016/S0140-6736(20)31094-1.
(6) Zhong NS, et al. Epidemiology and cause of severe acute respiratory syndrome (SARS) in Guangdong, People's Republic of China, in February, 2003. *Lancet*. 2003;362:1353-1358. doi:10.1016/S0140-6736(03)14630-2.
(7) Zaki AM, et al. Isolation of a novel coronavirus from a man with pneumonia in Saudi Arabia. *N Engl J Med*. 2012;367:1814-1820. doi:10.1056/NEJMoa1211721.
(8) Wit E, et al. SARS and MERS: recent insights into emerging coronaviruses. *Nat Rev Microbiol*. 2016;14(8):523-34. doi:10.1038/nrmicro.2016.81.
(9) Kanwar A, et al. Human Coronavirus-HKU1 Infection Among Adults in Cleveland, Ohio. *Open Forum Infect Dis*. 2017;4(2):ofx052. doi:10.1093/ofid/ofx052.
(10) Chu DK, et al. Physical distancing, face masks, and eye protection to prevent person-to-person transmission of SARS-CoV-2 and COVID-19: a systematic review and meta-analysis. *Lancet*. 2020;395:1973-1987. doi:10.1016/S0140-6736(20)31142-9.
(11) van Doremalen N, et al. Aerosol and surface stability of SARS-CoV-2 as compared with SARS-CoV-1. *N Engl J Med*. 2020;382:1564-1567. doi:10.1056/NEJMc2004973.
(12) Liu Y, et al. Aerodynamic analysis of SARS-CoV-2 in two Wuhan hospitals. *Nature*. 2020;582:557-560. doi:10.1038/s41586-020-2271-3.
(13) Luca Borro L, et al. The Role of Air Conditioning in the Diffusion of Sars-CoV-2 in Indoor Environments: a First Computational Fluid Dynamic Model, based on Investigations performed at the Vatican State Children's Hospital. *Environ Res*. 2020;110343. doi:10.1016/j.envres.2020.110343.
(14) Leung NHL, et al. Respiratory virus shedding in exhaled breath and efficacy of face masks. *Nat Med*. 2020;26:676-680. doi:10.1038/s41591-020-0843-2.
(15) Wang X, et al. Association Between Universal Masking in a Health Care System and SARS-CoV-2 Positivity Among Health Care Workers. *JAMA*. 2020;324:703-704. doi:10.1001/jama.2020.12897.
(16) Wang Y, et al. Reduction of secondary transmission of SARS-CoV-2 in households by face mask use, disinfection and social distancing: a cohort study in Beijing, China. *BMJ Glob Health*. 2020;5:e002794. doi:10.1136/bmjgh-2020-002794.
(17) Luby SP, et al. Effect of handwashing on child health: a randomised controlled trial. *Lancet*. 2005;366(9481):225-233. doi:10.1016/S0140-6736(05)66912-7.

(18) Zeng W, et al. Association of Daily Wear of Eyeglasses With Susceptibility to Coronavirus Disease 2019 Infection. *JAMA Ophthalmol*. 2020;138:1196-1199. doi:10.1001/jamaophthalmol.2020.3906.
(19) Li Q, et al. Early Transmission Dynamics in Wuhan, China, of Novel Coronavirus-Infected Pneumonia. *N Engl J Med*. 2020;382:1199-1207. doi:10.1056/NEJMoa2001316.
(20) Rothe C. et al. Transmission of 2019-nCoV Infection from an Asymptomatic Contact in Germany. *N Engl J Med*. 2020;382:970-971. doi:10.1056/NEJMc2001468.
(21) Wei WE, et al. Presymptomatic transmission of SARS-CoV-2 — Singapore, January 23-March 16, 2020. *MMWR Morb Mortal Wkly Rep*. 2020;69:411-415. doi:10.15585/mmwr.mm6914e1.
(22) Ganyani T, et al. Estimating the generation interval for coronavirus disease (COVID-19) based on symptom onset data, March 2020. *Euro Surveill*. 2020;25. doi:10.2807/1560-7917.ES.2020.25.17.2000257.
(23) Johansson MA, et al. SARS-CoV-2 Transmission From People Without COVID-19 Symptoms. *JAMA Netw Open*. 2021;4(1):e2035057. doi:10.1001/jamanetworkopen.2020.35057.
(24) Cheng HY, et al. Contact tracing assessment of COVID-19 transmission dynamics in Taiwan and risk at different exposure periods before and after symptom onset. *JAMA Intern Med*. 2020;180(9):1262. doi:10.1001/jamainternmed.2020.4097.
(25) Symptom-based strategy to discontinue isolation for persons with COVID-19. Centers for Disease Control and Prevention website. Updated May 3, 2020. Accessed July 6, 2020. https://www.cdc.gov/coronavirus/2019-ncov/community/strategy-discontinue-isolation.html
(26) Lipsitch M, et al. Transmission dynamics and control of severe acute respiratory syndrome. *Science*. 2003;300:1966-70. doi:10.1126/science.1086616.
(27) Wiersinga JW, et al. Pathophysiology, Transmission, Diagnosis, and Treatment of Coronavirus Disease 2019 (COVID-19). *JAMA*. 2020;324:782-793. doi:10.1001/jama.2020.12839.
(28) Butler-Laporte G, et al. Comparison of Saliva and Nasopharyngeal Swab Nucleic Acid Amplification Testing for Detection of SARS-CoV-2: A Systematic Review and Meta-analysis. *JAMA Intern Med*. Published online January 15, 2021. doi:10.1001/jamainternmed.2020.8876.
(29) Wu Z, et al. Characteristics of and Important Lessons From the Coronavirus Disease 2019 (COVID-19) Outbreak in China: Summary of a Report of 72314 Cases From the Chinese Center for Disease Control and Prevention. *JAMA*. 2020;323:1239-1242. doi:10.1001/jama.2020.2648.
(30) Beigel JH, et al. Remdesivir for the Treatment of Covid-19 — Final Report. *N Engl J Med*. 2020;383(19):1813-1826. doi:10.1056/NEJMoa2007764.
(31) Patel MM, et al. Change in Antibodies to SARS-CoV-2 Over 60 Days Among Health Care Personnel in Nashville, Tennessee. *JAMA*. 2020 Sep 17:e2018796. doi:10.1001/jama.2020.18796.
(32) Ibarrondo FJ, et al. Rapid Decay of Anti-SARS-CoV-2 Antibodies in Persons with Mild Covid-19. *N Engl J Med*. 2020;383:1085-1087. doi:10.1056/NEJMc2025179.

(33) Gudbjartsson DF, et al. Humoral Immune Response to SARS-CoV-2 in Iceland. *N Engl J Med*. 2020:383(18):1724-1734. doi:10.1056/NEJMoa2026116.
(34) Huang C, et al. 6-month consequences of COVID-19 in patients discharged from hospital: a cohort study. *Lancet*. 2021;397:220-232. doi:10.1016/S0140-6736(20) 32656-8.
(35) Greenhalgh T, et al. Management of post-acute covid-19 in primary care. *BMJ*. 2020;370:m3026. doi:10.1136/bmj.m3026.
(36) Carfì A, et al. Persistent Symptoms in Patients After Acute COVID-19. *JAMA*. 2020;324:603-605. doi:10.1001/jama.2020.12603.
(37) Tenforde MW, et al. Symptom duration and risk factors for delayed return to usual health among outpatients with COVID-19 in a multistate health care systems network — United States, March-June 2020. *MMWR Morb Mortal Wkly Rep*. 2020;69:993-998. doi:10.15585/mmwr.mm6930e1.
(38) Carfì A, et al. Persistent Symptoms in Patients After Acute COVID-19. *JAMA*. 2020;324:603-605. doi:10.1001/jama.2020.12603.
(39) Huang C, et al. 6-month consequences of COVID-19 in patients discharged from hospital: a cohort study. *Lancet*. 2021;16;397(10270):220-232. doi:10.1016/S0140-6736(20)32656-8.
(40) Puntmann VO, et al. Outcomes of Cardiovascular Magnetic Resonance Imaging in Patients Recently Recovered From Coronavirus Disease 2019 (COVID-19). *JAMA Cardiol*. 2020;5:1265-1273. doi:10.1001/jamacardio.2020.3557.
(41) Myoung-Hwa Lee M-H, et al. Microvascular Injury in the Brains of Patients with Covid-19. *N Engl J Med*. 2020 Dec 30. doi:10.1056/NEJMc2033369.
(42) Viner RM, et al. Susceptibility to SARS-CoV-2 Infection Among Children and Adolescents Compared With Adults A Systematic Review and Meta-analysis. *JAMA Pediatr*. 2020;25;e204573. doi:10.1001/jamapediatrics.2020.4573.
(43) Castagnoli R, et al. Syndrome Coronavirus 2 (SARS-CoV-2) Infection in Children and Adolescents: A Systematic Review. *JAMA Pediatr*. 2020;174:882-889. doi:10.1001/jamapediatrics.2020.1467.
(44) Dani Dumitriu D, et al. Outcomes of Neonates Born to Mothers With Severe Acute Respiratory Syndrome Coronavirus 2 Infection at a Large Medical Center in New York City. *JAMA Pediatr*. 2020. doi:10.1001/jamapediatrics.2020.4298.
(45) Heald-Sargent T, et al. Age-Related Differences in Nasopharyngeal Severe Acute Respiratory Syndrome Coronavirus 2 (SARS-CoV-2) Levels in Patients With Mild to Moderate Coronavirus Disease 2019 (COVID-19). *JAMA Pediatr*. 2020;174:902-903. doi:10.1001/jamapediatrics.2020.3651.
(46) DIAMOND online. 学校休校は専門家会議「完全スルー」で決まった，社会不安を生みかねない. https://diamond.jp/articles/-/230489
(47) Auger KA, et al. Association Between Statewide School Closure and COVID-19 Incidence and Mortality in the US. *JAMA*. 2020;324:859-870. doi:10.1001/jama.2020.14348.
(48) Zhang J. "How Did People Respond to the COVID-19 Pandemic during Its Early Stage? A Case Study in Japan". https://papers.ssrn.com/sol3/papers.cfm?abstract_id=3595063
(49) Christakis DA, et al. Estimation of US Children's Educational Attainment and Years

of Life Lost Associated With Primary School Closures During the Coronavirus Disease 2019 Pandemic. *JAMA Netw Open*. 2020;3:e2028786. doi:10.1001/jamanetworkopen.2020.28786.
(50) Xie X, et al. Mental Health Status Among Children in Home Confinement During the Coronavirus Disease 2019 Outbreak in Hubei Province, China. *JAMA Pediatr*. 2020;174:898-900. doi:10.1001/jamapediatrics.2020.1619.
(51) Verdeoni L, et al. An outbreak of severe Kawasaki-like disease at the Italian epicentre of the SARS-CoV-2 epidemic: an observational cohort study. *Lancet*. 2020;395:1771-1778. doi:10.1016/S0140-6736(20)31103-X.
(52) Davies P, et al. Intensive care admissions of children with paediatric inflammatory multisystem syndrome temporally associated with SARS-CoV-2 (PIMS-TS) in the UK: a multicentre observational study. *Lancet Child Adolesc Health*. 2020:S2352-464230215-7. doi:10.1016/S2352-4642(20)30215-7.
(53) Feldstein LR, et al. Multisystem Inflammatory Syndrome in U.S. Children and Adolescents. *N Engl J Med*. 2020;383(4):334-346. doi:10.1056/NEJMoa2021680.
(54) Dufort EM, et al. Multisystem Inflammatory Syndrome in Children in New York State. *N Engl J Med*. 2020;383(4):347-358. doi:10.1056/NEJMoa2021756.
(55) Toubiana J, et al. Kawasaki-like multisystem inflammatory syndrome in children during the covid-19 pandemic in Paris, France: prospective observational study. *BMJ*. 2020;369:m2094. doi:10.1136/bmj.m2094.
(56) Whittaker E, et al. Clinical Characteristics of 58 Children With a Pediatric Inflammatory Multisystem Syndrome Temporally Associated With SARS-CoV-2. *JAMA*. 2020:e2010369. doi:10.1001/jama.2020.10369.
(57) Riphagen S, et al. Hyperinflammatory shock in children during COVID-19 pandemic. Lancet. 2020;395(10237):1607-1608. doi:10.1016/S0140-6736(20)31094-1.
(58) Xu S, et al. COVID-19 and Kawasaki Disease in Children. *Pharmacol Res*. 2020;159:104951. doi:10.1016/j.phrs.2020.104951.
(59) Dong Y, et al. Epidemiology of COVID-19 Among Children in China. *Pediatrics*. 2020;145(6):e20200702. doi:10.1542/peds.2020-0702.
(60) Rowley AH. Understanding SARS-CoV-2-related multisystem inflammatory syndrome in children. *Nat Rev Immunol*. 2020;20(8):453-454. doi:10.1038/s41577-020-0367-5.
(61) 浦島充佳『エビデンスに基づく小児科』医学教育出版社.
(62) NHK News Web. 医療機関の出産の予約数 前年同期比 31％減 コロナ影響も調査へ. https://www3.nhk.or.jp/news/html/20201212/k10012761221000.html
(63) Jering KS, et al. Clinical Characteristics and Outcomes of Hospitalized Women Giving Birth With and Without COVID-19. *JAMA Intern Med*. Published online January 15, 2021. doi:10.1001/jamainternmed.2020.9241.
(64) Williamson EJ, et al. Factors associated with COVID-19-related death using OpenSAFELY. *Nature*. 2020;584:430-436. doi:10.1038/s41586-020-2521-4.
(65) 東洋経済 ONLINE. 新型コロナウイルス 国内感染の状況. https://toyokeizai.net/sp/visual/tko/covid19/
(66) Yang W, et al. Estimating the infection-fatality risk of SARS-CoV-2 in New York City during the spring 2020 pandemic wave: a model-based analysis. *Lancet Infect*

Dis. 2020;S1473-3099(20)30769-6. doi:10.1016/S1473-3099(20)30769-6.
(67) THE WORLD BANK. Population ages 65 and above (% of total population). https://data.worldbank.org/indicator/SP.POP.65UP.TO.ZS
(68) Price-Haywood EG, et al. Hospitalization and mortality among black patients and white patients with Covid-19. *N Engl J Med*. 2020;382:2534-2543. doi:10.1056/NEJMsa2011686.
(69) THE WORLD BANK. Population ages 65 and above (% of total population).
(70) スピアマンの相関係数が 0.8 以上のときは「きわめて強い」, 0.6 から 0.8 のときは「非常に強い」, 0.5 から 0.6 のときは「強い」, 0.4 から 0.5 のときは「中等度」, 0.4 未満のときは「弱い」相関とした.
(71) McMichael TM, et al. Epidemiology of Covid-19 in a Long-Term Care Facility in King County, Washington. *N Engl J Med*. 2020;382:2005-2011. doi:10.1056/NEJMoa2005412.
(72) Arons MM, et al. Presymptomatic SARS-CoV-2 Infections and Transmission in a Skilled Nursing Facility. *N Engl J Med*. 2020;382:2081-2090. doi:10.1056/NEJMoa2008457.
(73) Hand J, et al. Severe Respiratory Illness Outbreak Associated with Human Coronavirus NL63 in a Long-Term Care Facility. *Emerg Infect Dis*. 2018;24:1964-1966. doi:10.3201/eid2410.180862.
(74) Scully EP, et al. Considering how biological sex impacts immune responses and COVID-19 outcomes. *Nat Rev Immunol*. 2020;20:442-447. doi:10.1038/s41577-020-0348-8.
(75) Takahashi T, et al. Sex differences in immune responses that underlie COVID-19 disease outcomes. *Nature*. 2020;588(7837):315-320. doi:10.1038/s41586-020-2700-3.
(76) van der Made CI, et al. Presence of Genetic Variants Among Young Men With Severe COVID-19. *JAMA*. 2020;324:1-11. doi:10.1001/jama.2020.13719.
(77) Scully EP, et al. Considering how biological sex impacts immune responses and COVID-19 outcomes. *Nat Rev Immunol*. 2020;20:442-447. doi:10.1038/s41577-020-0348-8.
(78) Van Kerkhove MD, et al. Risk factors for severe outcomes following 2009 influenza A (H1N1) infection: a global pooled analysis. *PLoS Med*. 2011;8(7):e1001053. doi:10.1371/journal.pmed.1001053.
(79) Popkin BM, et al. Individuals with obesity and COVID-19: A global perspective on the epidemiology and biological relationships. *Obes Rev*. 2020;21:e13128. doi:10.1111/obr.13128.
(80) Huizinga GP, et al. The Collision of Meta-Inflammation and SARS-CoV-2 Pandemic Infection. *Endocrinology*. 2020;161(11):bqaa154. doi:10.1210/endocr/bqaa154.
(81) Sheridan PA, et al, Obesity is associated with impaired immune response to influenza vaccination in humans. *Int J Obes (Lond)*. 2012;36:1072-1077. doi:10.1038/ijo.2011.208.
(82) Adhikari S, et al. Assessment of community-level disparities in coronavirus disease 2019 (COVID-19) infections and deaths in large US metropolitan areas. *JAMA Netw Open*. 2020;3(7):e2016938. doi:10.1001/jamanetworkopen.2020.16938.
(83) Liao TF, et al. Association of Social and Economic Inequality With Coronavirus

Disease 2019 Incidence and Mortality Across US Counties. *JAMA Netw Open*. 2021;4(1):e2034578. doi:10.1001/jamanetworkopen.2020.34578.
(84) Karmakar M, et al. Association of Social and Demographic Factors With COVID-19 Incidence and Death Rates in the US. *JAMA Netw Open*. 2021;4(1):e2036462. doi:10.1001/jamanetworkopen.2020.36462.
(85) Bilaloglu S et al. Thrombosis in Hospitalized Patients With COVID-19 in a New York City Health System. *JAMA*. 2020;324:799-801. doi:10.1001/jama.2020.13372.
(86) Lowe KE, et al. Association of Smoking and Cumulative Pack-Year Exposure With COVID-19 Outcomes in the Cleveland Clinic COVID-19 Registry. *JAMA Intern Med*. Published online January 25, 2021. doi:10.1001/jamainternmed.2020.8360.
(87) Wen CP, et al. Minimum amount of physical activity for reduced mortality and extended life expectancy: a prospective cohort study. *Lancet*. 2011;378(9798): 1244-53. doi:10.1016/S0140-6736(11) 60749-6.
(88) Grasselli G, et al. Critical Care Utilization for the COVID-19 Outbreak in Lombardy, Italy: Early Experience and Forecast During an Emergency Response. *JAMA*. 2020;323(16):1545-1546. doi:10.1001/jama.2020.4031.
(89) 「スウェーデンはなぜロックダウンしなかったのか」『NIRA オピニオンペーパー』No. 52, 2020 年 7 月. https://www.nira.or.jp/pdf/opinion52.pdf
(90) OECD, Testing for COVID-19: A way to lift confinement restrictions (4 May 2020), pp. 14. https://www.oecd.org/coronavirus/policy-responses/testing-for-covid-19-a-way-to-lift-confinement-restrictions-89756248/
(91) Ishikawa Y, et al. Critical Care Medical Centers May Play an Important Role in Reducing the Risk of COVID-19 Death in Japan. *SN Compr Clin Med*. 2020;1-4. doi:10.1007/s42399-020-00547-y.
(92) 厚生労働省. 第 2 編 保健衛生 第 2 章 医療. https://www.mhlw.go.jp/toukei/youran/indexyk_2_2.html
(93) 厚生労働省. 第 2 編 保健衛生 第 3 章 生活環境. https://www.mhlw.go.jp/toukei/youran/indexyk_2_3.html
(94) 厚生労働省. 第 2 編 保健衛生 第 4 章 薬事. https://www.mhlw.go.jp/toukei/youran/indexyk_2_4.html
(95) 厚生労働省. 医療施設調査. https://www.mhlw.go.jp/toukei/list/79-1.html
(96) 同上.
(97) 日本集中医療学会. 各都道府県別 ICU ならびにハイケアユニット等のベッド数. https://www.jsicm.org/news/upload/icu_hcu_beds.pdf#search=%27
(98) 総務省消防庁. 令和 2 年版 救急救助の現況 救急編. https://www.fdma.go.jp/publication/rescue/items/kkkg_h30_01_kyukyu.pdf
(99) 総務省消防庁. 平成 30 年版 消防白書. https://www.fdma.go.jp/publication/hakusho/h30/46816.html
(100) 厚生労働省. 設置主体保健所数. https://www.mhlw.go.jp/content/10900000/000617302.pdf#search=%27 設置主体別保健所数 %27
(101) 総務省消防庁. 都道府県メディカルコントロール. https://www.fdma.go.jp/singi_kento/kento/items/kento217_17_sankou-5.pdf#search=%27 都道府県メディカルコントロール %27
(102) 総務省統計局. 人口推計 (2019 年 (令和元年) 10 月 1 日現在). https://www.stat.

go.jp/data/jinsui/2019np/index.html
(103) 同上.
(104) ナレッジステーション．高校卒業者の都道府県別主要進路（平成 30 年度学校基本調査）．https://data.gakkou.net/h30koukou006/
(105) 総務省．平成 29 年度 市町村税課税状況等の調査．https://www.soumu.go.jp/main_sosiki/jichi_zeisei/czaisei/czaisei_seido/ichiran09_17.html
(106) 多変量解析は，たとえば 47 都道府県で人口 100 万人当たりの PCR 検査数が同じであったとき，PCR 陽性率が死亡率にどのように影響したかをみることができる.
(107) Ishikawa, *SN Compr Clin Med*. 2020.
(108) https://www.who.int/publications/i/item/public-health-criteria-to-adjust-public-health-and-social-measures-in-the-context-of-covid-19（2020 年 9 月 28 日閲覧）
(109) 国立感染症研究所．現場からの概況：ダイアモンドプリンセス号における COVID-19 症例（2020 年 2 月 19 日掲載）．https://www.niid.go.jp/niid/ja/diseases/ka/corona-virus/2019-ncov/2484-idsc/9410-covid-dp-01.html
(110) 厚生労働省．新型コロナウイルス感染症の現在の状況と厚生労働省の対応について（令和 2 年 11 月 20 日版）．https://www.mhlw.go.jp/stf/newpage_14979.html
(111) Kasper MR, et al. An Outbreak of Covid-19 on an Aircraft Carrier. *N Engl J Med*. 2020;383(25):2417-2426. doi:10.1056/NEJMoa2019375.
(112) みなと保健所からのお知らせ．2020 年 11 月 11 日.

第 2 章

(1) Wu JT, et al. Nowcasting and forecasting the potential domestic and international spread of the 2019-nCoV outbreak originating in Wuhan, China: a modelling study. *Lancet*. 2020;395:689-697. doi:10.1016/S0140-6736(20)30260-9.
(2) Hancock K, et al. Cross-reactive antibody responses to the 2009 pandemic H1N1 influenza virus. *N Engl J Med*. 2009;361(20):1945-52. doi:10.1056/NEJMoa0906453.
(3) Anderson RM, May RM. Population biology of infectious diseases: Part I. *Nature*. 1979;280:361-367. doi:10.1038/280361a0.
(4) May RM, Anderson RM. Population biology of infectious diseases: Part II. *Nature*. 1979;280:455-461. doi:10.1038/280455a0.
(5) Moderbacher CR, et al. Antigen-Specific Adaptive Immunity to SARS-CoV-2 in Acute COVID-19 and Associations with Age and Disease Severity. *Cell*. 2020;183(4):996-1012.e19. doi:10.1016/j.cell.2020.09.038.
(6) Simonovich VA, et al. A Randomized Trial of Convalescent Plasma in Covid-19 Severe Pneumonia. *N Engl J Med*. 2020;NEJMoa2031304. doi:10.1056/NEJMoa2031304.
(7) Libster R, et al. Early High-Titer Plasma Therapy to Prevent Severe Covid-19 in Older Adults. *N Engl J Med*. 2021 Jan. 6. doi:10.1056/NEJMoa2033700.
(8) Netea MG, et al. Trained immunity: A program of innate immune memory in health and disease. *Science*. 2016;352(6284):aaf1098. doi:10.1126/science.aaf1098.
(9) Fanucchi S, et al. The Intersection of Epigenetics and Metabolism in Trained Immunity. *Immunity*. 2020;54(1):32-43. doi:10.1016/j.immuni.2020.10.011.
(10) 日本経済新聞.「対策ゼロなら 40 万人死亡」 厚労省クラスター対策班（2020 年 4 月 15 日）．https://www.nikkei.com/article/DGXMZO58067590V10C20A4CE0000

（11） 厚生労働省．新型コロナウイルスに関連した肺炎の患者の発生について（1例目）．https://www.mhlw.go.jp/stf/newpage_08906.html
（12） 東京，神奈川，埼玉，千葉，大阪，兵庫，福岡．
（13） 首相官邸．新型コロナウイルス感染症に関する菅内閣総理大臣記者会見（令和3年1月7日）．https://www.kantei.go.jp/jp/99_suga/statement/2021/0107kaiken.html
（14） Matthew A. Crane MA, et al. Change in Reported Adherence to Nonpharmaceutical Interventions During the COVID-19 Pandemic, April-November 2020. *JAMA*. Published online January 22, 2021. doi:10.1001/jama.2021.0286.
（15） 厚生労働省．新規陽性者数の推移（報告日別，HER-SYSデータ）．https://www.mhlw.go.jp/content/10900000/000718606.pdf
（16） Google. COVID-19 コミュニティ モビリティ レポート．https://www.google.com/covid19/mobility/?hl=ja
（17） Our World in Data. Coronavirus Pandemic（COVID-19）．https://ourworldindata.org/coronavirus
（18） Wikipedia. National Centre for Infectious Diseases. https://en.wikipedia.org/wiki/National_Centre_for_Infectious_Diseases
（19） https://news.tbs.co.jp/newseye/tbs_newseye4145502.html（2020年12月14日閲覧）
（20） Martineau AR, et al. Vitamin D supplementation to prevent acute respiratory tract infections: systematic review and meta-analysis of individual participant data. *BMJ*. 2017;356:i6583. doi:10.1136/bmj.i6583.
（21） Meltzer DO, et al. Association of Vitamin D Status and Other Clinical Characteristics With COVID-19 Test Results. *JAMA Netw Open*. 2020;3(9):e2019722. doi:10.1001/jamanetworkopen.2020.19722.
（22） ClinicalTrials.gov. Trial of Vitamin D to Reduce Risk and Severity of COVID-19 and Other Acute Respiratory Infections（CORONAVIT）．https://clinicaltrials.gov/ct2/show/NCT04579640
（23） Wang CJ, et al. Response to COVID-19 in Taiwan: Big Data Analytics, New Technology, and Proactive Testing. *JAMA*. 2020;323:1341-1342. doi:10.1001/jama.2020.3151.
（24） Our World in Data. Policy Responses to the Coronavirus Pandemic. https://ourworldindata.org/policy-responses-covid
（25） Google. COVID-19 コミュニティ モビリティ レポート．
（26） Hsu CH, et al. How to Defend COVID-19 in Taiwan? Talk about People's Disease Awareness, Attitudes, Behaviors and the Impact of Physical and Mental Health. *Int J Environ Res Public Health*. 2020;17:4694. doi:10.3390/ijerph17134694.

第3章

（1） Worldometers. Coronavirus. https://www.worldometers.info/coronavirus/
（2） Murray CJL, et al. Estimation of potential global pandemic influenza mortality on the basis of vital registry data from the 1918-20 pandemic: a quantitative analysis. *Lancet*. 2006;368(9554):2211-2218. doi:10.1016/S0140-6736(06)69895-4.
（3） Weinberger DM, et al. Estimation of Excess Deaths Associated With the COVID-19 Pandemic in the United States, March to May 2020. *JAMA Intern Med*. 2020;180:1336-1344. doi:10.1001/jamainternmed.2020.3391.

（4） 国立感染症研究所．我が国における超過死亡の推定 2020 年 11 月．https://www.niid.go.jp/niid/ja/from-idsc/493-guidelines/9986-excess-mortality-20nov.html
（5） WHO. Ambient and household air pollution attributable death rate（per 100000 population）． https://www.who.int/data/gho/data/indicators/indicator-details/GHO/ambient-and-household-air-pollution-attributable-death-rate-(per-100-000-population)
（6） The World Bank. World Bank Country and Lending Groups. https://datahelpdesk.worldbank.org/knowledgebase/articles/906519-world-bank-country-and-lending-groups
（7） Baggett TP, et al. Prevalence of SARS-CoV-2 Infection in Residents of a Large Homeless Shelter in Boston. *JAMA*. 2020;323:2191-2192. doi:10.1001/jama.2020.6887.
（8） 新宿区．新宿区 PCR 検査スポット検査（職種別）（7 月）．https://www.city.shinjuku.lg.jp/content/000294021.pdf
（9） Severe Covid-19 GWAS Group. Genomewide Association Study of Severe Covid-19 with Respiratory Failure. *N Engl J Med*. 2020;383:1522-1534. doi:10.1056/NEJMoa2020283.
（10） National Library of Medicine. dbSNP. https://www.ncbi.nlm.nih.gov/snp/rs11385942
（11） 同上．
（12） Zeberg H, Pääbo S. The major genetic risk factor for severe COVID-19 is inherited from Neanderthals. *Nature*. 2020;587(7835):610-612. doi:10.1038/s41586-020-2818-3.
（13） Green RE, et al. A draft sequence of the Neandertal genome. *Science*. 2010;328:710-722. doi:10.1126/science.1188021.
（14） Baker MG, et al. Successful Elimination of Covid-19 Transmission in New Zealand. *N Engl J Med*. 2020;383:e56. doi:10.1056/NEJMc2025203.
（15） Pathak G. Disentangling the Molecular Relationships Underlying COVID-19 Severity. https://www.covid19hg.org/blog/2020-10-28-twas-working-group/
（16） Pairo-Castineira E, et al. Genetic mechanisms of critical illness in Covid-19. https://www.medrxiv.org/content/10.1101/2020.09.24.20200048v2.full.pdf
（17） Rowley AH. Understanding SARS-CoV-2-related multisystem inflammatory syndrome in children. *Nat Rev Immunol*. 2020;20:453-454. doi:10.1038/s41577-020-0367-5.
（18） 山中伸弥による新型コロナウイルス情報発信．解決すべき課題．https://www.covid19-yamanaka.com/cont11/main.html
（19） WHO. Bacille Calmette-Guérin（BCG）vaccination and COVID-19. https://www.who.int/news-room/commentaries/detail/bacille-calmette-gu%C3%A9rin-(bcg)-vaccination-and-covid-19
（20） Curtis N, et al. Considering BCG vaccination to reduce the impact of COVID-19. *Lancet*. 2020;395(10236):1545-1546. doi:10.1016/S0140-6736(20)31025-4.
（21） Arts RJW, et al. BCG vaccination protects against experimental viral infection in humans through the induction of cytokines associated with trained immunity. *Cell Host Microbe*. 2018;23(1):89-100.e5. doi:10.1016/j.chom.2017.12.010.
（22） Giamarellos-Bourboulis EJ, et al. Activate: Randomized Clinical Trial of BCG Vaccination against Infection in the Elderly. *Cell*. 2020;183(2):315-323.e9. doi:10.1016/j.cell.2020.08.051.

(23) Roth AE, et al. Effect of revaccination with BCG in early childhood on mortality: randomised trial in Guinea-Bissau. *BMJ*. 2010;340:c671. doi:10.1136/bmj.c671.
(24) de Castro MJ, et al. Nonspecific (Heterologous) Protection of Neonatal BCG Vaccination Against Hospitalization Due to Respiratory Infection and Sepsis. *Clin Infect Dis*. 2015;60(11):1611-1619. doi:10.1093/cid/civ144.
(25) Netea MG, et al. Trained immunity: A tool for reducing susceptibility to and the severity of SARS-CoV-2 infection. *Cell*. 2020;181(5):969-977. doi:10.1016/j.cell.2020.04.042.
(26) Aronson NE, et al. Long-term efficacy of BCG vaccine in American Indians and Alaska Natives: A 60-year follow-up study. *JAMA*. 2004;291(17):2086-2091. doi:10.1001/jama.291.17.2086.
(27) O'Neill LAJ, Netea, M. G. BCG-induced trained immunity: Can it offer protection against COVID-19? *Nat. Rev. Immunol*. 2020;20(6):335-337. doi:10.1038/s41577-020-0337-y.
(28) Urashima M, et al. BCG Vaccination and Mortality of COVID-19 across 173 Countries: An Ecological Study. *Int J Environ Res Public Health*. 2020;17(15):E5589. doi:10.3390/ijerph17155589.
(29) Hamiel U, et al. SARS-CoV-2 Rates in BCG-Vaccinated and Unvaccinated Young Adults. *JAMA*. 2020;323:2340-2341. doi:10.1001/jama.2020.8189.
(30) Liu PT, et al. Toll-like receptor triggering of a vitamin D-mediated human antimicrobial response. *Science*. 2006;311:1770-3. doi:10.1126/science.1123933.
(31) Urashima M, et al. Randomized trial of vitamin D supplementation to prevent seasonal influenza A in schoolchildren. *Am J Clin Nutr*. 2010;91(5):1255-60. doi:10.3945/ajcn.2009.29094.
(32) Martineau AR, et al. Vitamin D supplementation to prevent acute respiratory tract infections: systematic review and meta-analysis of individual participant data. *BMJ*. 2017;356:i6583. doi:10.1136/bmj.i6583.
(33) Meltzer DO, et al. Association of Vitamin D Status and Other Clinical Characteristics With COVID-19 Test Results. *JAMA Netw Open*. 2020;3(9):e2019722. doi:10.1001/jamanetworkopen.2020.19722.
(34) ClinicalTrials.gov. Trial of Vitamin D to Reduce Risk and Severity of COVID-19 and Other Acute Respiratory Infections (CORONAVIT). https://clinicaltrials.gov/ct2/show/NCT04579640

第4章

(1) Menachery VD, et al. A SARS-like cluster of circulating bat coronaviruses shows potential for human emergence. *Nat Med*. 2015;21:1508-1513. doi:10.1038/nm.3985.
(2) Wiersinga WJ, et al. Pathophysiology, Transmission, Diagnosis, and Treatment of Coronavirus Disease 2019 (COVID-19): A Review. *JAMA*. 2020;324:782-793. doi:10.1001/jama.2020.12839.
(3) Wu F, et al. A new coronavirus associated with human respiratory disease in China. *Nature*. 2020;579:265-269. doi:10.1038/s41586-020-2008-3.
(4) Lu R, et al. Genomic characterisation and epidemiology of 2019 novel coronavirus:

implications for virus origins and receptor binding. *Lancet*. 2020;395:565-74. doi:10.1016/S0140-6736(20)30251-30258.
(5) Lopes RD, et al. Effect of Discontinuing vs Continuing Angiotensin-Converting Enzyme Inhibitors and Angiotensin II Receptor Blockers on Days Alive and Out of the Hospital in Patients Admitted With COVID-19: A Randomized Clinical Trial. *JAMA*. 2021;325(3):254-264. doi:10.1001/jama.2020.25864
(6) Fajgenbaum DC, et al. Cytokine Storm. *N Engl J Med*. 2020;383:2255-2273. doi:10.1056/NEJMra2026131.
(7) NIH. NIH Clinical Trial of Investigational Vaccine for COVID-19 Begins. https://www.niaid.nih.gov/news-events/nih-clinical-trial-investigational-vaccine-covid-19-begins
(8) Wolff JA, et al. Direct gene transfer into mouse muscle in vivo. *Science*. 1990; 247:1465-1468. doi:10.1126/science.1690918.
(9) Abbasi J. COVID-19 and mRNA Vaccines-First Large Test for a New Approach. *JAMA*. 2020;324:1125-1127. doi:10.1001/jama.2020.16866.
(10) The New England Journal of Medicine. Covid-19 Vaccine Resource Center. https://www.nejm.org/covid-vaccine?cid=DM108101_&bid=352117343
(11) Pardi N, et al. mRNA vaccines — a new era in vaccinology. *Nat Rev Drug Discov*. 2018;17:261-279. doi:10.1038/nrd.2017.243.
(12) Fuller DH, et al. Amplifying RNA Vaccine Development. *N Engl J Med*. 2020;382:2469-2471. doi:10.1056/NEJMcibr2009737.
(13) Abbasi J. COVID-19 and mRNA Vaccines-First Large Test for a New Approach. *JAMA*. 2020;324(12):1125-1127. doi:10.1001/jama.2020.16866.
(14) Jackson LA, et al. An mRNA Vaccine against SARS-CoV-2 — Preliminary Report. *N Engl J Med*. 2020;383(20):1920-1931. doi:10.1056/NEJMoa2022483.
(15) Mulligan MJ, et al. Phase I/II study of COVID-19 RNA vaccine BNT162b1 in adults. *Nature*. 2020;586(7830):589-593. doi:10.1038/s41586-020-2639-4.
(16) Corbett KS, et al. Evaluation of the mRNA-1273 Vaccine against SARS-CoV-2 in Nonhuman Primates. *N Engl J Med*. 2020;383:1544-1555. doi:10.1056/NEJMoa 2024671.
(17) NIH. Phase 3 Clinical Trial of Investigational Vaccine for COVID-19 Begins. https://www.niaid.nih.gov/news-events/phase-3-clinical-trial-investigational-vaccine-covid-19-begins
(18) COVID-19. Join our COVID-19 Volunteer Screening Registry. https://www.coronaviruspreventionnetwork.org/
(19) Voysey M, et al. Safety and efficacy of the ChAdOx1 nCoV-19 vaccine (AZD1222) against SARS-CoV-2: an interim analysis of four randomised controlled trials in Brazil, South Africa, and the UK. *Lancet*. 2020;32661-1. doi:10.1016/S0140-6736(20)32661-1.
(20) Logunov DY, et al. Safety and efficacy of an rAd26 and rAd5 vector-based heterologous prime-boost COVID-19 vaccine: an interim analysis of a randomised controlled phase 3 trial in Russia. *Lancet*. February 2, 2021 doi.org/10.1016/S0140-6736(21) 00234-8.
(21) NOVAVAX. Novavax COVID-19 Vaccine Demonstrates 89.3% Efficacy in UK Phase

3 Trial. https://ir.novavax.com/node/15506/pdf
（22） Polack FP, et al. Safety and Efficacy of the BNT162b2 mRNA Covid-19 Vaccine. *N Engl J Med*. 2020;NEJMoa2034577. doi:10.1056/NEJMoa2034577.
（23） Baden LR, et al. Efficacy and Safety of the mRNA-1273 SARS-CoV-2 Vaccine. *N Engl J Med*. 2020;NEJMoa2035389. doi:10.1056/NEJMoa2035389.
（24） Shimabukuro T, et al. Allergic Reactions Including Anaphylaxis After Receipt of the First Dose of Pfizer-BioNTech COVID-19 Vaccine. *JAMA*. 2021 Jan 21. doi:10.1001/jama.2021.0600.
（25） CDC. Allergic Reactions Including Anaphylaxis After Receipt of the First Dose of Moderna COVID-19 Vaccine — United States, December 21, 2020-January 10, 2021. https://www.cdc.gov/mmwr/volumes/70/wr/mm7004e1.htm
（26） Castells MC, et al. Maintaining Safety with SARS-CoV-2 Vaccines. *N Engl J Med*. 2020;NEJMra2035343. doi:10.1056/NEJMra2035343.
（27） McNeil MM, et al. Vaccine-associated hypersensitivity. *J Allergy Clin Immunol*. 2018; 141(2): 463-472. doi:10.1016/j.jaci.2017.12.971.
（28） Gostin LO, et al. A 7-Point Action Agenda to End the COVID-19 Pandemic for President-elect Biden. *JAMA*. 2021;325(1):17-18. doi:10.1001/jama.2020.23848.
（29） 厚生労働省. 令和元年（2019）人口動態統計月報年計（概数）の概況. https://www.mhlw.go.jp/toukei/saikin/hw/jinkou/geppo/nengai19/dl/gaikyouR1.pdf
（30） The New England Journal of Medicine. Covid-19 Vaccine Resource Center. https://www.nejm.org/covid-vaccine?cid=DM108101_&bid=352117343
（31） 日本産婦人科学会. 子宮頸がんとHPVワクチンに関する正しい理解のために. http://www.jsog.or.jp/modules/jsogpolicy/index.php?content_id=4

第5章

（1） Mulangu S, et al. A Randomized, Controlled Trial of Ebola Virus Disease Therapeutics. *N Engl J Med*. 2019;381:2293-2303. doi:10.1056/NEJMoa1910993.
（2） アルバニア，アルゼンチン，オーストリア，ベルギー，ブラジル，カナダ，コロンビア，エジプト，フィンランド，フランス，ホンジュラス，インド，インドネシア，イラン，アイルランド，イタリア，クウェート，レバノン，リトアニア，ルクセンブルク，マレーシア，北マケドニア，ノルウェー，パキスタン，ペルー，フィリピン，サウジアラビア，南アフリカ，スペイン，スイス.
（3） WHO Solidarity Trial Consortium. Repurposed Antiviral Drugs for Covid-19 — Interim WHO Solidarity Trial Results. *N Engl J Med*. 2020;NEJMoa2023184. doi:10.1056/NEJMoa2023184.
（4） Grein J, et al. Compassionate Use of Remdesivir for Patients with Severe Covid-19. *N Engl J Med*. 2020;382(24):2327-2336. doi:10.1056/NEJMoa2007016.
（5） Cao B, et al. A Trial of Lopinavir-Ritonavir in Adults Hospitalized with Severe Covid-19. *N Engl J Med*. 2020;382(19):1787-1799. doi:10.1056/NEJMoa2001282.
（6） Cavalcanti AB, et al. Hydroxychloroquine with or without Azithromycin in Mild-to-Moderate Covid-19. *N Engl J Med*. 2020;383:2041-2052. doi:10.1056/NEJMoa2019014.
（7） Simonovich VA, et al. A Randomized Trial of Convalescent Plasma in Covid-19 Severe Pneumonia. *N Engl J Med*. 2020;NEJMoa2031304. doi:10.1056/NEJMoa

2031304.
（8） Wang Y, et al. Remdesivir in adults with severe COVID-19: a randomised, double-blind, placebo-controlled, multicentre trial. *Lancet*. 2020;395:1569-1578. doi:10.1016/S0140-6736(20)31022-9.
（9） Beigel JH, et al. Remdesivir for the Treatment of Covid-19 — Final Report. *N Engl J Med*. 2020;383:1813-1826. doi:10.1056/NEJMoa2007764.
（10） AFP. レムデシビル，コロナ治療に「明確」な効果米発表（2020年4月30日）. https://www.afpbb.com/articles/-/3280993?pid=22336258
（11） RECOVERY. https://www.recoverytrial.net/
（12） デカドロン注射1日6 mgを10日間投与する．薬価は6 mgのバイアルで300円だ．ということは10日で3000円である．とても安い．
（13） RECOVERY Collaborative Group. Dexamethasone in Hospitalized Patients with Covid-19 — Preliminary Report. *N Engl J Med*. 2020;NEJMoa2021436. doi:10.1056/NEJMoa2021436.
（14） Woodcock J, et al. Master Protocols to Study Multiple Therapies, Multiple Diseases, or Both. *N Engl J Med*. 2017;377:62-70. doi:10.1056/NEJMra1510062.
（15） Fajgenbaum DC, June CH. Cytokine Storm. *N Engl J Med*. 2020;383:2255-2273. doi:10.1056/NEJMra2026131.
（16） Stone JH, et al. Efficacy of Tocilizumab in Patients Hospitalized with Covid-19. *N Engl J Med*. 2020;NEJMoa2028836. doi:10.1056/NEJMoa2028836.
（17） Veiga VC, et al. Effect of tocilizumab on clinical outcomes at 15 days in patients with severe or critical coronavirus disease 2019: randomised controlled trial. *BMJ*. 2021;372:n84. doi:10.1136/bmj.n84.
（18） RECOVERY Collaborative Group. Effect of Hydroxychloroquine in Hospitalized Patients with Covid-19. *N Engl J Med*. 2020;383(21):2030-2040. doi:10.1056/NEJMoa2022926.
（19） Cao B, et al. A Trial of Lopinavir-Ritonavir in Adults Hospitalized with Severe Covid-19. *N Engl J Med*. 2020;382:1787-1799. doi:10.1056/NEJMoa2001282.
（20） Cavalcanti AB, et al. Hydroxychloroquine with or without Azithromycin in Mild-to-Moderate Covid-19. *N Engl J Med*. 2020;383(21):2041-2052. doi:10.1056/NEJMoa2019014.
（21） Simonovich VA, et al. A Randomized Trial of Convalescent Plasma in Covid-19 Severe Pneumonia. *N Engl J Med*. 2020;NEJMoa2031304. doi:10.1056/NEJMoa2031304.
（22） アルバニア，アルゼンチン，オーストリア，ベルギー，ブラジル，カナダ，コロンビア，エジプト，フィンランド，フランス，ホンジュラス，インド，インドネシア，イラン，アイルランド，イタリア，クウェート，レバノン，リトアニア，ルクセンブルク，マレーシア，北マケドニア，ノルウェー，パキスタン，ペルー，フィリピン，サウジアラビア，南アフリカ，スペイン，スイス．

第6章

（1） 人口動態統計（明治32年～平成9年，eStat）
（2） CDC. Past Pandemics. https://www.cdc.gov/flu/pandemic-resources/basics/past-pandemics.html（Oct 4, 2020 accessed）

（3） 国立保健医療科学院. 貴重統計書. https://www.niph.go.jp/toshokan/koten/Statistics/10008882.html
（4） Murray CJ, et al. Estimation of potential global pandemic influenza mortality on the basis of vital registry data from the 1918-20 pandemic: a quantitative analysis. *Lancet*. 2006;368(9554):2211-8. doi:10.1016/S0140-6736(06)69895-4.
（5） ウィキペディア. 関東大震災. https://ja.wikipedia.org/wiki/%E9%96%A2%E6%9D%B1%E5%A4%A7%E9%9C%87%E7%81%BD
（6） にゃん分間待ってやる. 【まとめ】第二次世界大戦（WW2）の国別死者数（犠牲者数）と激戦地一覧. https://u-ff.com/ww2/
（7） Yoshikura H. Spanish Flu, Asian Flu, Hong Kong Flu, and Seasonal Influenza in Japan under Social and Demographic Influence: Review and Analysis Using the Two-Population Model. *Jpn J Infect Dis*. 2014;67(4):245-57. doi:10.7883/yoken.67.245.
（8） Dawood FS, et al. Estimated global mortality associated with the first 12 months of 2009 pandemic influenza A H1N1 virus circulation: a modelling study. *Lancet Infect Dis*. 2012;12:687-95. doi:10.1016/S1473-3099(12)70121-4.
（9） NHK. 【社会保障70年の歩み】第4回・医療「無保険者3000万人から」. https://www.nhk.or.jp/hearttv-blog/3500/208772.html
（10） 自民党. 岸信介総裁時代. https://www.jimin.jp/aboutus/history/3.html
（11） 日本医師会. 国民皆保険制度の歴史. https://www.med.or.jp/people/info/kaifo/history/
（12） THE WORLD BANK. Population ages 65 and above（% of total population）. https://data.worldbank.org/indicator/SP.POP.65UP.TO.ZS
（13） WHO. Life expectancy at birth（years）. https://www.who.int/data/gho/data/indicators/indicator-details/GHO/life-expectancy-at-birth-(years)
（14） WHO. Life expectancy at age 60（years）. https://www.who.int/data/gho/data/indicators/indicator-details/GHO/life-expectancy-at-age-60-(years)
（15） Wikipedia. List of countries with universal health care. https://en.wikipedia.org/wiki/List_of_countries_with_universal_health_care
（16） 朝日新聞. 日本人の平均寿命，過去最高更新　女性は87.45歳（2020年7月31日）. https://www.asahi.com/articles/ASN705HBNN70UTFL009.html
（17） Baggett TP, et al. Prevalence of SARS-CoV-2 Infection in Residents of a Large Homeless Shelter in Boston. *JAMA*. 2020;323(21):2191-2192. doi:10.1001/jama.2020.6887.
（18） Gostin LO. A 7-Point Action Agenda to End the COVID-19 Pandemic for President-elect Biden. *JAMA*. 2021;325(1):17-18. doi:10.1001/jama.2020.23848.
（19） CDC. Health Disparities: Race and Hispanic Origin. https://www.cdc.gov/nchs/nvss/vsrr/covid19/health_disparities.htm
（20） ウィキペディア. 東日本大震災. https://ja.wikipedia.org/wiki/%E6%9D%B1%E6%97%A5%E6%9C%AC%E5%A4%A7%E9%9C%87%E7%81%BD

おわりに

（1） Maruggi G, et al. mRNA as a Transformative Technology for Vaccine Development to Control Infectious Diseases. *Mol Ther*. 2019;27:757-772. doi:10.1016/j.ymthe.2019.01.020.

浦島　充佳（うらしま　みつよし）

1986 年東京慈恵会医科大学卒業後、附属病院において骨髄移植を中心とした小児がん医療に献身。93 年医学博士。94〜97 年ダナファーバー癌研究所留学。2000 年ハーバード大学大学院にて公衆衛生修士取得。2013 年より東京慈恵会医科大学教授。小児科診療、学生教育に勤しむ傍ら、分子疫学研究室室長として研究にも携わる。
9.11 米国同時多発テロに強い衝撃を受け、医師として大勢の尊い命を守るべく活動するようになる。専門は小児科、疫学、統計学、がん、感染症。現在はビタミンDの臨床研究にフォーカスしている。またパンデミック、災害医療も含めたグローバル・ヘルスにも注力している。小児科専門医。
ホームページ : http://dr-urashima.jp
著書に『放射能汚染　ほんとうの影響を考える』『〈新型コロナウイルス対応改訂版〉パンデミックを阻止せよ！』（いずれも化学同人）など多数ある。

DOJIN 選書　089
新型《しんがた》コロナ　データで迫《せま》るその姿《すがた》
エビデンスに基《もと》づき理解《りかい》する

第 1 版　第 1 刷　2021 年 3 月 10 日

検印廃止

著　　者　浦島充佳
発 行 者　曽根良介
発 行 所　株式会社化学同人
600-8074　京都市下京区仏光寺通柳馬場西入ル
編集部　TEL : 075-352-3711　FAX : 075-352-0371
営業部　TEL : 075-352-3373　FAX : 075-351-8301
振替　01010-7-5702
https://www.kagakudojin.co.jp　webmaster@kagakudojin.co.jp
装　　幀　BAUMDORF・木村由久
印刷・製本　創栄図書印刷株式会社

ISBN978-4-7598-2063-8

DOJIN SENSHO